齐鲁名医经验传承丛书

焦中华医论医话医案

主编　齐元富　李秀荣

U0350602

山东科学技术出版社

图书在版编目（CIP）数据

焦中华医论医话医案/齐元富，李秀荣主编．—济南：山东科学技术出版社，2014（2021.1 重印）
ISBN 978-7-5331-7640-2

Ⅰ．①焦… Ⅱ．①齐… ②李… Ⅲ．①医论—汇编—中国—现代 ②医话—汇编—中国—现代 ③医案—汇编—中国—现代 Ⅳ．①R249.7

中国版本图书馆 CIP 数据核字（2014）第 253979 号

焦中华医论医话医案

主编　齐元富　李秀荣

出版者：山东科学技术出版社
地址：济南市玉函路 16 号
邮编：250002　电话：（0531）82098088
网址：www.lkj.com.cn
电子邮件：sdkj@sdpress.com.cn
发行者：山东科学技术出版社
地址：济南市玉函路 16 号
邮编：250002　电话：（0531）82098071
印刷者：北京时尚印佳彩色印刷有限公司
地址：北京市丰台区杨树庄103号乙
邮编：100070　电话：（010）68812775

开本：710mm×1000mm　1/16
印张：15
彩页：2
版次：2021 年 1 月第 1 版第 2 次印刷

ISBN 978-7-5331-7640-2
定价：60.00 元

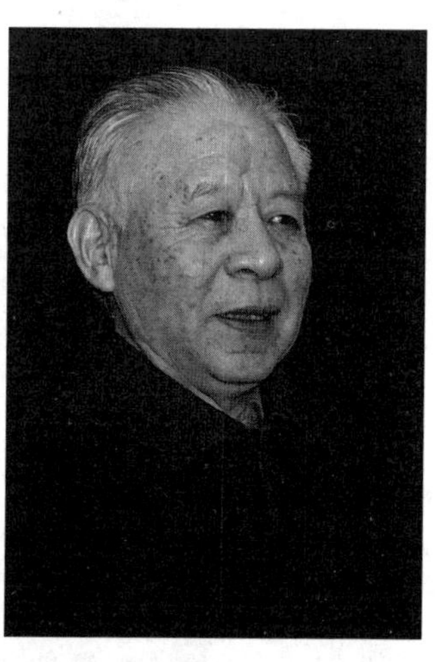

焦中华(1937～),男,河北临西人,我国著名中西医结合肿瘤及血液病专家,博士研究生导师,全国老中医药专家学术经验继承工作指导教师,享受国务院特殊津贴。1965年自中国协和医科大学毕业后于中国医学科学院肿瘤医院工作8年,1973年调至山东中医药大学附属医院血液肿瘤科工作至今。从医40余载,精勤不倦,勇于探索,广收博采,融汇中西,在中西医结合诊疗肿瘤及血液病领域具有较高的理论造诣,形成了自己独特的学术思想,积累了丰富的临床经验。主持多项科研课题并获奖,先后发表论文30余篇,著有《实用中医血液病学》一书,为我国第一部中医血液病学专著。2008年荣获中国中西医结合肿瘤防治特殊贡献奖,被评为有突出贡献的名老中医药专家。

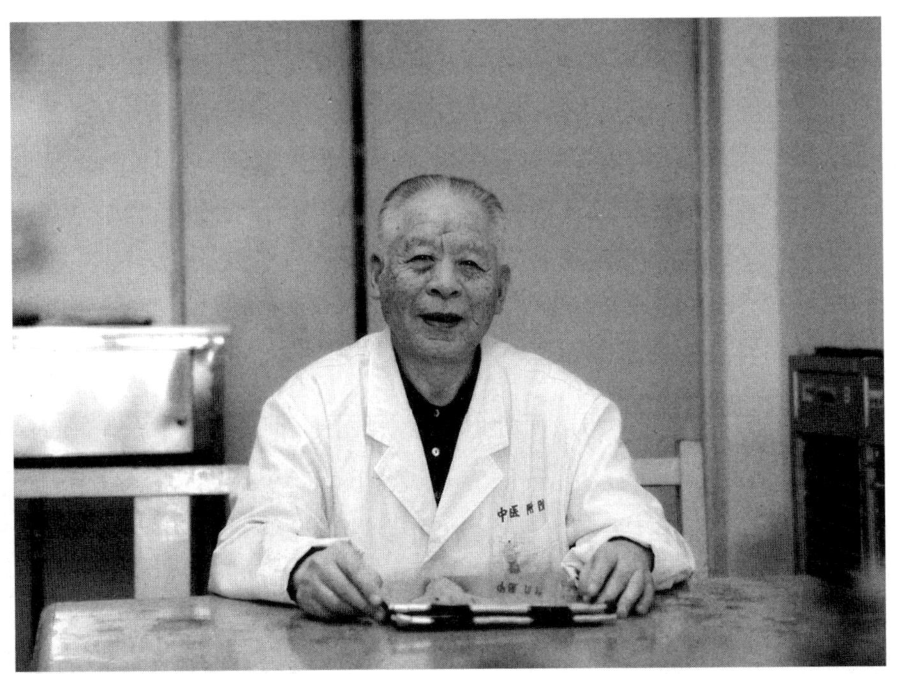

焦中华教授工作照

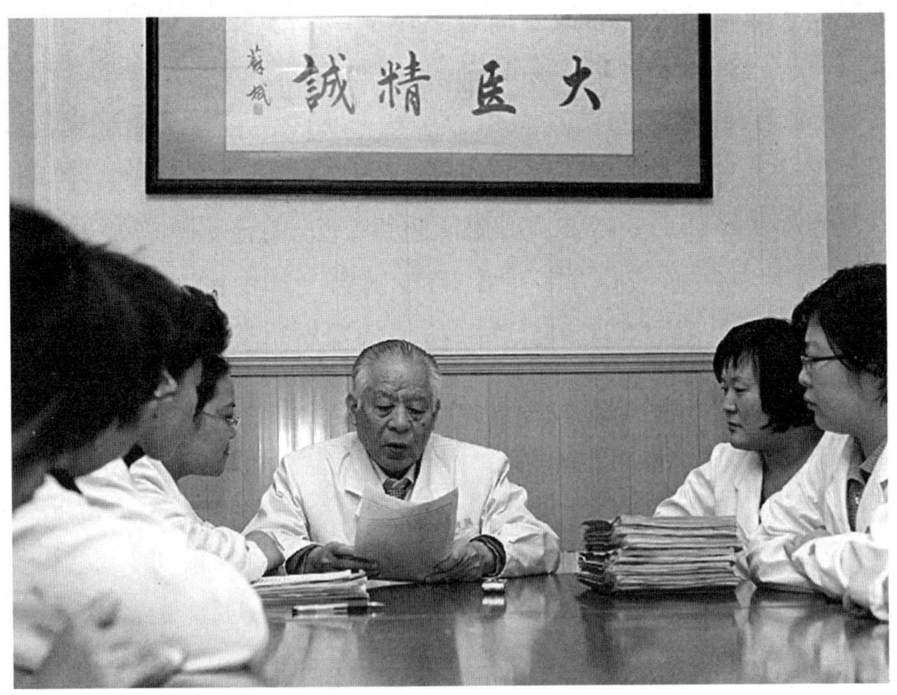

焦中华教授在病历讨论

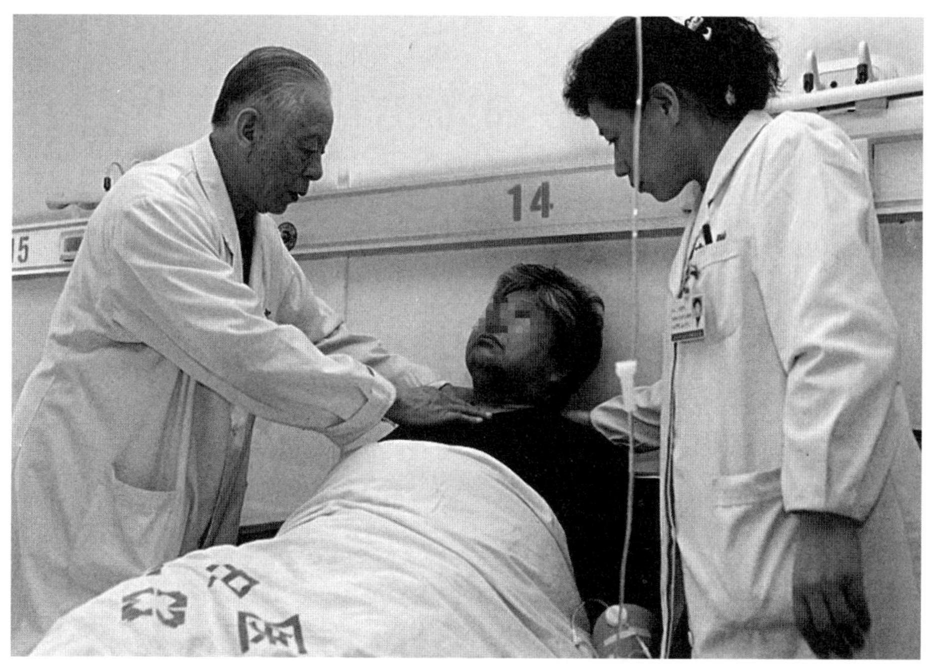

焦中华教授病房查房

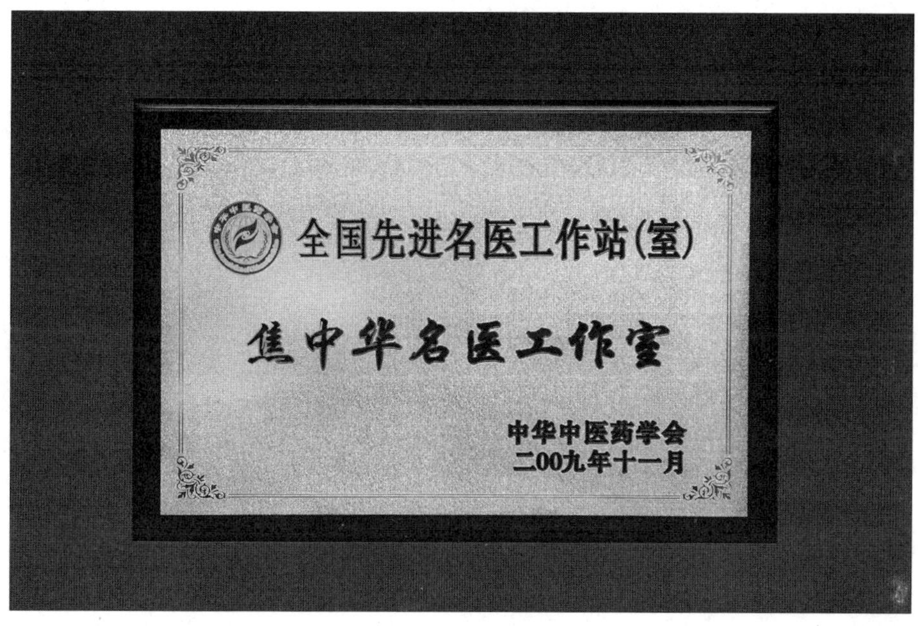

全国先进名医工作室

主　编　齐元富　李秀荣
编　者　李慧杰　刘寨东　周延峰
　　　　刘朝霞　李　芮

前　言

焦中华教授是山东中医药大学附属医院原血液肿瘤科主任兼内科副主任，博士研究生导师，全国老中医药专家学术经验继承工作导师，是我国著名的中西医结合肿瘤及血液病诊疗专家。曾任中华中医药学会肿瘤分会常委、中国中西医结合学会肿瘤专业委员会委员、国家新药审批委员会委员、山东抗癌协会常务理事等职。

焦中华教授临证四十余年来一直从事中西医结合防治肿瘤病血液病的临床与理论研究，孜孜不倦，辛勤耕耘，勇于探索，广收博采，融汇中西，逐渐形成了自己鲜明的学术风格，积累了丰富的临床经验，医人无数，疗效显著，具有很高的理论造诣。被评为国家级有突出贡献的名老中医药专家，获得中国中西医结合学会肿瘤专业委员会授予的中国中西医结合肿瘤防治特殊贡献奖，并于2009年获国家中医药管理局批准成立焦中华名中医工作室。

本书是我们在日常门诊、病房跟随焦中华教授工作学习中记录下来的文字资料汇总，是我们对焦中华教授学术思想及临床治病经验的整理、发掘和总结。从中可以体验、感悟焦中华教授在肿瘤病与血液病诊疗过程中的辨证用药规律及思辨方法，启迪、激发我们的思维和创新意识，提高临证分析诊断治疗能力和对疑难病的诊疗水平，为我们今后的临床工作带来良好的助益。

本书内容共分六章。第一章介绍了焦中华教授在肿瘤病血液病上的学术思想，强调正虚在人体发病过程中的重要性，治病首重脾胃。第二章介绍了焦中华教授的临证思辨规律和辨证用药特点，分析了常见肿瘤病与血液病的发病特点、病因病机、治则方药及临床体会。第三章介绍了焦中华教授的临证经验方、治疗应用以及加减变化，突出实用性。第四章介绍了焦中华教授治疗各种肿瘤及血液病的典型医案，这些宝贵经验，对于启迪我们的思路有重要作用。第五章则是关于焦中华教授的医论医话汇总。第六章总结了焦中华教授的名医成才之路、学术传承、读书与养生等内容。

总之，本书力求资料翔实，内容丰富，重点突出，密切结合临床实际，注重发挥中医优势和特色，希冀对各级中医医生、中西医结合医生、中医药院校师生具有一定的参考价值。

编者

2014 年 7 月

目　录

第一章　学术思想

焦中华教授在40余年的临证实践中，在中医及中西医结合治疗肿瘤及血液病研究方面广征博采，融汇中西，具有深厚的理论造诣和精湛的医疗技术，形成了自己鲜明的学术风格，积累了丰富的临证经验，对肿瘤病血液病的病因病机、治法及遣方用药，有着独到的见解，并逐渐形成自己独特的学术理论体系。

第一节　肿瘤病

一、因虚致病，因病致虚，正虚邪蕴，正不抑邪的恶性肿瘤演变规律

焦中华教授临证多年，关于肿瘤的病因病机，强调内外两种因素，正气内虚，邪毒内蕴为本，复为外感六淫，内伤七情，饮食劳倦所伤，内外合邪，使得气血阴阳亏虚，脏腑功能失调，导致气滞血瘀、痰湿凝滞、热毒蕴结和正气虚馁等一系列基本病理变化。焦中华教授认为肿瘤是一全身性疾病，无论何种手术，虽达到了有效的减瘤去病灶的目的，但却未能从根本上解除患者脏腑、阴阳、气血功能的失调，正虚血瘀、余毒未清为其病机特点，而虚、毒、瘀、结则贯穿其演变过程。

（一）正气亏虚、脾胃虚弱是肿瘤发病及转移的关键

《内经》云："正气存内，邪不可干"，"邪之所凑，其气必虚"，说明正气亏虚，脏腑功能失调，各种致病因素才能入侵而发生肿瘤。《诸病源候论》中亦强调"积聚者，由阴阳不合，脏腑虚弱，受于风邪，搏于脏腑之气也。"张景岳亦指出："脾肾不足及虚弱失调之人，多有积聚之病。"此言积聚，既包括原发肿瘤，亦包括继发转移瘤。说明人体正气亏虚是肿瘤发病的首要因素，也是其他各种致病因素导致肿瘤发生、发展及转移的基础。

焦中华教授秉承经典，临证多年，认为肿瘤的发生及其转移乃内、外多种因

素相互作用的结果，内因多为脏腑气血亏损，正气不足，外因多为余邪未尽，复因七情内伤、饮食不节、劳累过度等，而致痰凝、毒聚、瘀阻于脏腑、经络、筋骨，久则聚结成积，发生癌肿。而诸虚之中，脾虚最为关键。脾居中焦，为后天之本，气血化生之源，运化水谷精微，濡养脏腑，达于四末，正气的充足有赖于脾胃滋养和化生，脾胃虚则正气虚。胃为水谷之海，乃多气多血之府，饮食药饵，最易先伤于胃，致胃气亏虚、胃失和降，又因"脾主为胃行其津液"，脾胃往往相兼为病，故临床最常见病人乏力、气短、纳差、面黄无华、头晕、恶心呕吐、便溏、舌淡苔薄白、脉细等脾胃虚弱征象，而脾胃虚弱征象往往伴随于疾病的全程。《脾胃论》亦言："元气之充足皆由脾胃之气无所伤，而后能滋养元气，若胃气之本弱，饮食自倍，则脾胃之气既伤，而元气亦不能充。"因此，在恶性肿瘤发病过程中，脾胃功能正常，则正气盛，邪不可干，肿瘤受到抑制；脾胃虚弱，百病丛生，肿瘤则表现为进展或转移。

肿瘤病例经手术及放、化疗后，虽肿瘤负荷明显减小，但机体正气损伤较大，免疫监视功能下降，对发生突变的新生细胞，即肿瘤细胞的免疫清除能力亦随之下降。若人体正气逐渐恢复，抵抗力增强，则毒邪难以复燃为患；若正气难复，癌毒未能尽除，继续戕伐正气，则毒无所制，旁窜他处，瘀毒蕴结，聚结成瘤而致肿瘤复发或转移。由此可见正气亏虚乃肿瘤转移发生的关键。

（二）毒邪内蕴、癌毒内伏是肿瘤发病及转移的前提

焦中华教授强调，毒邪是恶性肿瘤发生和发展的根本病因之一。在各种毒邪之中，焦中华教授尤其重视癌毒的作用。毒邪有内外之分，外毒乃从口鼻而入或皮毛而染，内毒的产生系脏腑功能失调使体内生理或病理产物不能及时排出蕴积过多，以致邪气亢盛，败坏形体而转化为毒。毒邪蕴结，化热化火，火热为阳邪，易耗气伤阴动血，又易致肿疡。火热可入于血分而滞于局部，腐蚀血肉，发为痈肿疮疡。外感毒邪入侵，日久化热化火，变为热毒；内伤七情，亦能过极而化火，蕴结于脏腑经络，则为邪热火毒。毒蕴日久，必发为癌瘤、痈疽等。《中藏经·论痈疽疮肿第四十一》曰："夫痈疡疮肿之所作也，皆五脏六腑蓄毒之不流则生矣。"外来毒邪和内生毒邪在致病上互为因果，相互影响，相互促进。外毒进入人体，造成脏腑功能失常，气血运行障碍，由此可产生"内毒"，内毒生成之后，耗伤正气，正气虚衰，又可招致外毒。而癌毒则是毒邪的一种特殊类型，既不同于六淫邪气，亦不同于内生五邪及气滞、血瘀、痰凝诸邪，而是由于

各种致病因素长期刺激，综合作用而产生的一类特殊毒邪。“癌毒”概念的提出来源于中医“毒邪致病”学说。癌毒潜伏属阴邪；其性深伏，为病缠绵。其性顽烈，易耗散气血，易致痰饮、瘀血等有形之邪与之互结。恶性肿瘤中晚期，癌毒深重，重阴必阳，化热化火，更伤正气。其性走窜，易顺经络流注至远处脏腑，上至脑髓、内至骨髓、外至皮肤等形成流毒。癌毒一旦产生，往往毒根深藏，具有“穿孔透里”的性质，主要表现为癌毒由原发病灶向周围侵袭扩散，又易于沿络脉、经脉流散，在适宜环境下又会发生新的毒瘤，形成浸润转移病灶。癌毒淫溢流窜，正气耗散，此消彼长，癌毒扩散转移趋势愈盛，病情愈重。焦中华教授认为在肿瘤发生进展过程中，癌毒伏邪贯穿始终。肿瘤病例经手术及放、化疗后，邪气虽渐消，但仍有少量残留癌毒蛰伏体内，成为“余毒”或“伏邪”；而手术、放化疗又常常对机体造成不同程度的损害，使正气受损，加之癌毒上述种种特性，四行旁窜，甚则入骨入髓入脑，从而变生诸多危证。

（三）气滞血瘀，久病入络，络脉瘀滞助邪为积

气血是人体生命活动不可缺少的基本物质，也是脏腑、经络等组织器官进行生理活动的物质基础。焦中华教授认为，气血以循环运行不息为常。“气为血之帅，血为气之母”。气血运行如常则机体功能正常。若气血运行关系失调，气郁不舒，血行不畅，导致气滞血瘀，瘀结日久，必成癥瘕积聚。如《内经》言：“石瘕生于胞中……气不得通，恶血当泻不泻，血不以留止，日以益大，状如杯子……”。现代医学认为肿瘤微血管形成是肿瘤生长、浸润、转移及复发的前提，焦中华教授将其归属于中医学“络病”范畴。络病是指络脉功能和/或结构异常导致的病变。中医“络”的概念在形态和功能上与西医学的微血管与微循环概念相似。络脉是气血运行的通道，也是病邪传变的通道。当机体正气不足，病邪侵袭络脉伤及络气，使络气郁滞导致津血互换障碍，津凝为痰，血滞为瘀，则形成痰瘀阻络的病理状态。对于肿瘤而言，络气郁滞或虚滞是其发生的始动因素，络息成积是肿瘤的关键病理环节。络息成积是指邪气稽留络脉，络脉瘀阻或瘀塞，瘀血与痰浊凝聚成形的病变。癌症一旦发病，脏腑之络气虚衰，自稳功能低下，一方面组织呈现无序快速破坏性增长，另一方面气之帅血正常运行的功能失常，脉络大量增生供给癌瘤血液营养，不为正体所用反助邪为虐，导致癌瘤快速破坏性增长。

综上所述，肿瘤的病因病机不外虚、毒、瘀、结四端，其形成的根本原因为正

气亏虚，邪毒内蕴。其病机演变则为内蕴邪毒，耗气伤血，正不抑邪，邪毒乘虚，流窜经络、气血、筋骨，客于脏腑，日久聚而成积。其过程充分体现了因虚致病，又因病致虚，正虚邪盛，正不抑邪的恶性演变规律。这与现代医学对肿瘤发生机制的研究相吻合：虚——体现在机体的免疫监控能力低下，而宿主低下的免疫状态是影响肿瘤细胞转移的重要因素，正虚的病理结果是肿瘤细胞在体内存活；毒——体现在余毒未清，手术、放、化疗后仍残存的亚临床病灶，成为死灰复燃、转移复发的根源；瘀——体现在血液的高凝、高黏及高聚状态；结——体现在微瘤栓的附壁、着床及转移瘤的迅速增殖和生长。

二、"治瘤首健脾胃"学术思想

焦中华教授在肿瘤治疗中深受李杲《脾胃论》的影响，长期临证中尊崇补土派学术思想，体会"内伤脾胃，百病乃生"的论点，指出脾胃为气血生化之源，阴阳升降之枢纽，强调脾胃虚弱、功能失常是肿瘤发病的核心，同时强调治疗肿瘤中胃气的重要性，提出"治瘤首健脾胃"观点，指出肿瘤的治疗以健脾胃为主，脾胃健，正气复，邪自消。肿瘤临证则常以益气健脾、升阳举陷、甘温除热为主要方法，遵其原则创制的化积方为临床治疗肿瘤所常用，并取得了较好的临床疗效。其"治瘤首健脾胃"不仅对初中期肿瘤的治疗具有很好的指导意义，对晚期肿瘤患者加减化裁应用也经常能取得改善生活质量，延长生存期的作用。

（一）"治瘤首健脾胃"用药三法

1. 健脾益气法　脾胃为后天之本，气血生化之源。《内经》云"人以胃气为本"、"得谷者昌，失谷者亡"、"五脏六腑皆禀气于胃"。故有胃气则生，无胃气则死。《医方考》更指出："脾胃者，土也。土为万物之母，诸脏腑百骸受气于脾胃而后能强。若脾胃一亏，则众体皆无以受气，日见羸瘦矣。若治重症者，宜以脾胃为主。"焦中华教授认为在肿瘤的发病过程中，机体的营养及病变的损耗均有赖于脾胃的生化补充，治疗药物发挥作用也需要"中焦受气取汁"以氤氲全身，故焦中华教授结合自己的临床实践，强调"治瘤首健脾胃"，遣方用药处处可见健脾益气，顾护脾胃。肿瘤患者受痼疾消耗，大多数都具有脾气虚的表现：神疲怠惰，嗜卧，面色萎黄，食少纳呆，大便溏薄，苔白，脉弱等。健脾益气在治疗中贯穿始终，六君子汤又当其首选，焦中华教授以六君子汤加减化裁化积方，患者服药后，脾胃健旺，抗病能力增强，提高了生活质量。特别是放疗、化疗过程中的患者，多出现骨髓抑制，临床常可见患者疲乏，少气懒言，血常规检查白细胞总数减少至正常值以下，此时重用健脾益气药物，患者脾虚症状得到改善，复查血常规，白细胞常可升至正常，这与健脾益气药物具有促进骨髓造血干细胞生长有关。

2. 升阳举陷法　脾胃位于中焦，是人体升降运动的枢纽，升则上输于心肺，降则下归于肝肾，如此脾胃健运，以维持“清阳出上窍，浊阴出下窍，清阳发腠理，浊阴走五脏，清阳实四肢，浊阴归六腑”的正常生理功能。若是脾胃气虚，升降失常，每可致上下转输的枢机不利，九窍不通利。正如《素问·通评虚实论》所谓“九窍小利，肠胃之所生也。”焦中华教授亦认为：“脾胃即为阴火所乘，谷气闭塞而下流，即清气不利，九窍为之不利。”肿瘤患者，在其放疗、化疗过程中呕吐、泄泻为常见的肠胃不良反应症状。有一消化道肿瘤患者化疗第三天，泄泻水样便不止，双静脉通道输液多日，病情依旧。细审患者症状除有“怠惰嗜卧，四肢不收”的脾虚症状外，还兼有阳气不展的“恶寒，面色恶而不和”等症状。治以补脾肾升清阳，方用升阳益胃之品，患者服后效果甚佳。至于治疗呕吐更以健脾益气、和胃降逆的六君子汤加减，每每取得满意疗效。

3. 甘温除热法　肿瘤患者经过手术、介入治疗及放疗、化疗等多种有创性治疗，机体免疫功能低下，体质日衰，不少患者多伴有发热，以低热或中等程度发热为主、倦怠乏力。焦中华教授诊一病人，发热一月，前医尽用清热解毒之剂，病情有增无减，患者怠惰乏力，望其色皖白无华；闻其声，呼吸气短，语声低怯；切其脉象，六脉弦大、重按无力；问其寒热，蒸蒸燥热，得凉则止；焦中华教授分析指出：此正如李杲说言“内伤不足之病，与误认作外感有余之病而泻之，则虚其虚也。”为不重蹈“虚虚实实”之辙，究其病因为脾气虚弱，阴火上冲。以甘温除热法，方用补中益气汤加减，方中黄芪、党参、甘草、白术甘温补气，认为“火与元气不两立”，以此治气虚身热内伤之火；升麻、柴胡以使“阳气上升、阴火下降”；再配以当归补血，陈皮理气为佐药。如此则升阳益气，补中固卫，劳倦得消，寒热自除。临床上所遇肿瘤并低热者，十之五六均为此证，辨证准确，遣方精当，则得心应手。

现代研究表明，肿瘤发病机制尽管成因繁多，但患者的免疫功能下降是其发病的重要内在因素之一。内伤病的形成，是人体内部“元气”不足使然，而“元气”之所以不足，又是脾胃受到损伤所致。说明脾胃是元气之本，元气是健康之本，脾胃伤则元气衰，元气衰则疾病由生。尽管“元气”与现代医学的“免疫功能”不能完全画等号，但其源自先天，受益于后天，为人体防御疾病的屏障作用却是相同的。对采用以健脾为主的中药复方临床及实验研究表明，健脾中药复方不仅能部分控制肿瘤的进展，延长患者生命，提高生存质量，而且对术后患者具有防止复发和转移的作用。其作用机制一般认为与健脾扶正类中药具有增强机体免疫功能，对放、化疗具有减毒增敏等作用有关；近年来亦有不少报道认为此类中药具有直接抑瘤、诱导肿瘤细胞凋亡等作用，健脾扶正类中药的扶正抗瘤作用已被现代医学证实。肿瘤治疗注重健脾的同时，焦中华教授更强调中医的辨证论治仍为临证辨治精髓，健脾益气同时兼顾或为生金，或为滋水，或为消瘀、破积，君臣相佐，方能显效。焦中华教授“治瘤首健脾胃”观点的提出在临床治疗中具有指导意义，值得推崇。

（二）“治瘤首健脾胃”思想临床应用

1. 重健脾胃　脾胃功能失调导致肿瘤发生，主要在于先天禀赋不足，或后天失调，饮食不当损伤脾胃，使其功能失职。一是不能运化水湿，水湿积聚，使气血运行失常，气血瘀滞，日久成积。二则脾气虚，无力行血，血瘀成积。三是水谷精微缺乏，致使机体正常的生理功能及抗病能力降低，易感外邪而生肿瘤。金元时期著名医家，脾胃学说的代表李东垣曰：“至于经纶天地之邪气，感则害人五脏六腑，及形气俱虚，乃受虚邪，贼邪不能独伤人，诸病从脾胃而生明矣。”“脾胃弱虚则百病即生，脾胃足则万邪皆息。”脾胃是人体后天之本，脾胃功能的强弱是决定元气盛衰的关键。李东垣强调“善治病者，惟在调理脾胃。”肿瘤病变全程中，不仅机体的营养及病变过程中所损耗的物质有赖于脾胃的生化补充，而且治疗的药物也需要“中焦受气取汁”以发挥疗效。肿瘤患者由于全身脏腑功能的减退或放化疗等治疗的损伤，脾胃运化功能往往欠佳，特别是在放化疗过程中，如果不重视顾护脾胃，不仅所治之病难以获效，反而容易引起脾胃之疾，出现恶心呕吐、脘腹胀满、嗳气纳呆、便秘或腹泻等一系列不适症状，有些患者甚至因为不能耐受胃肠道反应而不得不中断治疗。

焦中华教授取旨醇正，用药每以轻灵变通，药量较轻，以不伤正气为度，因势利导，每以发挥机体抗病力为要点，和缓治之。否则“眩异标新，用违其度，欲求近效，反速危亡，不和不缓故也”。焦中华教授临证，每宗其旨，如治肿瘤患者泄泻，不以黄连苦寒伤胃及姜附温燥之品，而以和中化湿之品陈皮、木香、苍术、厚朴、茯苓、砂仁、佩兰、之属，量小轻清，生津补阴，和缓为治，再以生活调理为辅，饮食清淡，收取全功。焦中华教授以辨证精当为首务，悉心施治，临证能以轻药达到治疗目的者，决不重用峻药，轻药重投，避免峻药伤正，避免病者畏惧心理。这种和缓为治，重调脾胃的处方用药原则，体现了焦中华教授“不欲药过病所”的医学思想。处方用药，不违法度，药无偏颇，治无峻剂，药轻味淡，重投不猛，脾胃方可吸收转运生效。临证治疗肿瘤顾护脾胃之气，一方面可间接治疗肿瘤，另一方面，脾胃之气充足，气血生化有源，使药物容易发挥疗效，患者康复自然加快。如若胃不受纳，脾不运化，何以接纳药物发挥其效能，纵有神医良药，亦不足以治疾奏效。肿瘤患者在久服益气助阳方药的处方中加入陈皮、木香、紫苏子、砂仁等使脾胃升降合度；在温热方剂中加入麦冬、天冬、黄精、石斛等滋养脾胃阴津，以防温燥之性太过损伤脾胃之气；在祛湿、活血方药中加入山药、白术、薏米等以健脾益气；在补益为主方剂中加入豆蔻、香附、木香、佩兰等畅通脾胃之气，使其补而不滞，无碍脾胃运化；在清热攻邪方药中加入炒三仙、鸡内金、陈皮等健脾纳运，使攻邪而不伤正。

2. 益养胃阴　脾胃是人体的后天之本，元气是人体生命的动力和源泉，脾胃功能的强弱是决定元气盛衰的关键。脾胃伤则元气衰，元气衰则疾病由生。而元气不足、清阳下陷、阴火上乘也是肿瘤患者的主要病机。因此益气养阴为肿瘤患者治胃大法。焦中华教授指出胃为水谷之海，后天生化之源，后天气血、津液之根基，气旺津生，以养阴濡胃舒展胃气，生机自盛。如治肿瘤术后内热口干、不思饮食之证，宜沙参、麦冬、石斛、麦芽、白芍、芦根之类，食疗宜清淡味轻之品，忌蛮补之食，若滋腻厚味“恐虚不受补”，总以醒脾益气，润养阴液为要，助生化之机，使阴津受滋，胃气鼓舞，中土健运，化源不竭。临床常用沙参麦冬汤，据症情变化损益，既以甘寒柔润之味养胃和阴，更兼平甘濡养之剂舒展胃气，使益气养阴和胃并举，健运脾胃，使气血生化，泉源不竭。

所以治疗肿瘤时应十分重视胃阴的作用，以甘平或甘凉滋润为主的补养胃阴之法。对脾阳不亏，胃有燥火者，或阴虚之体，复感温邪，或化疗后邪伤肺胃津液，或肿瘤久病不复，郁怒忧伤，以致虚痞不食，烦渴不寐，便不通爽等，采用降胃之法。即甘平或甘凉、甘寒滋润为主的补养胃阴之法。用沙参、麦门冬、山药、白扁豆、甘草之属。正如《医醇賸义》指出：“所谓胃宜降则和者，非用辛开苦降，亦非苦寒下夺以损胃气，不过甘平或甘凉补润，以养胃阴，则津液来复，使之通降而已矣。”此义即《内经》所谓“六腑者，传化物而不藏，以通为用”之理也。

3. 益火培元，兼以补肾　焦中华教授认为肿瘤发病是一渐进过程，病久不愈，多有脾肾功能受损。肾藏精，乃人体先天之本，人体的功能活动有赖于肾中元阳的温煦推动；脾主运化，乃人体后天之本，所化精微荣养五脏六腑，先后天之间可相互促进、滋养、化生，若肾阳虚，无以温煦脾土，则易聚湿而生痰浊。故临证用药时在健脾药中酌加一两味补肾药，则可益火培元，元阳充沛，血气流转，阴凝自散。健脾补肾，以培植本源，使真阳之气渐回，脾强而能消，则坚积之物渐磨而祛。对于欲行手术的病例，可明显改善术前患者全身功能状态，有利于手术的顺利进行。术后配合服用健脾补肾方药，可使患者早日康复，免疫力增强，从而控制残存癌细胞的活性和活动，防止其死灰复燃，减少复发和转移的机会，进一步提高肿瘤的治愈率。肾主藏精而生髓，精血同源，相互化生。肿瘤患者放、化疗后，骨髓造血功能受抑，出现白细胞、红细胞及血小板下降，运用健脾补肾法，可减轻放、化疗药物对骨髓造血功能的损害并促进造血干细胞的生成，保护心、肝、肾等重要脏器的功能，明显减轻放、化疗毒性及不良反应，使患者顺利完成整个治疗过程。其常用补肾药有补骨脂、枸杞子、菟丝子、女贞子、杜仲、何首乌、肉苁蓉、仙灵脾、肉桂、山茱萸等。

4. 升清降浊　脾胃是人体的后天之本，元气是人体生命的动力和源泉，脾胃功能的强弱是决定元气盛衰的关键。脾胃伤则元气衰，元气衰则疾病由生。而元气不足、清阳下陷、阴火上乘也是肿瘤患者的主要病机。《医学启源》曰：“安谷则昌，绝谷者亡，水去则荣散，谷消卫亡，荣散卫亡，神无所依。”仲景云：“水入于经，其血乃成，谷入于胃，脉道乃行。故血不可不养，胃不可不温，血温胃和，荣卫乃行，常有天命。”《脾胃论》亦曰：“人以胃气为本，盖人受水谷之气以生，所谓清气、荣气、运气、卫气、春升之气，皆胃气之别称也。”脾为人体升降的枢纽，脾主升，水谷精微之气上输心肺，流布全身。胃主降，糟粕秽浊从下而出。一升一降，使人体气机生生不息。清浊之气皆从脾胃出，若脾胃升降功能失常，则百病由生。

由于脾胃关系密切，肿瘤患者清阳不升与浊阴不降常互为因果。清阳不升，常导致浊阴不降。而浊阴不降，亦会妨碍清阳不升，故焦中华教授主张升清降浊同施，将升发阳气和降火、利水、消积、通下的药物同时应用。如对化疗后脾胃虚弱，不思饮食，肠鸣腹痛可用升阳除湿汤，用升麻、柴胡、羌活、防风、苍术升发脾阳，用猪苓、泽泻利水渗湿，陈皮、半夏行气化湿，炒三仙消导和中，脾胃同治，升清降浊并举。同时主张循序渐进，缓以图功，反对用药过当，损伤脾胃。

5. 通补平衡　肿瘤患者需根据其脾胃的生理特性纠偏补差，平衡阴阳。所谓通补之法，主要是调和气血，平衡阴阳，达到“以平为期”之目的。只要使人体恢复平衡，这就是“补”。如张子和之“汗吐下三法”虽为攻邪，实为在补。即所谓“先论攻其邪，邪去而元气自复也”。所以不唯独用补药就是补。而对肿瘤患者更要根据脾胃自身的生理特性，“补其不足，损其有余”，然后达到平衡，使其运化正常，非必补，才能助其运。但又不能呆补、蛮补、乱补。因此，要始终把握补中有通，这样才能补而不滞，润而不腻，既升且运，以顺其脾胃升降之特性，以使患者恢复平衡而达到“补”的目的。

肿瘤患者初起多实，久则多虚，中期虚实夹杂的情况较为多见。临床具体表现：初期病人气血痰毒胶结之痛实证。久病体虚、痰浊困阻脾胃的虚实夹杂证。或放化疗之后，脾胃失健，运化失司、水湿不化、气机不畅，又加情志、饮食调理不慎而导致气滞、痰湿、食滞等正不胜邪，邪实内存的临床表现。经治之时，尽管有脾胃虚的表现，但在气滞明显时，若一味补之，往往会滞气生满，而导致滞痛、胀满等症加重。若化疗后脾虚难运，食积不化时，一味补气健脾，又会影响消导，反致痞胀而痛。而脾虚挟湿或痰浊阻中时，虽致病之源是脾虚不运，但临证如不细查详审，急于求功，用甘淡滋腻之品，则反助闷塞痞胀，以至厌食、恶心。或出现中焦脾虚之象，虚实寒热错杂之症，治疗时不能只见其虚，忽视其实，或顾本忘标，一味妄补，会导致甘腻滋生湿热，邪不易撤。或化气生火，助长其热，此所谓“气有余便是火”也。

6. 清化湿热　肿瘤患者脾胃湿热证常有脘闷、腹胀、不饥、便溏、口干不欲饮、苔腻、脉缓等，舌苔腻是脾胃湿热最重要的临床依据。脾胃湿热证的临床表现以中焦脾胃的阴阳偏盛作为基础，阳旺之躯，胃热偏盛，邪易热化。阴盛之体，脾湿偏盛，邪易湿化。基本证型表现有热重于湿、湿重于热或湿热并重之不同，病机转归有燥热伤阴与湿寒伤阳之别。治肿瘤患者脾胃湿热，祛湿清热是其大法。焦中华教授注重分解湿热之邪，恢复中焦脾胃气机之升降功能，或清热化湿，或淡渗通利，或芳香化湿，或苦温燥湿，或多法联合应用，注重通利三焦之气，给湿邪以出路，湿去邪无所依则孤湿易清，徒清热则易伤阳气，且易湿热复聚。焦中华教授强调开上、运中、渗泄三法同用。对脾胃湿热证脾湿偏重者，用厚朴、陈皮、炒三仙、大腹皮、茯苓、猪苓、泽泻等以辛开湿郁，宣理气机。对于湿热阻中偏于胃而热重者，治主清胃热，佐以化脾湿，用石膏、知母、厚朴、半夏。湿热痰浊互结中焦，予半夏、黄连等苦辛通降，因势利导，达邪下行。暑湿阻中，弥漫三焦，用滑石、生石膏、竹茹等清热利湿，宣通三焦。

多数肿瘤患者脾胃湿热证，湿热虽在中焦，但湿具有蒙上流下之性，往往以中焦为主而三焦症状并见，常见身热不扬、身重肢倦、胸闷脘痞、呕恶腹胀、两便不利等三焦症状，治疗当兼顾三焦。或脾胃湿热证兼见湿热夹滞，里结肠腑，治疗当佐以轻下之法。或脾胃湿热证兼见湿热郁阻卫表，治疗当佐以宣表化湿。中焦湿热病证较为复杂，变证及兼证较多，在治疗脾胃湿热证时一定要抓住湿热祐滞难解这一关键进行辨证治疗，方能取得实效。

7. 妙用甘味　经曰："夫五味入口，各归所喜……甘先如脾。"甘味之药，对于脾胃具有特殊的亲和作用。一入脾经，即有补脾养胃之效。肿瘤患者常有脾胃不足之证，根据"虚则补之"之则，焦中华教授以甘味之药调补，而以随证化裁见长。

如对于食后纳呆，脘腹胀满，大便溏薄，少气懒言，四肢倦怠，消瘦，面色萎黄不华，长期低热之脾胃气虚者用甘温益气之法，常用药如人参、白术、山药、党参、黄芪、甘草等。以甘温之气味，补脾胃之不足。而脾为生化之源，五脏之本，故益气亦可生血。益气扶正，即可祛邪。又如对脾阳虚之证可治以辛甘化阳。症见纳减腹胀，脘腹冷痛而喜温喜按，口淡不渴，四肢不温，大便稀溏，或肢体浮肿，小便不利，舌质淡，苔白滑，脉沉细或迟弱。常用黄芪、甘草、大枣、干姜、桂枝、附子等。再如肿瘤患者化疗后常见不思饮食，口干舌燥，口渴心烦，大便干结，口舌溃烂，呕逆，胃中嘈杂或灼热，皮肤干燥，肌肉消瘦或萎弱无力，舌质红，苔少，脉细数或弦数，此为脾胃阴虚之证。治宜甘寒滋润。常用药如天花粉、葛根、五味子、黄精、山药、麦冬、沙参、玉竹、莲肉、白扁豆、甘草等。对于肿瘤患者放疗后之阴虚胃痛，治以酸甘化阴。酸甘合化阴气，可阴阳并补，调理脾胃，缓急止痛。常用药有白芍药、乌梅、甘草、大枣等。

脾主升，胃主降，脾得阳始运，胃得阴始和。甘味补中，故焦中华教授以甘温之剂运其气，辛甘之剂助其阳，甘寒之剂滋其液，酸甘之剂化其阴。同时焦中华教授指出滋阴切防滞腻，即使是胃阴虚证用阴药也只宜清补、平补，忌用滋腻之剂。

焦中华教授认为适时应用某些经验性的用药对肿瘤的治疗效果起到一个推波助澜的作用。在辨证施治的基础上结合辨病,可明显提高疗效。肿瘤是一类病因复杂、高度异质、可以在人体全身各系统各部位发病的严重疾病,症状变化多端,表现不一。根据其病情演变和临床表现,认为其发病总以正虚和邪实。治疗上须从整体观念出发,采用或先攻后补,或先补后攻,或攻补兼施的方法,不求急功,缓而图之。用药切忌太过峻猛,以免进一步损伤正气,造成不良后果。脾胃居中焦,与其他脏腑关系密切,脾胃有病很容易影响到其他脏腑,《慎斋遗书》曰:“脾胃一伤,四脏皆无生气。”因此,在肿瘤治疗过程中,要充分考虑脾胃虚弱、清阳不升、湿浊内盛、浊阴上扰这一基本病机,只有辨证准确,才能收到一举两得、事半功倍之效。

三、治瘤消积,辅以缓攻,不致重损

肿瘤在发生、发展过程中,各种致癌因素作用于机体,通过内虚导致发病,内外合邪,虚、毒、瘀、结等病理过程及产物贯穿其演变的始终。故临床治疗时,焦中华教授在健脾补肾,扶正培本的基础上,主张祛邪消积,以清热解毒、活血化瘀、化痰散结为主要治疗方法。根据患者的具体情况,调整扶正药物与祛邪药物的主次,既要“治实当顾虚”,又要“补虚勿忘实”。

(一)清热解毒以拔毒除瘤

焦中华教授基于对肿瘤毒邪的认识,主张在治疗的过程中运用清热解毒法,尤其是在恶性肿瘤中晚期的治疗中,毒势瘛张,在补虚的同时,予以清热解毒药,如白花蛇舌草、猫爪草、蒲公英、半枝莲、黄连等。现代研究证实肿瘤组织微血管密度高、血管形态不规则,呈窦状扩张,随肿瘤增大,中心区血管相互积压供血不足,可发生溃疡、坏死。炎症和感染往往是促使肿瘤发展和病情恶化的因素之一。现代医学药理研究,大多数清热解毒药物均具有较强的抗癌活性,并可从多方面增强机体免疫功能,尤其是提高巨噬细胞吞噬功能,从而更好地发挥其抑菌、抗肿瘤的作用。有报道认为,中草药祛邪并不只是单纯地杀伤消灭癌细胞,而是使癌细胞改邪归正,促进细胞分化,使癌细胞重新逆转为正常细胞。如白花蛇舌草、半枝莲、夏枯草、蒲公英等清热解毒药均具有一定诱导癌细胞分化作用。

焦中华教授常根据肿瘤的发病部位、有无出血倾向及癌性胸、腹水,分别选用不同的清热解毒药，并注意归经药和引经药物的使用。如肺癌常选用白花蛇舌草、蚤休、猫爪草、黄芩、鱼腥草、连翘等。胃癌常选用冬凌草、石见穿、蒲公英、白花蛇舌草、黄连、穿心莲等。肝癌常选用半枝莲、田基黄、山栀子、龙胆草、板蓝根等。食管癌常选用急性子、山豆根、黄药子、土贝母等。乳腺癌常选用漏芦、蒲公英、白芷、山慈姑、土贝母等。结肠癌常选用半枝莲、败酱草、红藤、土茯苓、秦皮、马齿苋、椿根皮等。直肠癌常选用黄柏、马齿苋、白头翁、秦皮、土茯苓、白花蛇舌草、土贝母等。喉癌常选用射干、牛蒡子、玄参、山豆根、半枝莲等。肾癌常选用马鞭草、白花蛇舌草、土贝母、黄柏、石韦、金钱草等。合并癌性胸、腹水者，选用兼有利尿消肿作用的药物：如半枝莲、白花蛇舌草、鱼腥草、淡竹叶、垂盆草、马鞭草等。合并出血者，选用清热凉血止血药：如青黛、生地黄、玄参、紫草、牡丹皮、马齿苋、赤芍等。

焦中华教授认为毒邪致病的过程中，往往出现诸多变证。热毒内蕴日久，耗伤阴津，或因肿瘤高热，损伤阴液，出现阴虚内热之证，此时往往虚实夹杂，用药时常需与养阴生津药及滋阴凉血药合用，如玄参、麦冬、沙参、石斛、龟板、鳖甲、玉竹、百合、黄精、生地黄、女贞子、旱莲草、牡丹皮、知母等，以求阴复则其毒热自退。热迫血行，血溢脉外，出现皮肤紫癜、咯血、呕血、便血等出血证候，则应与凉血止血药合用，如牡丹皮、赤芍、白茅根、紫草、藕节、小蓟等。热毒内盛，久则灼津成痰，炼血为瘀，致毒、瘀、痰浊凝结成积，治疗时应根据疾病的病理性质，与化痰散结、活血消积药物相配合，达到控制肿瘤生长，消灭残存癌细胞的目的。

（二）活血化瘀以通络消积

历代医家多认为癥积、石瘕及肚腹结块等皆与瘀血有关，由于瘀血瘀滞机体，邪毒侵及周身内外各部位，久病形成蕴结，肿块膨大，溃疡霉烂，导致剧痛，细胞变异。现代研究表明，绝大多数恶性肿瘤患者存在有血液高凝状态或静脉血栓，肿瘤的促凝活性不仅仅是其恶性临床特征，而且是引发癌细胞扩散、转移的原因之一。可见瘀血是肿瘤的病因之一。活血化瘀法是肿瘤常用治法，焦中华教授临证多年，尤擅长活血化瘀在肿瘤治疗中的灵活运用，认为络脉瘀阻贯穿肿瘤发生、发展、转移的整个过程，因此，临证时常选用活血化瘀之品，如延胡索、乳香、没药、赤芍、郁金、怀牛膝、王不留行、桃仁、红花、三棱、莪术等。并根据瘀血的成因，合理配伍。其气滞者加理气药如八月札、陈皮、柴胡、枳实、枳壳、槟榔、旋覆花、厚朴、川楝子、乌药、紫苏梗等以行气消瘀；气虚者加生黄芪、炒白术、茯苓、党参、炒山药、薏苡仁、甘草等健脾益气以行血；血热者加清热解毒凉血药物如大黄、蒲公英、连翘、黄芩、黄连、白花蛇舌草、蚤休、牡丹皮、玄参、生地黄、赤芍、白茅根、侧柏叶、槐花等以清泄瘀热。血寒者加温经散寒药如桂枝、威灵仙、肉桂、细辛、附子、干姜等以助瘀血消散。如此瘀血去，络脉通，则积滞除。

（三）化痰散结以祛瘤消积

中医认为，痰浊内阻是肿瘤形成的重要成因之一。高秉钧《疡科心得集》言："癌瘤者，非阴阳正气所结肿，乃五脏瘀血，浊气痰滞而成。"痰是体内津液输布失常，水湿凝聚而成，具有全身上下、皮里膜外，无处不到的特点。痰既是病理产物，又是致病因素，若脏腑功能障碍，升降出入失常，气血失和，气滞血瘀，痰气交搏，痰瘀互结，络脉不畅，肿块内生，即成积证。痰留着于诸脏，易与寒热燥湿互结，如肺气膹郁，宣降失常，气机不畅，气滞血瘀阻塞脉络，津液输布不利，壅而为痰，或肺燥津亏，虚火炼液为痰，痰瘀胶结，阻于肺部，形成肿块，则发为肺积；忧思伤脾，脾伤则气结，水湿失运，或脾肾阳虚，寒饮内停，滋生痰浊，痰气相搏，阻于食道则发为噎嗝；情志内伤，肝气不舒，气机不畅，津液不行，郁久生痰，气郁不能行血，留而为瘀，痰瘀互结于肝则发为肝积。朱丹溪亦言，乳岩多因妇人"忧怒抑郁，朝夕积累，脾气消阻，肝气横逆，气血亏损，筋失荣养，郁滞与痰结成隐核。"由此可见，痰浊是肿瘤形成的重要病因和致病因素，加之痰邪病势缠绵，顽固多变，一旦为病，难以速祛。同时，焦中华教授认为痰浊亦是恶性肿瘤转移的病因和重要条件。痰与癌毒互结，痰之流动，亦使癌毒播散周身，痰之留着、黏滞的特性，又使癌毒易于在某些脏腑中形成转移灶。脾为生痰之源，肺为贮痰之器，肺脾气虚，痰湿内生，痰毒互结，流注脏腑之络脉，络脉损伤，气血溢于脉外，留而为瘀而至转移。

基于以上认识，临床治疗时，焦中华教授在扶正健脾、清热解毒、活血化瘀的基础上，常结合化痰散结药以祛瘤消积，如清半夏、制南星、山慈姑、陈皮、白芥子、僵蚕、浙贝母、瓜蒌、夏枯草等。根据痰邪侵犯脏腑部位不同，对临床症状进行辨证，合理选择化痰药，如肺癌常用浙贝母、冬瓜仁、全瓜蒌、丝瓜络等清肺化痰；食管癌常用旋覆花、代赭石、清半夏、煅瓦楞等降逆化痰；肝癌常加郁金、香附等行气化痰。并根据痰结形成原因不同，标本兼治，合理配伍。如湿痰者常用半夏、陈皮、白术、茯苓等健脾燥湿化痰;热痰者常用瓜蒌、胆南星、竹茹、黄芩、黄连等清热化痰;寒痰者常用白芥子、细辛、干姜等温化寒痰;燥痰者常用天花粉、麦冬、知母、苦杏仁等润燥化痰。如此则痰浊化,积滞除。

由于肿瘤起病隐匿,形成缓慢,终致毒邪、痰浊、瘀血相互交结,焦中华教授临证根据中晚期患者“久病入络”,胶着痼结的特点,结合病期、病情及整体状况,常运用一些性峻力猛的虫类药,如蜈蚣、全蝎、地龙等以毒攻毒,软坚散结。虫类药在古代即为软坚消癥散结、活血通络之重剂。现代研究表明,多数虫类药实验证明有一定抗肿瘤作用,如僵蚕、地龙、白花蛇、全蝎、水蛭、蜂房、壁虎等。实验研究证实:许多虫类药如水蛭、蜈蚣、全蝎等,对试验动物的血液高黏状态具有一定抑制作用,有抗凝血作用,并具有抑瘤镇痛作用。如此搜风通络,化痰消积,病症消减,收获良效。

四、临证辨治强调三结合原则

(一)辨证论治与辨病论治结合

1. 辨病辨证,中西合参　焦中华教授临证多年来,遵循辨证论治和辨病论治有机结合的原则,以中医望、闻、问、切四诊为主要手段,通过察舌验脉、审症候收集临床各种症候表现,其中尤其重视舌象,通过舌质辨别疾病的轻重,肿瘤患者舌质淡红为邪浅病轻,舌质由淡红转红为毒已深,病情加重。舌质由红转绛为热盛津伤,阴虚火旺,预后不良。肿瘤患者在病程中出现青紫舌,或青紫舌持续不退,常提示肿瘤转移及预后不良。特别是原发性肝癌患者舌之两边呈紫色或青色或条纹状,或有不规则形状的斑块黑点,界线分明,易于辨认,称为“肝瘿线”。焦中华教授将此作为原发性肝癌的诊断依据之一。紫暗舌为肺癌最常见的舌象,因热邪深重,津枯血燥,血行壅滞已甚,或素有瘀血蕴积胸膈或温热挟湿而致。由舌体的大小胖瘦辨别脾胃的盛衰,舌体胖大,伴厚腻舌苔者,多为脾气亏虚,水湿内停;舌体瘦薄,伴舌红苔少,多为胃阴不足。由舌苔厚薄辨别邪气的深浅,早期病情轻者,苔色浅,多见薄白或薄黄,中晚期者苔为黄腻或灰黑,提示邪气深重,病情危重。

同时,焦中华教授重视充分运用现代医学的理论和工具,结合西医的视、触、叩、听及其他物理、生化、影像学等各方面的辅助检查,综合所得材料,做出准确的诊断,并中西医结合,四诊合参,进一步研究疾病的病因、病机及发生、发展规律,认识和辨别疾病的部位、寒热、虚实以及转归,以揭示疾病的本质。就辨病而言，焦中华教授还非常重视肿瘤的病理类型，根据现代医学观察，肿瘤具有高度异质性，不同病理类型的肿瘤，其发病特点、进展速度、治疗反应及预后均有不同。恶性程度高、生物学行为差的肿瘤，往往发病及进展迅速，患者体质及生活质量迅速恶化，预后不良。从中医学角度观察，属于毒邪炽盛，正不胜邪，导致毒盛正衰，从而为用药提供理论依据。

2. 病症结合，依法选方　焦中华教授认为对待恶性肿瘤这样的顽症，只有兼顾"病"、"证"，才能进一步辨证求因，审因论治。通过辨证强调治疗的个体化、阶段性；通过辨病，强调治病的系统性、连续性、普遍性。如临证诊疗中，一般先以西医诊断确定病名，然后再对西医的各病种按照中医理论进行辨证立法，强调先有理法再有方药，法以证立，方由法出，做到病有主药，处方精专，配伍严谨。又如已经进行手术的患者，肿瘤已切除，或病理结果显示局部或远处淋巴结有转移，或肿瘤已经侵犯临近的组织器官，虽然患者此时已经无肿块可查，一般情况良好，但从辨病的角度出发，仍认为患者体内有痰、毒、瘀、结存在，治疗上仍应予化痰解毒散结，以荡涤余邪，防止复发。

在辨证用药的同时，也应用辨病用药，在不违背中医辨证原则的基础前提下，有选择地把某些药理研究证实具有抗癌作用的中药，加入到辨证论治的用药体系中，并在治疗过程中，对其治疗作用进行系统的对比性的观察研究，如出现肺转移，常以麦冬、沙参、浙贝、川贝母、百部、蚤休、鱼腥草等药酌加一、二味，如出现肝转移，常以茵陈、田基黄、八月扎、炮山甲等酌加一、二味，如出现骨转移，常以威灵仙、全蝎、蜈蚣、川断等，如出现脑转移，常以石菖蒲、菊花、羚羊粉、川芎等药，而这些辨病用药，一般是在中医的辨证分型基础上加减使用。

（二）局部与整体相结合

焦中华教授把肿瘤看成是全身性疾病，人体为一个有机整体，肿瘤的发生、发展、复发、转移是其局部表现。因此，在临证诊疗中，强调治病求本、整体调理、多方入手及标本兼治。既注意消除外在致病因素，顾及局部病灶，又重视调动和提高人体自身的抗癌能力，调动机体内环境，增强机体自身免疫监视功能。充分利用中药多层次、多环节、多靶点的治疗优势进行整体调节，亦重视手术、化疗、放疗等手段对局部肿瘤的治疗作用，强调中医药与其他治癌手段综合有序合理应用，中医西医相辅相成，从而达到疗局部利整体，调整体促瘤消的综合作用。

焦中华教授强调要根据手术、放、化疗的不同阶段用药，一般而言，手术、放化疗前邪气属实，正气亦不虚，治疗以攻邪为主，酌情加大解毒散结中药的力度，如全蝎、蜈蚣、猫爪草等。在手术后机体受到损伤，常表现为气血不足，功能紊乱，故此时中药宜调整脾胃功能、补气养血为主，辅以调整脏腑功能。方用太子参、白术、黄芪、当归、熟地黄、薏苡仁、陈皮等以扶正为主，攻邪为辅。化疗后常见脾胃功能失调，脾肾两亏，气血不足，且常出现消化道反应、骨髓抑制等不良反应，治疗首先以调和肠胃为主，用党参、白术、茯苓、陈皮、丹参、薏苡仁、竹茹等药，再用健脾补肾，养血消积，如熟地黄、当归、附子、肉苁蓉等。对正在实行化疗的患者，即使患者尚没有明显的正气虚弱表现，也需补助正气，防止化疗后期出现正气不支，主张“扶正气以助其完成化疗”，此时攻邪作为辅助治疗，常用四君子汤或补中益气汤为主，配合基本方加二三味攻邪；临床上肺癌、乳腺癌、鼻咽癌等恶性肿瘤，除手术、化疗作为主要治疗手段外，多配合放射治疗，焦中华教授认为放疗除有效杀灭肿瘤细胞外，又是一种热毒，易伤津耗液，致肺、胃、肝、肾阴虚，早期宜养阴清热，如太子参、沙参或西洋参加天麦冬、生地黄、玉竹、石斛、仙鹤草、白花蛇舌草等益气养阴、清热解毒；后期宜加强滋补肝肾。

人体作为一个有机整体，脏腑、四肢、皮毛通过经络气血紧密连接，各个脏腑功能相互影响。因此焦中华教授主张在健脾的同时，要根据肿瘤发病部位不同，以脏腑相关学说为指导，采用辨证论治的原则，同时兼顾他脏。如肝癌者多由脾胃气虚不能散精于肝或脾失健运，土壅木郁而致病（脾病传肝）；肝失条达，肝气郁结，克犯脾土，木郁土雍而致脾虚（肝病传脾），治当健脾以抑肝乘，常用黄芪、白术、茯苓、陈皮等药的同时加柴胡、郁金、佛手之类以疏肝理气。又如肺癌多属肺脾气虚、痰毒蕴结所致，脾土与肺金为母子关系，脾虚气血生化乏源，无力生金，则肺气亦见不足，肺虚宣降失司，气机不利，津聚为痰，蕴热成毒而结为肿块，终致肺癌。可见病之本在脾，治疗应以补脾为先，培土生金使肺金之气得生，痰湿得化，邪毒得祛，在益气健脾的同时加用清肺化痰，解毒散结药如瓜蒌、半夏、贝母之类以治标。

依照以上治疗理念，焦中华教授辨证施治，并指出肿瘤是全身性疾病的局部表现，容易复发和转移，在肿瘤治疗的各个阶段加用中药调节机体脏腑气血阴阳的平衡，必会事半功倍。

（三）扶正与祛邪相结合

焦中华教授认为肿瘤的发生、发展、转移过程是人体正气与致癌邪气之间相互斗争的过程。正胜邪却，肿瘤向愈；邪胜正衰，肿瘤转移、恶化。临证治病的关键就在于辅助正气，祛除邪气，两者辨证并结合应用，“正足邪自祛，邪祛正自安”，达到痊愈肿瘤的目的。首先，根据中医学“正气存内，邪不可干”，“邪之所凑，其气必虚”的理论，提出了肿瘤以内虚为根本病因的学说，认为肿瘤在体内能否得到控制，或恶化、扩散及转移，与体内正邪力量的对比密切相关。基于上述观点，焦中华教授在肿瘤治疗过程中，始终重视以扶正固本法扶助正气、培植本源，达到调节阴阳平衡、恢复气血脏腑经络功能，增强机体抗癌能力的目的。许多实验研究和临床资料表明，扶正培本可以提高肿瘤患者的免疫功能、抑制癌细胞的生长和转移。而肿瘤在发生、发展过程中，各种致癌因素作为变化的条件，通过内虚导致发病，内外合邪，痰、瘀、毒、结等病理过程及产物贯穿其演变的始终。正缘于此，在临证治疗中，时刻注意因人因时因地制宜，根据不同的病人、不同的肿瘤，同一肿瘤在不同时期所表现的证候辨证施治，“实则泻之”，“结则散之”，“坚则消之”“滞则通之”以达邪祛正安的目的。焦中华教授强调扶正与祛邪治则在肿瘤治疗中的运用，就是要通过辨证论治分清虚实之主次，辨别邪正之盛衰，认真权衡后立足于扶正祛邪并施，力争以扶正来祛邪，以祛邪来扶正。既不能盲目地重用有毒的峻猛攻逐的药物企图一下子消除肿瘤，那样势必耗气伤阴败胃；而一味地只用扶正药补益，不用攻邪药去缩小和消除肿瘤，难免姑息养奸，使肿瘤得以快速生长。焦中华教授临证善根据患者病情所处阶段，合理调整扶正祛邪药物的用量，常以基本方为基础，根据肿瘤的发病部位及病症加减用药，而这些辨病用药，一般是在中医的辨证分型基础上加减使用。如在肺癌者加全瓜蒌、炙麻黄、炒杏仁、炒地龙、蚤休、浙贝母。痰黄稠者，酌加鱼腥草、黄芩、枇杷叶、僵蚕、胆南星；憋喘气促者，加炒莱菔子、苏子、桑白皮、款冬花、枳实；伴发热，口渴者，加生石膏、知母、芦根；干咳无痰者，加炙百部、炙紫菀、款冬花、川贝母、五味子。食管癌者加代赭石、旋覆花、山豆根、土贝母。胸膈疼痛，食不得下者，加莪术、八月札、元胡、白芍、威灵仙；吞咽梗塞而痛，口干咽燥者，加生地黄、麦冬、玉竹、石斛，沙参；呕吐痰涎量多，加胆南星、青礞石。胃癌者加蒲公英、冬凌草、石见穿、莪术、八月札、鸡内金。胃脘痛甚者，加元胡、白芍、郁金；胃脘隐痛，喜暖喜按，便溏者，加高良姜、生薏苡仁、炒山药；

痛连两胁，口苦心烦者，加柴胡、佛手、黄芩；呕血、黑便者，加三七粉、大黄粉、侧柏炭。乳腺癌者加漏芦、蒲公英、白芷、炮山甲、山慈姑。局部皮肤红肿、破溃溢液者，加连翘、紫花地丁、金银花、黄柏、白鲜皮、苦参；上肢肿胀不适者，加桑枝、威灵仙、桂枝、徐长卿。肝癌者加柴胡、田基黄、茵陈、半枝莲、鸡内金、莪术。腹胀甚，双下肢肿胀者，加赤小豆、生薏苡仁、冬瓜皮、炒莱菔子、大腹皮；神志异常者，加石菖蒲、远志、郁金；身目小便俱黄者，加栀子、金钱草、泽泻；肝区疼痛者，加元胡、白芍、全蝎、虎杖。结（直）肠癌者加刘寄奴、半枝莲、土茯苓、土贝母。便血者加生地榆、仙鹤草、侧柏炭；腹痛、里急后重、肛门灼热者，酌加白头翁、白芍、马齿苋、煨木香、秦皮、黄柏；大便频数，不成形者，加椿根皮、肉豆蔻、煨诃子；腹硬满而痛者，加川楝子、炮山甲、丹参；大便秘结属实者，加大黄、枳实、厚朴；便秘属虚者，加火麻仁、当归、肉苁蓉、何首乌。肾癌者加桑寄生、杜仲、益母草、马鞭草、石韦、土贝母。尿赤灼热，心烦口渴者，加生栀子、生地黄、滑石、小蓟、淡竹叶；腰痛，坠胀不适者，加牛膝、续断、桂枝。脑瘤者加川芎、菊花、川牛膝、僵蚕、胆南星、白芷。头痛头晕，恶心呕吐，喉中痰鸣者，加枳实、石菖蒲、郁金、竹茹；伴抽搐震颤者，加全蝎、钩藤、天麻；伴头痛欲裂，面红目赤者，加栀子、龙胆草、泽泻。甲状腺癌者加土贝母、山慈姑、夏枯草、海藻、昆布。肿块疼痛明显者，加炮山甲、元胡、丹参；咽中不适，加桔梗、牛蒡子、射干；心烦易怒者，加生栀子、牡丹皮、夏枯草；放疗后口咽干燥者，加沙参、麦冬、玉竹、芦根。喉癌者加射干、牛蒡子、玄参、半枝莲、土贝母、浙贝母。声嘶咽痛，痰中带血者，加玄参、生地黄、当归、麦冬、桔梗；胸胁胀痛者，加瓜蒌、元胡、枳壳等。并主张肿瘤患者手术后、放化疗后，至少服用中药半年甚至一年以上，而且应定期复查，直至患者的检查结果无肿瘤的残留，无临床症状，才可以逐渐减量，甚至停药。

焦中华教授强调肿瘤发病较为隐匿，临床就诊时多为中晚期患者，病程较长，尤其针对其转移过程“久病入络”胶着痼结之特点，更是遵循“久病当以缓攻，不致重损”的原则，补常通补，攻则缓攻，通补活络，协调阴阳。如临证应用活血化瘀、软坚散结药物如三棱、莪术、桃仁、山慈姑之类时，常佐以党参、人参、黄芪等补益气血之品以防伤正，应用清热解毒类药寒凉药物时，常佐以黄芪、党参、炒白术、茯苓、砂仁等益气健脾之品，这样攻中寓补，攻而不伐，如果一味妄补、蛮攻，无视病机所在，往往导致治疗的失败。

五、“络病与肿瘤转移”理论

焦中华教授对肿瘤的独特认识还表现在对肿瘤转移的认识上，认为肿瘤转移是其全身化的具体体现，其根本原因是正气亏虚，邪毒内蕴。焦中华教授对于肿瘤术后患者之病机亦有独到见解。认为无论何种手术，虽达到了有效的减瘤去邪目的，但却未能从根本上解除患者脏腑、阴阳、气血功能的失调，正虚血瘀，余毒未清为其病机特点，而虚、毒、瘀、结则贯穿其演变过程。这与现代医学对肿瘤浸润转移的机制研究相吻合：虚——体现在机体的免疫监控能力低下，而宿主低下的免疫状态是影响肿瘤细胞转移的重要因素，正虚的病理结果是肿瘤细胞在体内存活；毒——体现在余毒未清，手术、放、化疗后仍残存的亚临床病灶，成为死灰复燃、转移复发的根源；瘀——体现在血液的高凝、高黏及高聚状态；结——体现在微瘤栓的附壁、着床及转移瘤的迅速增殖和生长。

肿瘤转移的主要机制之一是肿瘤血管生成，焦中华教授认为其应属于中医学“络病”的范畴。络病是指络脉功能和/或结构异常导致的病变。实体肿瘤的血管形成亢进并引起转移的出现，可以看作是络病系列病理表现形式的一个阶段，而肿瘤通过血管产生新的转移病灶则可以认为是这一阶段形成的病理产物之一。

中医“络”的概念在形态和功能上与西医学的微血管与微循环概念相似。中医的络脉有广义和狭义之分，从广义而言，经络运行气血津液，渗灌脏腑百骸，沟通上下内外，把由经脉纵向线性运行的气血通过络脉的横向面性弥散到全身，发挥其对生命机体的渗灌濡养作用。从狭义的角度，络脉又分为经络之络（气络）和脉络之络（血络），经络之络运行经气，脉络之络运行血液，共同发挥着“气主煦之，血主濡之”的正常生理功能。络脉是气血运行的通道，也是病邪传变的通道。当机体正气不足，病邪侵袭络脉伤及络气，使络气郁滞导致津血互换障碍，津凝为痰，血滞为瘀，痰瘀作为病理产物阻滞络脉，则形成痰瘀阻络的病理状态。对于肿瘤而言，络病理论认为，络病贯穿肿瘤发生、发展、转移等的各个病理环节。络气郁滞或虚滞是肿瘤发生的始动因素，络息成积是肿瘤的关键病理环节。络息成积是指邪气稽留络脉，络脉瘀阻或瘀塞，瘀血与痰浊凝聚成形的病变。癌症一旦发病，脏腑之络气虚衰，自稳功能低下，一方面组织呈现无序快速破坏性增长，另一方面气之帅血正常运行的功能失常，脉络大量增生供给癌瘤血液营养，不为正体所用反助邪为虐，导致癌瘤快速破坏性增长。

在各种病理状态下，如肿瘤患者血管生长因子的调控机制失常，造成机体阴阳平衡失调，表现在肿瘤血管生成过程则为促血管生成因子分泌增加，而抑制因子分泌减少，血管生成的正负调节因子失衡，导致经络系统结构、分布和功能发生明显的变化，表现为络体迂曲、扩张，络脉分布异常，造成局部经络气血津液输布灌注失常，其络属的脏腑、组织、器官结构和功能异常等一系列络脉阻滞为特征的疾病。这与肿瘤病人病灶局部病态微循环的建立极为相似。

因此，肿瘤的微血管生成过程，也即中医之“久病入络”而形成络脉病变的过程。其病机始动因素为正气本虚，癌毒内蕴，其病机演变过程为癌毒内蕴日久，正不胜邪，引起脏腑、阴阳、气血功能失调，机体内稳态结构破坏，而络脉的损伤既是其病机演变过程的主要病理产物，又是其病变渐次深入、变生诸病导致病情进一步恶化的途径和必要条件。由于癌瘤局部络脉结构、分布、功能异常，使得癌邪易于侵入脉络，癌邪一旦入络客脉，影响络中气血的运行及津液的输布，致使络失通畅，渗灌失常，导致癌毒、瘀血滞络，引起不同程度的络中气滞、血瘀或津凝等病理变化，日久而虚，虚气留滞、血瘀津凝等互相影响，互结互病，积久蕴毒，毒损脉络，瘀毒横逆旁窜，败坏脏腑、损伤形体。此演变过程充分体现了虚滞、痰瘀、毒损脉络这一基本病理变化，为病邪渐次深入、正虚邪实、病势胶着的一种病理状态，并由此导致癌变经久难愈，渐成病疾。

六、抗癌防变，强调“未病先防”、“已病防变”

中医学的防病思想包含有“未病先防”和“既病防变”两个方面。《素问·四气调神大论》云：“圣人不治已病治未病，不治已乱治未乱。……夫病已成而后药之，乱已成而后治之，譬如渴而穿井，斗而铸锥，不亦晚乎？”生动体现了“早防”、“先防”的学术思想和强调防患于未然的预防观。《难经·七十二难》云：“所谓治未病者，见肝之病，则知肝当传之于脾，故先实其脾气，无令得受肝之邪，故曰治未病焉。”体现了中医重视疾病的传变规律，这种“务必先安未受邪之地”的防病思想用于预防肿瘤及其转移具有重要的临床意义。对于肿瘤的预防和治疗，焦中华教授强调预防比治疗更有现实意义。对于肿瘤术后及体质虚弱病人焦中华教授一向强调从心理、饮食等方面多方调理，以防癌抗病抗转移。

（一）饮食调理

焦中华教授一向重视肿瘤患者的饮食调理，认为恶性肿瘤属消耗性疾病，需要有足够的营养来补充，尤其病人经过手术、放疗、化疗后，常有恶心呕吐、食欲不振等消化道反应，因此应鼓励病人注意合理饮食。饮食应注意膳食平衡，这是维持机体免疫力的基础，多食清淡富含营养的食物，能量供给以高热量、高蛋白、高维生素、低脂肪为主，如鲜鱼、肉类、豆制品、新鲜蔬菜及水果等，并要经常更换食物的花色品种，适当增加调味品，诱导病人进食，以增加机体的抵抗力。根据患者体质及一般状况的不同，合理选择饮食种类，如经常腹泻者，应进食高蛋白膳食和某些水溶性纤维素的食物。便秘者应该增加纤维素的摄入量，如水果、蔬菜及谷类，增加液体的摄入量，多饮水。在化疗期间更应提高热量，加强营养。焦中华教授主张饮食除辛辣刺激、烟酒等外，忌口因人而异，药食同源，饮食也有寒热温凉之分，如对于胃癌和食管癌的患者，有不同程度的进食困难，应避免过热、过酸、过冷的食物和酸、咸的食物。

焦中华教授在辨证处方时，也特别重视健脾益胃消食，以改善肿瘤患者的食欲。食欲不振是恶性肿瘤患者常见的症状，焦中华教授临证必问饮食，强调“有胃气则生，无胃气则死”。恶性肿瘤消耗人体大量营养物质，正气亏虚，特别是经过放疗、化疗后，机体正常细胞被破坏，脏腑功能低下，正气虚弱，此时若不得食，脾胃生化无源，必致气血枯竭，脏腑衰败。因此在治疗过程中，运用扶正补虚，健运脾气，使胃纳旺盛，中土健运，食欲增强，生化之源不竭，营养充沛，促进癌症患者康复，故临证常用炒三仙、陈皮等。对体质虚弱、毫无食欲的晚期癌症患者，则以食用稀粥护胃气，同时采用扶正健脾消食方药，促使胃主受纳、脾主运化功能正常，为化生精、气、血、津液提供足够养料，濡养脏腑、经络、四肢百骸乃至筋肉皮毛。

（二）心理调理

焦中华教授认为情志异常与肿瘤的发病关系密切。良好的心理情绪，可以调整和平衡机体的免疫功能，不但可能防止恶性肿瘤的发生，同时还可使已有的恶性肿瘤处于“自限”的状态，或最终被机体强有力的免疫作用所消灭。鼓励患者保持良好的精神状态，树立战胜疾病的信心，采取乐观的生活态度，在患者心理承受能力允许范围内，允许患者知情，并鼓励患者调动自身的力量，积极配合治疗，从而遏制疾病的发展，促进病情好转，对于肿瘤病人的康复具有重要意义。

(三)中药调理

焦中华教授认为,中药及中药复方具有"天然组合化学库"之功,作用机制可能是"多靶作用"(mechanism of multitarget),即复方中多种成分以低于它们中某一单体治疗剂量进入人体后,有选择地反复作用于某种疾病的多个直接靶点(治标)和间接靶点(治本),从而达到治疗疾病的目的。因此中医药与手术、放、化疗等局部杀灭方法最大的不同是强调整体调节,充分调动机体的防御及免疫监视机制,发挥在多层次、多环节、多靶点综合调节作用,从整体调节机体脏腑、经络、阴阳、气血功能,做到所谓"正气内守",通过自身调节,"泻其有余,补其不足",达到"阴阳平复",抑制肿瘤及肿瘤术后残留癌细胞生存、增殖,破坏其生存及转移环境,防止肿瘤发生和复发、转移。且中药不良反应相对小,无骨髓毒性,在用药上可保持一定的连续性,防止和控制肿瘤转移方面有较大优势。

以"抗癌防变"思想为指导,肿瘤治疗不仅要重视局部已发现的病灶,更要重视患者机体的内在变化,既重视手术、放化疗对病灶的消除,又重视机体抗病能力的增强,从整体出发,根据肿瘤的病理类型、临床分期、病变转移、传变规律及患者的个体情况制定相应的治疗方案,最大限度地控制肿瘤进展,延长患者生存期。根据这一治疗理念,焦中华教授确立了扶正祛邪相结合、辨证论治与辨病论治相结合、局部与整体相结合的临证辨治原则。

第二节 血液病

一、健脾补肾以治正虚

(一)治虚强调固护后天

焦中华教授在血液病的治疗中强调培补中焦脾胃,固护后天之本。以脾为后天之本,主运化水谷精微,为气血生化之源,盖人体正气不足多因脾胃功能衰弱,无力腐熟水谷,化生气血,而致气血亏虚,正气不足则外邪易袭,感邪之后,正虚又无力鼓邪外出,邪盛渐进入里,侵及脏腑而发病。另外,血液病患者在病程中常见乏力、食少纳呆、胃脘胀闷、便溏或便秘等脾失健运的症状,加之化疗又进一步加重胃肠功能的损害,造成骨髓造血功能的受抑,再者疾病本身的消耗亦加速了机体功能的衰竭,因而焦中华教授在临证中往往将健运脾胃放在首位。在具体应用中,健脾法又包括了健脾益气法、理气通腑法、甘温除热法等主要方法。

1. 健脾益气法 焦中华教授受脏腑辨证学说的影响,体会《内经》"人以胃气为本"、"得谷者昌,失谷者亡"、"人受气于谷,谷入于胃,以传于肺,五脏六腑皆以受气"等理论依据,结合自己的临床实践,强调"治虚首健脾胃",遣方用药处处可见健脾益气法。血液病患者因骨髓造血受抑,全身气血衰少,加之化疗时亦可伤及脾胃,常见脾气亏虚的症状:神疲乏力、气短、嗜睡、面色萎黄、食少溏薄、舌质淡、苔薄白,脉虚缓等。焦中华教授临证时健脾益气法贯穿始终,而又以六君子汤为基础方加减化裁,每获良效。患者服药后,脾胃功能改善,气血生化之源充足,面黄乏力、食少便溏等症可见明显改善,血液病患者因骨髓造血受抑,血象往往较低,健脾益气中药除可改善患者脾胃功能外,尚可刺激骨髓造血,促进血细胞升高。

2. 理气通腑法 脾胃位于中焦,是人体升降运动的枢纽,升则上输于心肺,降则下归于肝肾,如此脾胃健运,枢机畅利,以维持"清阳出上窍,浊阴出下窍,清阳发腠理,浊阴走五脏,清阳实四肢,浊阴归六腑"的正常生理功能。若是脾胃虚弱,升降失常,每可致枢机不利,九窍不通。正如《素问·通评虚实论》所谓:"九窍小利,肠胃之所生也"。焦中华教授认为脾胃即为阴火所乘,谷气闭塞而下流,即清气不利,九窍为之不利。血液病患者,在化疗过程中常见恶心、呕吐、便秘或腹泻等胃肠道不良反应症状。焦中华教授认为,消化道不良反应的出现多为气机升降失常,中焦气机不利所致,因而临证时常用健脾理气之法,或通腑泄浊或升阳固涩。常以六君子汤、二陈汤、旋覆代赭汤、承气汤等加减。

3. 甘温除热法 血液病患者本身可以出现发热的症状,加之白细胞减低,机体抵抗力低下,每遇外邪则易发热。因患者正气不足,临证若是尽用清热解毒之剂,往往使病情有进无退,李东垣曾说:"内伤不足之病,与误认作外感有余之病而泻之,则虚其虚也"。焦中华教授认为此种情况乃脾气虚弱,阴火上冲,常以甘温除热法,方用补中益气汤加减,以黄芪、党参、甘草、白术甘温补气,认为"火与元气不两立",以此治气虚身热内伤之火;天麻、柴胡以使"阳气上升、阴火下降";再配以当归补血,陈皮理气为佐药。如此则升阳益气,补中固卫,劳倦得消,寒热自除。血液系统疾病发病机制尽管不甚明确,但患者的免疫功能下降是其发病的重要内在因素之一。内伤病的形成,是人体内部"元气"

不足使然，而“元气”之所以不足，又是脾胃受到损伤所致。说明脾胃是元气之本，元气是健康之本，脾胃伤则元气衰，元气衰则疾病由生。尽管“元气”与现代医学的“免疫功能”不能完全画等号，但其源自先天，受益于后天，为人体防御疾病的屏障作用却是相同的。现代医学对采用以健脾为主的中药复方临床研究表明：不仅能在一定程度上控制疾病的进展，延长患者生命，提高生存质量，而且对化疗后患者具有防止复发的作用。其作用机制一般认为与健脾扶正类中药具有增强机体免疫功能、化疗增敏等有关，近年来亦有不少报道认为此类中药具有抗癌、诱导白血病细胞分化及凋亡等作用。健脾扶正类中药的扶正抗癌作用已被现代医学证实。但在血液病的治疗过程中，中医的辨证论治仍为其精髓，在其注重健脾的同时，或为生金，或为滋水，或为消瘀、破积。焦中华教授“治虚首健脾胃”观点的提出在临床治疗中具有指导意义，值得推崇。

（二）补肾培元以固根本

肾藏精，主骨生髓，促进人体生长发育，是人体生殖、生长发育的根本，故称“先天之本”；肾主水，为水之下源；肾主纳气，为气之根；肾开窍于二阴，乃“胃之关”；肾开窍于耳其华在发，与膀胱相表里。由于肾为先天之本，育元阴元阳，是生命之根本，因而只宜固秘，不宜耗泄，如有耗泄则病态丛生。血液病发病是一个渐进的过程，病久不愈，多累及肾脏。伤及肾阴肾阳，则见腰膝酸软、潮热盗汗、眩晕耳鸣、形体消瘦、五心烦热或形寒肢冷、面色㿠白等症；阳虚水泛则见面浮肢肿、心悸气短等症；肾气不足则见神疲乏力、腰膝酸软、小便清长等症。故焦中华教授临证用药时常在健脾药中酌加一两味补肾药，则可益火培元，元阳充沛，血气流转，阴凝自散。补肾培元法可以重新激活和最大限度地调动机体的排污祛毒和自我修复的能力，使病人从根本上得到好转，甚至彻底康复。

二、扶正祛邪以治病防变

血液病是一种复杂的全身性疾病，其发生发展与正气亏虚、感受邪毒、痰凝血瘀等因素密切相关。在治疗过程中常出现复发、髓外浸润等变证，焦中华教授认为血液病的发生是全身脏腑阴阳功能失调的表现，根本原因在于正气亏虚，邪毒内蕴。其病机演变为正气亏虚，感受邪毒，邪毒蕴久，耗伤气血，正虚不能抗邪，邪毒乘虚内窜，毒入骨髓而发病。其发病过程充分体现了因虚致病，虚实夹杂，又因病致虚，正不抗邪的恶性发展规律。因此焦中华教授指出治疗血液病的过程也是防止其复发和髓外浸润的过程，并据此提出“治病防变”的学术思想，即在明确疾病的病位、病因，病人的体质等的基础上，既要针对疾病本身辨证用药，也要考虑到血液病的发展演变规律，提早用药，将可能出现的不利症状扼杀在萌芽状态，防止疾病的复发和浸润。焦中华教授主张在扶正固本的基础上，应用清热解毒、活血化瘀、化痰散结等方法。

（一）正虚及复感外邪是血液病发病及病情反复的重要因素

正气是人体正常的生理功能及自然防御能力，邪气是指各种致病因素。焦中华教授很重视人体正气在防病中的作用，认为疾病的发生发展取决于正气的强弱，如《素问·刺法论》说：“正气存内，邪不可干”。《素问·评热论》亦云：“邪之所凑，其气必虚”。《灵枢·百病始生》又云：“风雨寒热，不得虚，邪不能独伤人，此必因虚邪之风，与其身形，两虚相得乃客其形。”所以疾病的发生必须具备正气虚弱，而后邪气才能侵袭机体而发病。部分血液病如白血病、多发性骨髓瘤等，由于各种原因出现正虚，而后邪毒侵及骨髓而发病；大部分血液病，常因气血亏虚而致正虚，故而易受外邪侵袭常并发各种外感热证，如急性再生障碍性贫血、白血病化疗后粒细胞缺乏症之高热；特发性血小板减少性紫癜、过敏性紫癜往往在感受外邪后引起病情反复，出现血小板下降、皮肤紫癜等，使病情反复，迁延不愈。

（二）余邪内伏是血液病复发的重要原因

焦中华教授认为血液病尤其是白血病的发病主要与邪毒内蕴、正气虚弱、痰凝血瘀等因素相关，其中以邪毒内蕴为首。一般将外界致白血病因素统称为“邪毒”，包括各种理化、生物因素。白血病的治疗目前仍以化疗为主，中药在治疗过程中主要起增效减毒的作用。目前影响白血病化疗效果的主要原因在于机体对化疗药物的耐药性及微小残留病灶的存在。焦中华教授认为白血病患者经化疗后虽可达到完全缓解，但若不及时跟进下一步化疗或虽及时规范化疗也难免出现病情的复发，焦中华教授认为这主要与体内内伏余邪有关。白血病患者经化疗后，骨髓受抑，正虚表现进一步加重，内伏余邪死灰复燃，且毒性更猛，导致复发。化瘀解毒以消除内伏余邪，因而临证时常配伍清热解毒、活血化瘀、软坚散结的中药，可获良效。

（三）痰瘀内阻是血液病难愈的原因之一

痰凝血瘀既是邪毒内伤的病理产物，也是致病因素之一。邪毒侵袭机体，潜伏经络，阻碍气机运行，日久出现气滞，血随气行，气行则血行，气滞则血瘀，血瘀日久则可成癥积肿块；邪毒蕴久化热，煎熬津液成痰，或邪毒伤及脾胃，脾失健运，不能运化水湿，聚湿成痰。中医学认为肝脾、淋巴结肿大多与痰凝、瘀血有关，正如《丹溪心法》所说："痰之为物随气升降，无处不到，凡人身上中下有块者多是痰"，《医林改错》亦云："肚腹结块，必有形之血"。"瘀血不去新血不生"，因此血瘀又与贫血密切相关；痰凝瘀血阻于脉络，血不循经则可见出血。焦中华教授认为血液病患者气血虚弱，脾胃失调，常可见到血瘀痰凝之征象，此为疾病难愈的原因之一。活血化瘀以促新血生成。血液系统疾病常见贫血、出血症状，但又不乏血瘀征象存在，因而治疗时就为临床医生增加了难度，既不能过用活血以防血不循经而出血，又不能见血即止以防闭门留寇。焦中华教授临证时首先要求辨证精准，然后根据病情酌加一两味活血化瘀的中药，常可获得良效。对于骨髓增殖性疾病，因其血小板、红细胞、白细胞等均处于较高水平，血液往往呈现高凝状态，容易发生血栓导致肢体活动不利、下肢皮肤溃疡等，焦中华教授喜用桃仁、红花、丹参、益母草、鸡血藤、川芎、莪术、三七、蒲黄、皂角刺、泽兰、水蛭、三棱、王不留行等改善血液高凝状态；出血病症时，在应用止血药物的同时常酌情佐以丹参、当归、鸡血藤、三七等力量较弱的活血化瘀之药，以祛除瘀血促进新血再生；贫血患者在应用补血养血药物的同时，适当配伍丹参、鸡血藤、当归等可提高疗效。

三、多种治法有机结合力求根治

血液病和其他内科疾病一样，也必须遵循内科疾病的治则治法，但因其有贫血、出血、感染等特殊症状，尤其是造血系统恶性肿瘤如淋巴瘤、白血病等具有结块、浸润、转移等现象，且发病急、病势猛、进展快，因而又有其独特的治疗方法。

（一）辨病辨证合用

焦中华教授临证多年，遵循辨证论治和辨病论治有机结合的原则，以中医望、闻、问、切四诊为主要手段，通过察舌、验脉、审症收集临床各种症候表现，并重视充分运用现代医学的理论和工具，结合西医的望、触、叩、听及其他物理、生化、影像学等各方面的辅助检查，综合所得材料，做出准确的诊断，并中西医结合，四诊合参，进一步研究疾病的病因、病机及发生、发展规律，认识和辨别疾病的部位、寒热、虚实以及转归，以揭示疾病的本质，为论治提供可靠依据。通过辨证强调治疗的个体化、阶段性；通过辨病，强调治病的系统性、连续性、普遍性。焦中华教授认为治疗血液系统疾病，只有兼顾“病”、“证”，才能进一步审证求因，取得良好的疗效。如临证诊疗中一般先以西医诊断确定病名，然后再对西医的各病种按照中医理论进行辨证论治，强调先有理法再有方药，法以证立，方随法出，做到病有主药，处方精专，配伍严谨。在辨证用药的同时，也应用辨病用药，在不违背中医辨证原则的前提下，有选择地把某些现代药理研究证实具有促进骨髓造血或促进细胞分化、凋亡作用的中药，加入到辨证论治的用药体系中，并在治疗过程中，对其治疗作用进行系统的对比性的观察研究。如血小板减少，可用虎杖、仙鹤草、旱莲草、肿节风等；骨髓原始细胞过多、肝脾、淋巴结肿大可用白花蛇舌草、虎杖、半枝莲、山慈姑、黄药子等具有抗癌作用的中药；化疗期间可用当归、丹参、赤芍、川芎、沙参、麦冬、山慈姑等增强化疗的作用，化疗后出现肝功损害可用茵陈、栀子等；白细胞低可用党参、黄芪、鸡血藤、女贞子、川芎、枸杞子、人参等；过敏性紫癜患者，若累及肾脏，尿中出现蛋白可用黄芪、炒山药；女性患者月经来潮时加用益母草、马齿苋配伍党参、黄芪、白芍可有效止血。而这些辨病用药，一般是在正确的辨证基础上加减使用。

（二）治标治本兼用

标本是一个相对的概念，本是指疾病的主要矛盾或矛盾的主要方面，标是指疾病的次要矛盾或者矛盾的次要方面。从疾病来讲，病因为本，症状为标；从发病的先后来讲，原发病为本，继发病为标；从病情轻重来讲，重者为本，轻者为标。因此焦中华教授指出，在治疗过程中要针对病因抓住主要矛盾治本，解决了疾病的“本”，“标”病也会随之痊愈。一般来讲，“缓则治其本，急则治其标”。例如慢性再生障碍性贫血，常见面黄或苍白、头晕乏力、心悸气短、皮肤紫癜等血虚、出血症状，究其本质，病位在骨髓，病机为脾肾亏虚，以肾虚为主，因而治疗慢性再障时常从肾论治。若再障患者因外感或其他因素出现严重的出血或高热，则应遵循“急则治其标”的原则，迅速采用凉血止血、清热解毒的方法或配合西医进行治疗，待血止、热退后再治其本。

（三）扶正祛邪同用

正气乃人体正常的功能状态及阴阳平衡的调节能力，也可以说是机体的抗病能力，焦中华教授认为血液病的发生、发展常常是由于脏腑功能失调，阴阳失衡，也就是正虚，由于正虚而为外邪侵袭打开了方便之门，正所谓“邪之所凑，其气必虚”。焦中华教授治病重视整体和内在因素，注意调节人体的阴阳平衡，扶助正气，通过调动人体内环境的自我调节来发挥治病的作用，正所谓“正气存内，邪不可干”。扶正是为祛邪创造条件，即所谓“养正积自消”，同样，祛邪的目的是为了保护正气，也只有祛邪人体才能康复，正所谓“邪去正自复”。扶正与祛邪两者是辩证的统一，不可偏废，必须从实际出发，根据病人的正邪衰盛使用，在临床上起到相辅相成的作用。因而焦中华教授在血液病的治疗过程中，既重视扶助正气、培植本源，以调节机体阴阳平衡、增强机体抗病能力，也不忘兼顾疾病过程中合并的痰、热、瘀等实邪既不一味补益，也不妄用攻伐，强调临证过程中一定要准确辨证，分清虚实之主次，辨别邪正之盛衰，认真权衡后确定扶正或祛邪为主，或两者兼顾的治则。既不盲目地重用峻猛攻逐的药物企图一下子消除实邪，那样势必耗气伤阴败胃；而一味地只用扶正药补益，不用祛邪药抑制邪毒，难免姑息养奸，疾病难愈。例如临证治疗外感发热时，在应用清热解毒药物的同时，常佐以党参、紫苏、黄芪、西洋参等扶正以祛邪。如此攻中有补，攻而不伐，审证求因，则药到病除。

（四）阴阳平衡调整

从阴阳学说的观点来讲，疾病的形成是人体阴阳相对平衡遭到破坏的结果。由于阴阳盛衰的变化，可引起人体寒、热、虚、实的不同病理状态。因此焦中华教授治疗血液病时注重调整机体阴阳的平衡，以促进机体的恢复。“阳盛则热，阴盛则寒”，阴阳偏盛可引起实寒或者实热证，治疗当用“实者泻之”的方法“损其有余”，阳偏亢者“治热以寒”，阴偏盛者“治寒以热”。例如急性白血病热毒炽盛型并发出血时用清热凉血之法，再障患者阳虚型乏力、腰酸、怕冷加重时可重用温补肾阳之品。“阴虚则热，阳虚则寒”，出现阴阳偏衰时多采用“阳病治阴，阴病治阳”的治疗原则，正如王冰所说：“益火之源，以消阴翳；壮水之主，以制阳光”。例如血小板减少性紫癜阴虚型，应用滋阴清热、凉血止血之法常见佳效；白细胞减少症脾肾阳虚者，可采用温补脾肾法治疗，取“益火之源”之意。阴阳互根，因而在治疗各种贫血的血虚证时，在补血药中适当佐以补气药，治疗因气虚而致的各种出血证时，于补气药中加用适量补血药，取“阴中求阳，阳中求阴”之意。

四、调护得当促病愈

俗话说“病要三分治，七分养”，焦中华教授临证过程中，除了应用药物治病外，尤其重视疾病的日常调护。

（一）精神调护

《素问·举痛论》说："百病生于气，怒则气上，喜则气缓，悲则气消，恐则气下……惊则气乱，劳则气耗，思则气结"。许多疾病的发生与情志因素密切相关，尤其是血液系统疾病，由于人们对其了解不深，在明确病情后往往思想负担较重，因而临床治疗时既要治疗疾病本身也要关注病人的精神创伤。鼓励病人用坚强的意志，必胜的信念来自我调养，并在治疗过程中多和病人沟通，使其正确看待自己的病情，减轻其思想压力，引导其正确的生活观念，从而更好地恢复健康。

（二）饮食调护

《素问·脏气法时论》说："药毒攻邪，五谷为养，五果为助，五畜为益，五菜为充，气味合而服之，以补益精气"。所以合理的饮食调护既可以养身，也能配合药物起到治疗作用。焦中华教授治病时也不忘指导病人做好饮食调护。对于血液病人来说，贫血患者宜用厚味温补之品，如各种瘦肉、鱼类、蛋类、豆制品、乳制品等，同时要配以高维生素食品，如各种水果、新鲜蔬菜等；缺铁性贫血患者应注意多吃蛋黄、牛肉、动物肝脏、菠菜、西红柿大枣等富含铁质的食品，不喝浓茶等；巨细胞贫血宜食各种新鲜瓜果蔬菜及动物肝脏、瘦肉等；造血系统恶性肿瘤病人宜多食用香菇、木耳、银耳等食用菌类，一般认为此类食品有增强机体免疫功能的作用，亦可多食具有软坚散结的海带、海藻等海产品。急性白血病患者在化疗期间常出现纳呆食少、恶心呕吐等消化系统的不良反应，饮食宜清淡而富有营养，如海鲜、水果之类。某些疾病疗效不佳，有时并不是医疗的原因，而与病人饮食密切相关。如过敏性紫癜患者常对鱼虾、鸡蛋、牛奶等异体蛋白过敏，如在治疗过程中不注重饮食禁忌，继续食用这些食品，非但使治疗无效，反而可能加重病情。

（三）生活调护

日常护理要为病人创造一个安静而舒适的生活环境，对于不同情况辨证施护。如过敏性紫癜患者要保持居住环境的干燥清洁、不穿化纤材料的贴身衣物；粒细胞减少或者缺乏的病人要少去人多的场合，外出时自戴口罩以减少感染的机会；高热患者要绝对卧床，保持室内空气流通的同时要避免汗出当风，同时供给足够的水分；血小板少的患者要避免磕碰，伴血压高者要按时服用降压药,将血压控制在安全范围,伴热者不要用酒精擦浴以防引起出血;急性白血病患者化疗期间要重视口腔及肛周的清洁护理,避免感染而影响恢复。

（四）运动调护

生命在于运动,血液系统疾病多表现为虚证,因而不少患者误认为应加强体育锻炼才有利于疾病康复。但是血液病患者因其特殊之处,过度活动反而有害而无利。因而要适度运动,根据病情采用动静结合的办法,急性病或慢性病的急性发作期要多卧床休息,以不动或少动为宜;慢性病或急性病的恢复期可以量力而行,选择合适的方式进行锻炼,如太极拳、五禽戏等。

焦中华教授在中西医结合防治肿瘤血液病工作中潜心研究多年,不但精通中医,且擅长西医,融汇中西理论体系之精华,在肿瘤病、血液病研究及治疗方面具有很高的理论造诣,积累了丰富的临床经验。对于常见肿瘤血液疾病的病因病机、治法及方药,有着自己独到的见解。临证数十载,医人无数,取得显著疗效,得到同行的认可,焦中华教授治疗血肿瘤液疾病的学术思想及临床经验值得进一步总结、研究、推广。

第二章　临证思辨规律

第一节　常见恶性肿瘤病的临证辨治

一、肺癌

（一）病因病机认识

焦中华教授认为肺癌是在机体正气虚损，阴阳失调，脏腑功能发生障碍的基础上，或因禀赋或因六淫或因邪毒或因七情或因饮食或因旧疾，导致脏腑经络功能失调，肺气失于宣肃，脾气失于健运，气机不畅，络脉受阻，血行凝滞，湿蕴痰聚，从而造成气滞、痰瘀、热毒交结，生成瘀毒痰浊等病理产物，一旦停留于肺而邪积胸中，邪正斗争，正虚邪陷而成肺部肿瘤。如《杂病源流犀烛》云：“邪积胸中，阻塞气道，气不得通，为痰……为血，皆邪正相搏，邪既胜，正不得制之，遂结成形有块。”其中正气亏虚是导致肺积发生的内在根本原因，其主要在于先天禀赋不足，或后天失调，饮食不当损伤脾胃，使其功能失职。脾胃功能失调一是不能运化水湿，水湿积聚，使气血运行失常，气郁血滞日久成积。二则脾气虚，无力行血，血瘀成积。三是水谷精微缺乏，致使机体正常的生理功能及抗病机能降低，易感外邪而生肺积。《医方考》指出：“脾胃者，土也。土为万物之母，诸脏腑百骸受气于脾胃而后能强。若脾胃一亏，则众体皆无以受气，日见羸弱矣。若治重症者，宜以脾胃为主”。而痰瘀互结是肺癌发病的另一重要机制，多种因素导致脏腑经络功能失调，肺失宣降，气机不利，血行瘀滞，津液不布，痰凝气滞，最终痰瘀互结，瘀阻脉络，久而成块，发为肺癌。痰瘀的成因，则为肺、脾、肾三脏功能失调有关；因脾土虚弱，清者难以上升，浊者难以下降，留于中焦，停滞膈间凝聚为痰；肺失宣肃，治节无权，津液不能输布，内聚而为水湿痰饮；另与肾失调节水液、肝失疏泄、三焦通调水道失常有关。痰湿凝聚，气机运行不畅，久而成瘀，痰瘀互结形成肿块。

（二）治则方药

在治疗肺癌时焦中华教授常以化积方为基础加减化裁用药，结合临床辨证论治，拟以益气健脾、化痰散结为法的肺积方治疗，临床取得较好疗效，方药如下：

生黄芪 30 g，党参 21 g，炒白术 15 g，茯苓 21 g，全瓜蒌 21 g，浙贝母 21 g，猫爪草 12 g，白花蛇舌草 30 g，陈皮 12 g，清半夏 12 g，地龙 12 g，蜈蚣 2 条，鸡内金 24 g，砂仁 12 g，生甘草 6 g。

以上诸药相混，加水 500 ml，浸泡半小时，头煎文火煎煮 30 分钟，取汁 200 ml，二煎文火煎煮 30 分钟，取汁 200 ml，两煎相兑，分早晚两次服。日一剂。

加减：痰黄稠者，酌加鱼腥草、黄芩、枇杷叶、僵蚕、胆南星等；憋喘气促者，加炒卜子、苏子、桑白皮、款冬花、枳实、葶苈子等；伴发热，口渴者，加生石膏、知母、芦根等；干咳无痰者，加炙百部、炙紫菀、款冬花、川贝母、五味子等；咳痰带血者，加仙鹤草、白茅根、三七分、藕节等；痰黏难咯者，加海浮石、白芥子、炙百部等。

（三）临床体会

焦中华教授认为在肺癌治疗中离不开治痰，治痰药中首选瓜蒌，此药清肺热化痰散结，《本草衍义补遗》曰：“栝蒌实，《本草》言治胸痹，以味甘行润，甘能补肺，润能降气。胸有痰者，以肺受火逼，失降下之令，今得甘缓润下之为助，则痰自降，宜其为治嗽之要药也”。肺积其病虽然在肺，但与脾的关系密切。首先，肺与脾在生理上是相生关系，肺属金，脾属土，按五行生克关系，则土能生金，脾为肺之母。其次肺主气，既主呼吸之气，又主一身之气，而脾为气血生化之源。其三，脾与肺共同参与水液代谢。在病理上肺与脾亦常互相影响：当脾气虚损时，脾土不能生养肺金，则可导致肺气不足，在临床上出现诸多肺脾气虚之证，如《脾胃论》所说：“肺金受邪，由脾胃虚弱不能生肺，乃所生受病也”。在津液输布和代谢方面，如脾虚失运，水液停滞，则聚而生痰、成饮，影响肺的宣降，所谓“脾为生痰之源，肺为贮痰之器。”肺病多由脾胃生，本病之本在脾，故治疗以补脾为先，即“培土生金”，使肺金之气得生，痰湿得化，邪毒得祛。否则一味攻伐，使脾气更伤，肺气更虚，邪毒难祛，病自难愈。另外，焦中华教授指出肺癌气阴两虚型常见，治疗主张扶正祛邪、标本兼顾，注重益气养阴，喜用沙参、麦冬等。

（四）案例

陈某，男，76岁。2009年01月20日初诊。患者2008年7月因发热，伴咳嗽，咯白痰半月余，在本院经CT检查诊断为："右肺占位性病变并胸膜、纵隔淋巴结转移"，纤支镜检查穿刺活检诊为低分化腺癌，于山东省肿瘤医院行联合化疗2周期（具体方案不详），复查胸部CT示：右肺癌并胸膜、纵隔淋巴结转移，较上片明显进展。因胃肠道不良反应严重，患者拒绝继续化疗。寻求中医治疗。现患者自感气短乏力、憋喘胸闷，述出汗较多，喉中有痰，不易咯出，无发热，纳眠可，二便调。查体：一般情况尚可，神志清，浅表淋巴结未触及肿大，气管居中，胸廓对称，右下肺呼吸音底，未闻及干湿性啰音，心率84次/分，律齐，肝脾肋下未及，舌质红，苔黄，脉弦细。既往有慢支病史30余年，吸烟40余年，每日约20支。初步诊断：中医诊断：肺积（肺脾气虚、痰瘀阻肺）；西医诊断：右肺癌并胸膜、纵隔淋巴结转移。治宜补肺健脾，祛瘀散结，拟肺积方加减：全瓜蒌30 g、浙贝母24 g、清半夏12 g、鱼腥草12 g、生黄芪30 g、炒白术15 g、茯苓24 g、白花蛇舌草30 g、蜈蚣2条、土贝母12 g、砂仁9 g、炒三仙各12 g、西洋参9 g、陈皮12 g、玄参18 g、黄连12 g、甘草6 g。7剂，水煎服，日一剂。

二诊（2009-01-27）：咳嗽轻，活动后气喘，无胸痛，无发热，纳眠可，二便调。舌红苔白腻，脉弦细。方药：上方加麦冬18 g、黄芩15 g、炙麻黄12 g、生石膏30 g、地龙12 g。14剂，水煎服，日一剂。

三诊（2009-02-10）：服药平妥，无发热，无咳喘，体力较前明显恢复，纳眠可，二便调。舌质红，太薄黄，脉弦细。方药：初诊方加诃子15 g、款冬花15 g。14剂，水煎服，日一剂。

四诊（2009-02-24）：咳轻，无痰，咽痒，感右胁肋胀痛，无胸闷，纳眠可，二便调。舌质红，苔白腻，脉弦细。方药：全瓜蒌30 g、浙贝母24 g、清半夏12 g、生黄芪30 g、炒白术15 g、茯苓24 g、白花蛇舌草30 g、蜈蚣2条、牛蒡子15 g、玄参18 g、炙麻黄12 g、生石膏30 g、地龙12 g、砂仁9 g、炒三仙各12 g、蚤休18 g、西洋参9 g、黄连12 g、陈皮12 g、甘草6 g。14剂，水煎服，日一剂。

五诊（2009-04-10）：坚持服中药，无憋喘，偶轻咳，无咯血，纳少，不发热，二便调。舌红苔薄白，脉弦细。方药：全瓜蒌30 g、浙贝母24 g、清半夏

12 g、蚤休 18 g、白花蛇舌草 30 g、蜈蚣 2 条、生黄芪 30 g、炒白术 15 g、茯苓 24 g、炙麻黄 12 g、生石膏 30 g、地龙 12 g、黄连 12 g、砂仁 9 g、炒三仙各 12 g、炙百部15 g、紫菀 15 g、百合 30 g、党参 24 g、陈皮 12 g、麦冬 18 g、五味子 9 g、桑白皮 30 g、泽泻 30 g、白蔻 12 g、甘草 6 g。14 剂，水煎服，日一剂。

按语：焦中华教授认为肺癌是常见的恶性肿瘤，多以顽固性干咳，持续数周不愈，或反复咯血痰，或不明原因的顽固性胸痛、气急、发热或伴消瘦、乏力等，胸部 CT、纤维支气管镜检查或经皮活检等有助于诊断。患者诊断符合以上特征。患者老年男性，脏腑功能亏虚，气血生化无源，气虚血弱，无力抗邪，邪毒内蕴，加之化疗之毒内攻，伤及元气，邪毒蕴结于肺，肺气不宣可见咳嗽，气虚无力行血，久而成瘀，瘀则不通，不通则痛，发为本病。故治以补肺健脾，祛瘀散结。方以化积方为基础化裁拟肺积方加减，全瓜蒌、浙贝母、清半夏、炙百部、紫菀、百合、桑白皮润肺止咳化痰；炙麻黄、生石膏、白花蛇舌草等清肺热；生黄芪、炒白术、茯苓健脾益气；全蝎、蜈蚣、地龙、土贝母活血化瘀，全方共奏止咳化痰、祛瘀散结之效。本案属“肺积”之肺脾气虚，痰瘀阻肺型，当以补肺健脾，祛瘀散结为主。扶正祛邪，标本同治，获得疗效。

二、乳腺癌

乳腺癌是女性最常见的恶性肿瘤，近年发病率不断上升。因其病变初起多位于体表，局限于乳房，患者常可自己扪及，如能早期发现而行手术等综合治疗，常能取得较好的治疗效果。但中晚期乳腺癌常因复发或远处转移，导致治疗失败，预后较差。明陈实功在《外科正宗》中对乳腺癌有生动描述“经络痞涩，聚结成核；初如豆大，渐如棋子，半年一年，两载三载，不痛不痒，渐渐而大，始生疼痛，痛则无解，日后肿如堆栗，或如覆碗，色紫气秽，渐渐溃烂，深者如岩穴，凸者若泛莲，疼痛达心，出血则臭，其时五脏俱衰，四大不救，名曰乳岩，凡犯此者，百人百必死。”

（一）病因病机

肝郁脾虚病机。乳腺癌好发于忧郁积忿的中青年及老年女性，肝郁伤脾是乳癌发病的重要内因。《外科正宗》曰：“乳岩由于忧思郁结，所愿不遂，肝脾气逆，以致经络阻塞，结积成核。”薛己亦云：“乳岩乃七情所伤，肝经血气枯槁之证，宜补气血解郁结药治之”。在经络归属上，乳头属足厥阴肝经，乳房属足阳明胃经。临床常见乳房无痛性肿块，质硬、活动度差，此多为肝郁气结，经脉阻滞不通，结而成块所致；若伴有乳头溢液、乳房皮肤呈橘皮样改变，乳头回缩、凹陷、固定等，此多为肝失疏泄，脾失健运，肌肤失养；晚期因皮肤浸润，可出现卫星结节，溃烂、疼痛及贫血、消瘦、纳差等恶病质表现，此多为毒热瘀结，胃腑受累，脏腑功能衰竭所致。由此可见，乳腺癌虽病位在乳腺，但与肝脾胃密切相关。

冲任失调病机。冲任乃气血之海，血随气行，若冲任失调，气血运行不畅，气血瘀滞，阻于乳络，亦可变生癌肿。

痰毒瘀结病机。乳癌形成过程中，因肝郁脾虚、冲任失调，常可产生痰浊、血瘀、毒热等诸多病理产物，乳腺癌术后虽肿块已除，患者可无明显热毒、痰、瘀表现，但患者此时常需接受化疗、放疗，中医认为放射线、药毒亦可作为毒邪留于体内，灼津为痰，炼血为瘀，或内陷骨髓，致伤髓耗血，出现骨髓造血功能低下的一系列症状。故就病机而论，乳癌多有肝郁脾虚、冲任失调、瘀毒痰热互结之分，只不过在病程的不同阶段，三者相兼为病的轻重缓急程度不同而已。

（二）治则方药

以化积方为基础加减化裁用药，治以疏肝健脾、化痰散结为法拟消岩方治疗，并结合临床辨证论治，方药如下：

生黄芪30 g，炒白术15 g，茯苓24 g，清半夏12 g，漏芦30 g，白芷15 g，蒲公英30 g，白花蛇舌草30 g，炮山甲12 g，蜈蚣2条，山慈姑18 g，土贝母12 g，石见穿12 g，甘草6 g。

以上诸药相混，加水500 ml，浸泡半小时，头煎文火煎煮30分钟，取汁200 ml，二煎文火煎煮30分钟，取汁200 ml，两煎相兑，分早晚两次服。日一剂。

（三）临床体会

焦中华教授治疗乳腺癌时注重在补正扶本、调和冲任的前提下，配伍清热解毒、化痰散结、活血化瘀之品。常在消岩方的基础上加减治疗，特点如下。

焦中华教授认为乳腺癌患者多情志不舒、抑郁恼怒，或忧思伤脾，而致肝气郁结不畅，肝失疏泄，横逆犯脾，脾虚失于健运，致内生痰浊，阻滞经络，聚结成块。故选药时善用疏肝健脾和胃之剂以补益正气，调畅气机。喜用党参、炒白术、茯苓、陈皮、生黄芪，药力平衡缓和，随证酌情运用，补养而不碍脾胃，加柴胡以疏肝木条达之性，酌加益肾之补骨脂、枸杞子、菟丝子，平补肝肾，且补而不腻，湿而不燥。对于肿瘤术后或接受放、化疗的病例，扶正培本以提高机体免疫功能、减轻放、化疗毒副反应、促进脏腑功能恢复，保证综合治疗过程的顺利进行，防止肿瘤复发、转移尤为重要。

乳腺癌发展过程中，常因肝气郁结，气机阻滞，痰浊、瘀血内生，经络痞塞，郁久化热成毒，或冲任失调，气血亏损，痰浊内生，阻滞气机，血脉淤积，久而成积。尽管涉及冲任及肝、脾、胃等经络脏器，病机也错综复杂，但是痰浊、血瘀，热毒仍为其主要病机。故治疗时常配伍清热解毒、化痰散结、活血消积之品。

清热解毒药常配伍：漏芦、山慈姑、土贝母、白芷、蒲公英、白花蛇舌草。常用药对如下。

漏芦配蒲公英：焦中华教授治疗乳腺癌必用漏芦，以其味苦而能下泄，咸能软坚，寒能除热，为清热解毒、消痈散结、通经下乳之要药。且不仅能消散乳痈、瘰疬之病，尚有“补血、续筋骨、止血长肉，通经脉”的作用，故为一味攻补兼具之品。药理研究亦表明，漏芦具有促进淋巴细胞转化，提高机体免疫力的作用，并能诱导肿瘤细胞凋亡，逆转肿瘤多药耐药。而蒲公英专于清热解毒，利尿散结，味甘平而入肝入胃，药性轻灵流通，既能泻胃火，又不损脾土，可以长服久服而无碍，两药合用，则解毒散结通乳之功倍增。

土贝母配白芷：土贝母味苦，性微寒，能散痈毒，化脓行滞，除风湿，利痰。白芷性温气厚，通窍达表，入肺、脾、胃三经。走于气血之间，升多于降，性善祛风，又能燥湿消肿而止痛。且其色白入肺，其质滑润，能和利血脉，而不枯耗，用之有利而无害。与土贝母配伍治疗乳腺癌之痰毒互结证，二者一寒一热，一辛一苦，寒热并投，辛开苦泄，颇有应验。

化痰散结药常用：清半夏、皂角刺、生牡蛎、猫爪草。常用药对如下。

牡蛎配皂角刺：牡蛎味咸平，气微寒，入肝、胆、肾经。生用能滋阴清热兼能化痰软坚散结，可消瘰疬结核、老血疝瘕之证。皂角刺辛温，有小毒，《本草汇言》谓其“凡痈疽未成者，能引之以消散，将破者，能引之以出头，已溃者能引之以行脓，又泄血中风热风毒，故而风药中亦推此药为开导前锋也。”其药性锐利，直达病所，具有搜风、拔毒、消肿、排脓之功，二者相伍，对于乳癌证属痰毒凝聚者疗效明显。

活血化瘀药常用：穿山甲、王不留行、鸡血藤、八月札、虎杖。以穿山甲配王不留行为常用药对。

穿山甲配王不留行：穿山甲味咸，性凉，气腥而窜，能宣通脏腑，贯彻经络，透达关窍，治一切血凝血聚之病。王不留行味苦平，能行血通经，催生下乳，消肿敛疮，走而不守，乃阳明冲任之药，俗有“穿山甲、王不留，妇人服了乳长流”之语，临证用于乳癌证见痰瘀毒聚，胶着难消者，则活血通经，化积消痈之力大增，且穿山甲可引导诸药直达病所。唯二药药性急速，性专行散，久服易耗气伤阳，应中病即止，不可过服。

（四）案例

陈某，女，61 岁。2010 年 11 月 10 日以“左乳癌术后 4 年，双肺、骨转移 8 个月”初诊。患者 4 年前因“左乳包块 3 个月”在外院诊为乳腺癌，予手术切除，术后病理不详，未行放疗，化疗 2 周期，方案不详。8 个月前因咳嗽、右肋痛，复查 CT、ECT 示：双肺多发转移、骨转移。再行化疗 6 周期（紫杉醇加顺铂），疗效不明显。目前咳嗽重，咳痰少，不发热，不咯血，右肋痛，纳眠可，二便调。查体：老年女性，神志清，左锁骨上可触及大小约 1.5 cm×1.5 cm 淋巴结，质硬、固定。左乳线缺如，双肺呼吸音低，未闻及干湿性罗音，右第 7 肋压痛，腹软，肝脾肋下未及，双肾区无叩痛，双下肢无浮肿，舌质红，苔薄黄，脉弦细。血常规：白细胞 $3.0\times10^9/L$。初步诊断：中医诊断：乳岩（瘀毒阻络）；西医诊断：乳癌术后双肺、骨、淋巴结转移。综合脉症，四诊合参，本病属中医学“乳岩”之瘀毒阻络型。病久体虚，营血运行涩滞而成积，邪毒蕴肺则见咳嗽、咳痰；痰瘀互结，脉络不通，筋骨失养，致肢体骨骼疼痛；舌脉俱为佐证。治宜活血化瘀、解毒散结。拟消岩方加减：漏芦 30 g、白芷 15 g、清半夏 12 g、蒲公英 30 g、石见穿 12 g、生黄芪 30 g、炒白术 15 g、茯苓 24 g、炮山甲 12 g、蜈蚣 2 条、桂枝 12 g、僵蚕 12 g、炒杏仁 9 g、炙麻黄 9 g、桔梗 12 g、黄芩 12 g、甘草 6 g。7 剂，水煎服，日一剂。

二诊（2010－11－25）：服药妥，仍咳嗽，咳少量白痰，无痰血，无胸闷，右肋痛较前减轻，纳眠可，二便调，舌质红，苔薄黄，脉弦细。方药：上方加陈皮 12 g、元胡 12 g。7 剂，水煎服，日一剂。

三诊（2010－12－09）：服药后咳嗽减轻，痰少，右肋隐痛，纳眠可，二便调，舌质偏红，苔少，脉细。方药：初诊方去黄芩，加麦冬 18 g、白芍 24 g、芦根 30 g。15 剂，水煎服，日一剂。

四诊（2011－01－07）：服药妥，近日感乏力，轻咳，右肋、后背痛较前加重，纳眠可，大便干，舌质红，苔少，脉细。方药：上方加仙灵脾 24 g、全蝎 9 g。15 剂，水煎服，日一剂。

五诊（2011－05－14）：患者坚持服中药治疗，病情稳定，无发热，偶咳，无痰，右胁肋胀满，无背痛，纳眠可，二便调，舌质偏红，苔薄白，脉弦细。方药：初诊方去黄芩，加仙灵脾 24 g、补骨脂 12 g。30 剂，水煎服，日一剂。

按语：焦中华教授认为乳内结块，固定不移，痛有定处为乳岩。乳房内常可扪及包块，或胀闷，疼痛不适为主要症状，乳腺 B 超、钼靶照相、CT、细针肿块穿刺活检等辅助检查可助诊断。本患者诊断符合以上特征。《丹溪心法》记载的"痞块"与之相吻合。治宜活血化瘀、解毒散结。拟消岩方加减：漏芦、石见穿、炮山甲、蜈蚣、僵蚕、桂枝等活血化瘀，散结通络，白芷、蒲公英、清半夏、黄芩清热解毒，生黄芪、炒白术、茯苓扶助正气，炒杏仁、炙麻黄、桔梗止咳化痰，全方共奏活血化瘀、解毒散结之效。焦中华教授认为乳岩之"瘀毒阻络"当从活血化瘀、解毒散结治之，并相应给予通络止痛、扶正药治疗，临床每获良效。

三、食管癌

（一）病因病机

食管癌是发生于食管黏膜的恶性肿瘤，以进行性吞咽困难为主要症状。属于中医"噎膈"范畴。焦中华教授认为食管癌较其他肿瘤更多发于老年人，因年老体虚，肾气渐亏，肾精不足，且脾胃功能日衰，津血化生乏源，食管失于濡润，致食物干涩难下；脾失健运，聚湿生痰，阻于食道；肝失疏泄，气机不畅，胃失和降；气机郁滞，不能行血，瘀血内生；久则气滞、血瘀、痰浊互结于食道，致食道狭窄；而嗜食辛辣、进食过热、过快，亦可损伤食道，耗伤津液，使津亏血枯，促进癌变的发生。由此可见，本病的病位在食道，属胃气所主，但就其发病而论，除胃之外，又与肝、脾、肾都密切相关。凡肾之精气并耗，脾之生化告竭，肝之疏泄失常者，都有可能导致"饮食停膈不行"；年高之人精枯阴伤亦可诱发噎膈症。而气滞、痰阻、血瘀、虚损则为噎膈形成的基本病理改变。

（二）治法方药

焦中华教授根据食管癌本虚表实、正虚邪实的病理特点，治疗中强调健脾理气，养阴润燥以治其本，同时根据患者的体质、年龄等因素，结合不同临床证型，以化积方为基础分别选用和胃降逆、化痰消瘀、软坚散结、清热解毒之品以治其标，常用方药如下：

生黄芪 30 g,炒白术 12 g,茯苓 24 g,清半夏 12 g,代赭石 24 g,旋覆花 12 g,白花蛇舌草 30 g,蜈蚣 2 条,鸡内金 24 g,蒲公英 30 g,土贝母 12 g,炒三仙各 12 g,砂仁 9 g,石见穿 15 g,甘草 6 g。

以上诸药相混,加水 500 ml,浸泡半小时,头煎文火煎煮 30 分钟,取汁 200 ml,二煎文火煎煮 30 分钟,取汁 200 ml,两煎相兑,分早晚两次服。日一剂。

加减:胸膈疼痛,食不得下者,加莪术、八月札、元胡、白芍、威灵仙;吞咽梗塞而痛,口干咽燥者,加生地黄、麦冬、玉竹、石斛,沙参;呕吐痰涎量多,加胆南星、青礞石、瓜蒌等;发热,咳嗽、吐黄脓痰者,加鱼腥草、黄芩、白英、胆南星、瓜蒌等。

(三)临床体会

食管癌多有津亏血燥,阴损及阳的病理改变,临证虽常见呕吐痰涎量多等痰湿偏盛的症状表现,也不宜过用木香、苍术、香附等过于香燥走窜之品,以免耗气伤阴,多选用炒白术、猪苓、茯苓、薏苡仁、白扁豆、陈皮、半夏等性温平和之剂。

选用养阴药物时多选用沙参、麦冬、玉竹、石斛、芦根、炒山药等轻润和降之剂,不宜过用熟地黄、阿胶等滋腻厚味之品,以妨碍胃气。随时注意顾胃气、护津液,才是治本之法。此正如《医宗必读》所谓"此证之所以疑难者,方欲健脾理痰,恐燥剂有妨于津液;方欲养血生津,恐润剂有碍于中州"。

溃疡型食管癌常易侵透食管壁而造成穿孔,并发食管支气管瘘、纵隔脓肿、肺炎、肺脓肿及主动脉穿孔大出血,对于此类型患者,活血破血类药慎用或不用,以免加重病情,变证丛生。

食管癌放、化疗后,常见口咽干燥,乏力,纳差,胸骨后隐隐作痛,舌红少苔,脉弦细等胃阴亏虚之证,用药宜养阴生津,健脾和胃为主,少佐活血解毒,化痰散结之品,以免苦寒败胃。

晚期食管癌患者胃气已伤,饮食难下,甚则汤水不入,故煎服中药汤剂时宜煎取浓汁,多次少量饮服,恶心呕吐者,可煎药时放入三五片生姜,或服药前先服少量生姜汁以和胃止呕。

(四)案例

孟某,男,55 岁,2009 年 12 月 10 日初诊。患者 2009 年 5 月因"进行性吞咽困难4月”，经上消化道钡透诊为食管中下段癌。胃镜活检：低分化鳞癌。未行手术，放疗后进食梗阻明显减轻。近2个月来，再次出现吞咽困难，只能进少量半流质饮食，已服卡莫氟1月余，症状未减，故来就诊。刻下：胸膈胀满不适，进食困难，呕吐白涎沫，胸骨后灼痛，纳差，乏力，大便干，数日未行。查体：面色晦暗，左锁骨上可触及一个约1.5 cm×1.0 cm的淋巴结，质硬，固定、无压痛，上腹正中可触及一3 cm×4 cm的包块，质硬，压痛明显。舌质暗红，苔黄腻，脉弦细。初步诊断：中医诊断：噎膈（痰毒挟瘀、气虚津亏）；西医诊断：食管低分化鳞癌。治宜益气生津、化痰散结。拟化积方加减：代赭石24 g、茯苓24 g、旋覆花12 g、冬凌草12 g、清半夏12 g、黄连12 g、莪术12 g、砂仁9 g、急性子15 g、生黄芪30 g、太子参30 g、炒白术15 g、补骨脂15 g、蜈蚣2条、甘草6 g。14剂，水煎服，日一剂。

二诊（2009-12-27）：患者诉进食梗阻明显减轻，体力、纳食较前好转，胸骨后隐痛，舌质暗红，苔白腻，脉弦细。方药：上方去急性子，加乌贼骨15 g、炒山药24 g、鸡内金12 g。30剂，水煎服，日一剂。

三诊（2010-02-03）：患者一般情况可，现能细嚼慢咽馒头、水饺等物，体力可，舌质暗，苔薄白，脉弦细。方药：上方加麦冬18 g、黄精24 g。30剂，水煎服，日一剂。

按语：焦中华教授认为气滞、痰阻、血瘀、虚损为噎膈的基本病机，病程中常互为因果，相互兼杂，共同致病，故临证对吞咽梗阻明显的病例，多先以降逆化痰、软坚消积为法，使闭阻得开，饮食得下，再补益脾肾不迟。本案病程不长，正气虽虚，但邪实表现更甚，故以下气透膈消痰为先，兼顾扶正。方中旋覆花能下气消痰涎，代赭石质重而善镇冲逆，然欲通关开膈，必佐以破滞消积之峻剂，方可奏效。莪术既能破积聚恶血，又能疏痰食作痛，调气通窍，其性走而不守，消瘀破积，建功甚速，因其可破气，当中病即止。饮食既下，必当扶助正气，补益先后天之本，以茯苓、白术、黄芪、太子参、砂仁、补骨脂等滋润温养之品以益肾健脾，养胃生津。如是则痰涎得消，逆气得平，饮食得下，中虚得复，每获疗效。

四、胃癌、肠癌

（一）病因病机认识

焦中华教授认为胃癌、肠癌，是消化系统最常见的恶性肿瘤，在发病上和治疗有相兼之处。其病因不外乎外感六淫、情志、饮食、劳倦内伤，且往往是多种病因共同作用的结果。正虚邪实、脏腑失调、气滞血瘀、痰结湿聚、毒热内结为基本病机。《灵枢·百病始生》论“肠胃之络伤,则血溢于肠外,肠外有寒,汁潩与血相搏,则并合凝聚不得散,而积成矣”。《医宗金鉴·杂病心法要诀》曰:“贲门干枯,则纳入水谷之道路狭隘,故食不能下,为噎塞也。幽门干枯,则放出腐化之道路狭隘,故食入反出为翻胃也。二证流连日久,则大肠传导之路狭隘,故魄门自应燥涩难行也。胸痛如刺,胃脘伤也,便如羊粪,津液枯也,吐沫呕血,血液不行,皆死证也。”各种病机之间又相互作用,终致脏腑功能失调,导致瘀血浊气痰滞内生,毒邪凝聚,久而成积。在此过程中突出了内外合因所致病理产物(瘀血浊气痰滞等)在发病中的重要性。脾胃为后天之本,气血生化之源,先天之本需要得到气血的不断充养才能保持旺盛。在生理功能上,大肠与脾胃密切相关。脾胃位居中央,脾主运化,胃主受纳,脾主升清,胃主降浊,脾胃共同将食物分为精微和糟粕,而后将精微分布全身,糟粕下传大肠。脾气升,胃气才能和降通畅,糟粕得以顺利下行。李东垣《脾胃论》云:“盖胃为水谷之海,饮食入胃,而精气先输脾归肺,上行春夏之令,以滋养周身,乃清气在天者也;升已而下输膀胱,行秋冬之令,为传化糟粕,转味而出,乃浊阴在地者也。”可见,大肠传化糟粕的功能依赖于脾胃之气的正常升降。在病理上,两者亦息息相关。脾气不足,升降失司,则大肠传导失职,清浊不分,出现泄泻等。从两者的关系上可以看出,对胃肠积证患者,治疗脾胃是关键。

(二)治则方药

焦中华教授认为胃癌、肠癌均为腑病,为脾胃虚为本,痰气交阻、瘀血热毒搏结为标,治疗上均以健脾培土保胃气,解毒祛瘀通腑气为大法,但又因部位不同,治疗当同中有异。焦中华教授常以化积方为基础加减化裁,结合临床辨证论治,拟益气健脾、解毒祛瘀、通腑泄浊为法的基础方治疗胃癌、肠癌,方药如下:

生黄芪 30 g,党参 24 g,莪术 9 g,乌药 12 g,炒白术 15 g,茯苓 24 g,生薏仁 30 g 白花蛇舌草 30 g,红藤 12 g,山药 24 g,鸡内金 24 g,炒三仙各 12 g,蜈蚣 2 条,全蝎 9 g,厚朴 12 g,甘草 6 g。

以上诸药相混,加水 500 ml,浸泡半小时,头煎文火煎煮 30 分钟,取汁 200 ml,二煎文火煎煮 30 分钟,取汁 200 ml,两煎相兑,分早晚两次服。日一剂。

加减：胃脘痛甚者，加元胡、白芍、郁金；胃脘隐痛，喜暖喜按，便溏者，加高良姜、白芍、生薏苡仁、炒山药；痛连两胁，口苦心烦者，加柴胡、广木香、佛手、黄芩；呕血、黑便者，加三七粉、大黄粉、侧柏炭、白及；便血者加生地榆、槐米、仙鹤草、侧柏炭；腹痛、里急后重、肛门灼热者，酌加白头翁、白芍、马齿苋、煨木香、秦皮、黄柏；大便频数，不成形者，加椿根皮、肉豆蔻、煨诃子；腹硬满而痛者，加厚朴、白芍、川楝子、元胡、炮山甲、丹参；大便秘结属实者，加大黄、枳实、厚朴、槟榔；便秘属虚者，加火麻仁、当归、肉苁蓉、何首乌。

（三）临床体会

焦中华教授认为脾与胃关系密切，存在着不同于一般脏腑关系的气化结构，脾之与胃，一脏一腑，胃归六腑而属阳，脾归五脏而属阴，且脾胃皆属五行之土，故分而言之.则脾为阴土，胃为阳土，一阴一阳，属性不同而又有着不同的生理特性，脾体阴而用阳，性湿而善升，喜燥而恶湿；胃体阳而用阴，性燥而善降，喜润而恶燥.因此两者在深层上存在着阴阳互助、燥湿相济、升降相因的密切关系。补脾不忘健胃，《本草正》“山药能健脾补虚，滋精固肾，治诸虚百损，疗五劳七伤。”鸡内金消食健胃，薏苡仁能健脾和胃，在治疗胃积、肠积药中加入诸类药，既能补其本身之虚，又能促进药物更好地吸收。胃与大肠均为六腑之一，司受纳、传导之职，根据“六腑以通为用”，胃肠道恶性肿瘤多以湿热、瘀毒、气滞、痰浊为患，阻碍腑道的正常升降和通畅，使其不能受纳腐熟、传化排泄。故治疗的关键要清热祛湿、化痰泻浊、解毒逐瘀，使“六腑以通为用”。焦中华教授尤注重化瘀通腑的应用，《灵枢·百病始生》以胃肠积证为例，讲到离经之血与肠外津液搏结、日久成积的病理变化：“肠胃之络伤，则血溢于肠外，肠外有寒，汁沫与血相搏，则并合凝聚不得散，而积成矣。”而石瘕、血瘕等病证更是和瘀血密切相关。胃肠道肿瘤处方中焦中华教授常用蜈蚣、全蝎、莪术、红藤等活血化瘀药以达到通之、散之的目的。但也要注意活血药长期服用难免伤正，还有一定出血危险，临床有出血倾向者慎用。

（四）案例

1. 胃癌　董某，男，71岁。2008年10月27日以“胃癌术后8月余，化疗一周期”初诊。患者于2008年2月因进食饱胀感就诊，CT示胃壁增厚、腹主动脉瘤，术后病理示（胃）印戒细胞癌伴黏液腺癌成分、浸润型、胃小弯侧淋巴结5/9，大弯侧1枚查见转移癌。于2008年3月行腹主动脉瘤腔内隔绝术、胃癌根治术。术后化疗一周期，具体方案不详。现患者乏力，精神差，进食饱胀感，口干，无腹胀，偶腹痛、膈气，纳差，眠可，二便调，体重下降快，脉弦，苔花剥。初步诊断：中医诊断：胃积（气虚血瘀）；西医诊断：①胃癌术后；②腹主动脉瘤。综合脉症，四诊合参，本病属中医学“胃积”之气虚血瘀型，久病体虚故乏力，脾虚不运则纳差，大便不成形等症，舌脉俱为佐证。治宜益气健脾、活血化瘀，拟化积方加减：生黄芪 30 g、炒白术 15 g、茯苓 24 g、清半夏 12 g、白花蛇舌草30 g、猫爪草 12 g、砂仁 9 g、陈皮 12 g、蜈蚣 2 条、党参 24 g、黄连 12 g、炒山药 24 g、鸡内金 15 g、乌药 12 g、菟丝子 30 g、枸杞子 24 g、厚朴 12 g、生牡蛎 30 g、干姜 9 g、甘草 6 g。7 剂，水煎服，日一剂。

二诊（2008－11－04）：服药后效可，患者食欲好转，乏力稍较前减轻，偶腹痛，无腹胀，眼发红、眼屎较多，口渴不欲饮，手指脚趾尖部颜色变深，眠可，肠鸣音亢进，大便不成形，小便可，体重下降较快，苔少质红，脉弦。复查上腹部 CT 示：胃癌术后，残胃未见异常。方药：上方加红藤 24 g、肉桂 6 g、人参 12 g。14 剂，水煎服，日一剂。

三诊（2008－11－18）：服药后效可，患者食欲好转，乏力较前减轻，口干较前减轻，无腹痛，无腹胀，手指脚趾尖部颜色变黑，眠可，食后肠鸣欲泻，大便不成形，小便可，体重下降减慢。苔花剥，脉弦细。方药：生黄芪 30 g、炒白术 15 g、茯苓 24 g、清半夏 12 g、白花蛇舌草 30 g、鸡内金 15 g、乌药 12 g、菟丝子 30 g、枸杞子 24 g、炒山药 24 g、厚朴 12 g、生牡蛎 30 g、干姜 9 g、肉桂 6 g、人参 12 g、麦冬 18 g、甘草 6 g。14 剂，水煎服，日一剂。

四诊（2008－12－09）：服药后效佳，患者食欲好，乏力明显减轻，手指脚趾尖部颜色基本恢复正常，纳眠可，大便偶稀，每日一两次，小便可，无体重下降，苔白，脉弦。方药：上方去麦冬，加白芍 12 g、诃子 24 g。14 剂，水煎服，日一剂。

五诊（2008－12－26）：服药后效可，食欲好，轻度乏力，纳眠可，偶肠鸣音亢进，二便可，体重无下降，苔白，脉弦。方药：上方去诃子，加椿根皮 18 g。30 剂，水煎服，日一剂。

六诊（2009－02－13）：患者坚持服中药，无明显不适，乏力不明显，偶有嗳气，纳眠可，二便调，舌红，苔白，脉弦。方药：生黄芪 30 g、炒白术 15 g、茯苓 24 g、清半夏 12 g、白花蛇舌草 30 g、猫爪草 12 g、砂仁 9 g、陈皮 12 g、炒山药

24 g、厚朴 12 g、生牡蛎 30 g、干姜 9 g、人参 12 g、肉桂 6 g、白芍 9 g、椿根皮 18 g、甘草 6 g。30 剂,水煎服,日一剂。

按语:胃癌以消瘦、贫血、上腹痛、黑便或吐血为临床常见症状。病因病机涉及脾胃虚弱、痰瘀互结、气滞不行等多个方面。本例病人以属气虚血瘀型,治当益气健脾活血化瘀,拟化积方加减:蜈蚣、猫爪草、生牡蛎等活血化瘀、软坚散结,生黄芪、炒白术、茯苓、清半夏、蒲公英、白花蛇舌草、党参等益气健脾,清热解毒,扶助正气,全方共奏益气健脾、活血化瘀之效。"胃积"之气虚血瘀型,多以益气健脾、活血化瘀为主,扶正祛邪同用、标本兼治可获疗效。

2. 肠癌　李某,女,75 岁。2009 年 9 月 2 日以"下腹疼痛,时有大便带血 2 个月,诊为结肠癌 1 个月"初诊。患者 1 个月前因下腹疼痛,时有大便带血 2 个月,并进行性消瘦,在外院经纤维结肠镜加活检,诊为降结肠腺癌,腹部 B 超:肝脏多发转移瘤;未行手术及放化疗。现感乏力,纳差,偶腹痛,间有便血,口干,眠可,小便调。既往体健,无高血压病,冠心病史。查体:患者神志清,精神可,自主体位,查体合作。全身皮肤黏膜无黄染及出血点,浅表淋巴结未及肿大,颈软,气管居中,甲状腺无肿大。心肺听诊无异常。腹软,肝脾肋下未及,左下腹可触及约 3 cm×3 cm 大小质硬包块,触之痛,固定不移,双肾区无叩击痛,双下肢无浮肿,舌质红绛,有裂纹,苔薄黄,脉弦细。初步诊断:中医诊断:肠积(脾胃亏虚、瘀毒内结);西医诊断:结肠癌肝转移。患者年老体弱,脾胃亏虚,运化失常,故纳差,气虚水谷精微不化,无以濡养肌肤,故乏力,气滞则血留为瘀,不通则痛,故腹痛,血液不循常道,流于脉外,故便血。治宜健脾养胃、解毒散结。拟化积方加减:生黄芪 30 g、炒白术 15 g、茯苓 24 g、仙鹤草 30 g、鱼骨 15 g、生地榆 15 g、蒲公英 30 g、白花蛇舌草 30 g、蜈蚣 2 条、砂仁 9 g、炒三仙各 12 g、黄连 12 g、石见穿 12 g、党参 24 g、补骨脂 12 g、刘寄奴 12 g、八月札 15 g、甘草 6 g。7 剂,水煎服,日一剂。

二诊(2009-09-09):服药平妥,无腹痛,无便血,时头晕,口干,口苦,纳差,体力较前增加,二便调。舌质红,无苔,脉细。方药:上方加麦冬 18 g。20 剂,水煎服,日一剂。

三诊(2009-10-28):口干减轻,腹痛不显,纳眠可,大便不成形,无脓血,每日三四次。舌质红绛,无苔,脉弦细。方药:初诊方加白蔻仁 12 g、芦根 24 g。20 剂,水煎服,日一剂。

四诊(2009－11－18):近日腹痛,痛时腹部局部膨隆,口干,口腔疼痛,纳食一般,三日未行大便。舌质红,无苔,脉弦。方药:初诊方加莪术12 g、土贝母12 g、当归15 g。20剂,水煎服,日一剂。

五诊(2009－12－23):患者时有腹痛,腹胀,嗝气,纳差,口干,咽痛,不发热,大便时带鲜血,日1次。舌质红绛,无苔,脉弦细。方药:初诊方加沙参30 g、莪术12 g、清半夏12 g、白蔻仁12 g。20剂,水煎服,日一剂。

六诊(2010－01－14):患者嗝气较前减轻,纳眠可,便前腹痛,大便正常。舌质红,苔少,脉弦。方药:初诊方加代赭石24 g、莪术12 g、清半夏12 g、沙参30 g。20剂,水煎服,日一剂。

七诊(2010－02－24):患者近日偶有腹痛,大便时带鲜血,量不多,不成形,日3－4次,纳可,口干较前减轻。舌质红,苔少,脉弦细。方药:初诊方加沙参30 g、莪术12 g、茜草15 g、三七粉3 g(冲)。20剂,水煎服,日一剂。

按语:焦中华教授认为大肠癌是常见的消化系统恶性肿瘤,以排便习惯与粪便性状改变,腹痛,肛门坠痛,里急后重,甚至腹内积块,消瘦为主要临床表现。患者符合以上诊断特点。患者年老,脾胃亏虚,运化失常,故纳差,气虚水谷精微不化,无以濡养肌肤,故乏力,气滞则血停留为瘀,不通则痛,故腹痛,血液不循常道,流于脉外,故便血。方以化积方为基础拟化积方加减,生黄芪、炒白术、茯苓补气健脾;仙鹤草 、蒲公英、白花蛇舌草解毒散结; 生地榆止血;共奏健脾补虚,清热解毒,止血散瘀之效。脾胃健运,则气血得以化生,诸症得减。

五、肝癌

(一)病因病机

肝癌为原发于肝细胞或肝内胆管上皮细胞的恶性肿瘤。类似于中医“积聚”、“鼓胀”、“黄疸”等病症,原发性肝癌恶性程度高,病机错综复杂,并发症多,病情进展迅速。焦中华教授认为其病机本质不外脾虚肝郁,痰毒瘀结。“肝者,将军之官”,其性刚烈,喜条达,须水以涵之,土以培之,方可得遂其生长之意。“脾胃者,仓廪之官”,乃后天之本,气血生化之源。若脾胃虚弱,失于运化,水湿内停,土壅而侮木,肝郁更甚,累气及血,则脾气更虚。反之,若肝气郁结,疏泄失职,又可影响脾胃的运化功能,导致肝脾不和,此即“木旺乘土”,故《素问》有“土得木而达”之说。

肝积为患,非朝夕所致,乃日积月累渐积而成,病人多有长期感染六淫邪毒病史。病之初，多见纳呆食少，乏力，右上腹胀满不适，低热，口苦，易怒，便溏等脾虚肝郁证；若脾虚不能运化水湿，水停于内，或肝经郁热，湿热内蕴于肝胆，胆汁疏泄不利，外溢于肌肤，则见腹胀如鼓，身目俱黄，尿少短赤，四肢浮肿等湿热内蕴证。若肝郁气滞，或气虚无力推动血行，致血行瘀滞，痹阻经络，不通则痛，则见腹痛难忍，肋下有肿块，舌质紫暗或有瘀斑，则属瘀血内阻证。至病之末期，气血津液大枯，脏气衰竭，而痰湿瘀毒互结于脏腑，渐成沉疴痼疾，病重不治，属瘀毒伤阴证。由此可见，脾虚肝郁贯穿于疾病始终。

（二）治则方药

焦中华教授在肝癌治疗中重视健脾疏肝，理气和胃。中焦脾土充沛，则肝有所藏，木气冲和条达，不致遏郁而生它病。此即“见肝之病，知肝传脾，当先实脾”之意。虽然肝癌发病乃正虚之后，痰、气、瘀、毒互结于肝，久而成积所致，但欲消其积，必借脾胃气旺，方可渐渐消磨开散，以收平复之功，如只一味专用克消之品，则脾胃之气愈弱，后天之气益亏，则旧病不去，而新疾复至。临床施治，常以健脾和胃以疏肝，解毒祛瘀以散结。常拟肝积方加减治疗，方药如下：

生黄芪 30 g，炒白术 12 g，茯苓 24 g，党参 24 g，柴胡 12 g，田基黄 30 g，茵陈 30 g，八月札 15 g，莪术 12 g，陈皮 12 g，砂仁 12 g，白花蛇舌草 30 g，郁金 12 g，炒三仙各 12 g 甘草 6 g。

以上诸药相混，加水 500 ml，浸泡半小时，头煎文火煎煮 30 分钟，取汁 200 ml，二煎文火煎煮 30 分钟，取汁 200 ml，两煎相兑，分早晚两次服。日一剂。

加减如下：腹胀甚，双下肢肿胀者，加厚朴、车前子、赤小豆、生苡仁、冬瓜皮、炒莱菔子、大腹皮等；神志异常者，加石菖蒲、远志、菊花、郁金、羚羊角粉、水牛角粉等；身目小便俱黄者，加栀子、金钱草、泽泻、虎杖、大黄等；肝区疼痛者，加三七粉、元胡、白芍、全蝎、虎杖等；胸胁胀痛，烦躁易怒者，加郁金、柴胡、瓜蒌、元胡、枳壳等；胃脘胀满，恶心呕吐着，加姜半夏、砂仁、佩兰、竹茹等。

（三）临床体会

肝脏致病，多从火化，最易传脾。脾胃升降依赖肝气之疏泄，肝气不舒，则脾失健运；若肝气疏泄太过则横逆犯脾，而脾胃为后天之本，故治肝求效，当先实脾，健脾益气多选用生黄芪、炒白术、茯苓、党参等药味甘平之品。肝为刚脏，体阴而用阳，治疗时应顺其条达之性，适其柔润之体。疏肝之药焦中华教授常用柴胡、佛手、八月札、郁金、苏梗、生麦芽等。柴胡善达少阳木气，能顺肝之性，使之不郁，并可振举脾中清阳，使清阳敷布，于顽土中疏理滞气；八月札疏肝理气，活血止痛，兼能除烦利尿，厚肠胃，令人能食；郁金药性轻扬，体轻气窜而上行下达，能散郁滞，顺逆气，为血中之气药；生麦芽有生发之气，能疏理肝气，又能消积化坚。临证可酌加两三味，以疏解肝郁，调畅气机。

柔肝之法不外养肝血，益肝阴，滋肾水，养胃阴。常选当归、白芍、枸杞子、生地黄、麦冬、石斛、黄精、百合、知母、木瓜、乌梅等。用时酌加疏达调中之剂，可防其滋腻碍胃。

肝癌晚期常出现腹水、腹胀难忍，消水已成当务之急，淡渗之剂已不起作用，而攻劫之品如甘遂、大戟、芫花之类，虽有消水之效，但走泄真气，施于肝功能将竭之际，嫌有致虚之弊。所以常是初用稍效，继续攻劫则效果不显，最后还是归于不治。焦中华教授强调扶正同时，佐以缓功，不致重损则常可奏效。临证用药务求平和，焦中华教授常以健脾养肝法以治本，先补气养血，健脾化痰，兼以行气活血祛瘀。健脾之剂必用四君之属，重用参、术，取效更捷。药理研究证实白术具有增加白蛋白，纠正白/球蛋白比例，并有显著持久的利尿作用，又能促进钠的排出。符合现代医学对肝癌腹水的治疗原则。白术补中寓利，为治疗肝癌腹水之要药。行血之品可以平和之剂，如赤芍、泽兰、丹参、当归等。此乃见水不治水，见血不治血，气旺中州运，无形胜有形，即以无形之气而胜有形之水、血。软坚药物常选用生牡蛎、炙鳖甲、鸡内金、桃仁、红花等。

消水之后，常见伤阴之证，如口干渴、舌质红，苔剥脱或无苔，脉细涩。急宜养护肝肾之阴，但养阴之药不宜过于滋腻，以龟板、鳖甲、石斛、生地黄、何首乌、当归、麦冬、太子参、枸杞子之类为佳，亦可选用白芍、生山楂以酸甘化阴，柔肝止痛，兼散瘀滞。

肝癌虽有明显的瘀象，但不宜多用活血化瘀之品，以免引起出血倾向。

莪术乃治积之要药，《本草通玄》谓其“专走肝家，破积聚恶血，疏痰食作痛。”其气香性温，能调气通窍，大破气中之血，若积块日久，痛有定处，可配三棱，以破血中之气，则一切凝结停滞有形之坚积，无所不克，此即“坚者削之”。常人多谓其力峻猛，久服多损正气，焦中华教授认为莪术药性平和，其含芳香挥发油，能直接兴奋胃肠道，有很好的健胃作用，若与参、术、芪诸药并用，不仅能开胃进食，调血和血，同时能化瘀消痞，止痛作用颇佳。

对于肝区痛甚且无明显出血倾向者，亦可配伍炮山甲、鸡血藤、元胡索以增强活血行气止痛效果。但应注意中病即止，以免出血之蔽。

焦中华教授在诊治肝癌中特别强调舌诊的重要性，如“肝瘿线”，舌象能及时反映病情的变化，临证应根据舌象变化辨证论治。

（四）案例

李某，女，49岁，2010年5月26日初诊。患者发现慢性乙型肝炎病史10余年。1年前因“右上腹胀满不适，食欲不振半年”，经CT检查发现：肝左叶3.3 cm×4.0 cm×5.7 cm肿块，于2009年6月行肝癌根治术，术后病理：肝细胞癌。术后于外院行联合化疗4周期（MF方案），配合抗癌中成药口服。刻下：右上腹胀闷不适，叩之轻痛，纳差，头晕，心慌，眠可，大便干，舌质暗红，苔薄白，脉弦细。查体：面色苍白，巩膜无黄染，浅表淋巴结未触及肿大，肝区轻度叩击痛，肝脾未及，腹水征（－）。血常规：白细胞 $4.0\times10^9/L$，血红蛋白70 g/L，血小板 $140\times10^9/L$。诊断：中医诊断：肝积（脾虚肝郁）；西医诊断：肝癌根治术后。治宜疏肝健脾、解毒散结。拟肝积方加减：柴胡12 g、陈皮12 g、清半夏12 g、炮山甲12 g、生黄芪30 g、菟丝子30 g、枸杞子24 g、田基黄30 g、蒲公英30 g、莪术12 g、黄芩9 g、砂仁9 g、阿胶10 g（烊化）、炒三仙各12 g、茯苓24 g、党参24 g、炒白术15 g、甘草6 g。30剂，水煎服，日一剂。

二诊（2010－07－04）：服药30剂，现患者诉头晕、心慌等症消失，肝区不痛，唯纳食不香，舌质暗红，苔薄白，脉弦细。方药：嘱上方加白豆蔻9 g、鸡内金12 g。30剂，水煎服，日一剂。

三诊（2010－08－25）：患者坚持服中药至今，诉无明显不适，体力可，纳眠可，二便调，舌质暗红，苔薄白，脉弦细。血红蛋白已升至100 g/L，肿瘤无复发。方药：上方继服，30剂，水煎服，日一剂。

按语：焦中华教授认为肝为藏血之地，其性刚烈，喜条达而主疏泄，七情内伤，饮食失调最易导致肝气郁结，脾运失常，气血亏虚，进而痰浊、热毒、血瘀互结于肝脏，渐积成块，最终导致癌肿的发生。本案患者术后癌瘤已除，但体质大虚，抵抗力差，若不能尽快恢复，残留癌毒还可复发为患，故治疗应以培补正气为主，选用生黄芪、炒白术、茯苓、菟丝子、枸杞子、阿胶、党参、甘草以健脾补肾，益气养血；陈皮、砂仁、炒三仙开胃和中，醒脾消食，以助药力四达；柴胡、田基黄、黄芩和少阳而条肝气，使“土得木而达”，如是则中焦脾胃气旺，元气充沛而邪无所容；但又不可一味扶正，恐有留邪之弊，致余毒复燃而癌肿复发，必须配合行气化痰，解毒散结之品以清除余毒。方中以莪术辛散温通，专走肝经，气血并治，尤擅行气破滞，行气中之血；炮山甲咸凉走窜，专开脏腑、经络、关窍之血瘀痰结，并引诸药直达病所，两药合用，共为佐药，使瘀滞得散，气机调畅，营卫自和；酌配蒲公英、半夏清热解毒，化痰散结。综观全方，攻补结合，标本同治，同时养中有疏，补而不滞，温而不燥，扶正不留邪，祛邪不伤正，从而达到正气得复，症积渐消的目的。

综上所述，肿瘤乃深疴痼疾，非旦夕可取其效，病来之，则安之，欲速则不达，不可急于求成，临证施治要始终坚守从整体出发，辨证施治，方可获效。

第二节　常见血液病的临证辨治

一、再生障碍性贫血

再生障碍性贫血（简称再障）是血液系统常见的一种疾病，是由物理、化学、生物等多种因素引起的以骨髓造血干细胞数量减少和质的缺陷为主所致的造血障碍，临床以全血细胞减少为主要表现的一组综合征，表现为贫血、出血和感染。中医没有“再障”病名，根据其贫血、出血、倦怠、头晕、乏力等临床表现，归属于中医学“血虚”、“虚劳”等范畴，而根据急性再障表现的重度贫血、严重出血、伴发高热及发病急骤等特点，多将其归属于“急劳”、“热劳”、“血证”等范畴。

（一）病因病机

焦中华教授认为再障可由先天不足、烦劳过度、脾胃虚弱、肾精亏虚等多种原因导致。母体妊娠期失于调摄，胎儿营养不良，出生后若未及时调补而致精血亏虚，发为虚劳，正如《订补明医指掌》所说：“小儿之劳，得于母胎”，这种情况可能包括一部分先天性小儿再障。劳倦内伤是造成虚损性疾病的重要原因，神劳伤心，体劳伤脾，房劳伤肾，劳欲过度或久病体虚，导致脏腑功能失调，脏精亏损而成虚劳。饮食不节、饥饱无度常可损伤脾胃而致脾胃虚弱，或素体脾虚，不能腐熟水谷、化生精微气血，乃至气血亏虚，进而导致五脏俱虚，发为虚劳。营血的生成不仅源于后天脾胃的生化，还有赖于先天肾精的化生，肾精亏虚可由外邪侵袭、房劳过度、药食不当而致，肾精亏虚则精亏髓枯，而再障的病之本在肾,正所谓肾主骨生髓。

(二)辨证论治

焦中华教授认为再障的病症复杂多变,又多兼夹杂证,临证首先要辨顺逆,知病势,即辨别病情的顺逆和病势,以便随时调整治疗方案,并可估计预后。还要辨标本,察主次:即明其所因,审其标本缓急,先其所主而调之才能收到事半功倍之效。例如再障复感外邪或严重出血者,则发热、出血为标,虚损为本,急则治其标,而后再图其本;虚损及脾肾者,则脾肾之损为本,他脏之损为标,治疗重在健脾补肾。

再障属于中医的内伤虚损证,而人之气血阴阳脏腑之虚皆源于脾肾的亏虚。肾藏先天之精,是生命之本原,脾主运化水谷精微,化生气血,为后天之本;脾的运化水谷,是脾气及脾阴脾阳的协同作用,但有赖于肾气及肾阴肾阳的资助和促进,始能健旺;肾所藏先天之精及其化生的元气,亦赖于脾气运化的水谷精微不断充养和培育,方能充盛。因而在临证时焦中华教授主张以健脾补肾为主。焦中华教授从医多年,临床经验丰富,自拟益血方、止血方加减治疗再障,药用菟丝子、枸杞子、鸡血藤、当归、阿胶、生地黄、牡丹皮、仙鹤草、女贞子、藕节、旱莲草、茜草、白茅根、三七粉等,并随症加减,效果良好。

(三)临床体会

临床治疗本病,多从肾论治,以肾为先天,藏一身之元阴元阳,为生命之根本,且据临床观察,再障患者多以肾虚症状为多见,或表现为腰膝酸软、畏寒肢冷、面色㿠白、唇甲色淡、食少便溏、舌淡有齿痕、苔白脉沉细的阳虚症状,或表现为低热盗汗、五心烦热、舌红少苔脉细数的阴虚症状或为面色苍白、自汗、盗汗的阴阳俱虚症状,故而临证时多以补肾为主,但应根据病人的体质、病期及兼挟症状辨证用药。焦中华教授曾诊一再障患者,女,53 岁,病史 1 年余,反复口腔溃疡,自觉身热,初治时辨证为肾阴虚,处方用药多以菟丝子、枸杞子等养阴清热之品为主,患者病情不见好转,反而加重,后加用寒凉之生地黄、牡丹皮、石膏、连翘等,口腔溃疡渐愈,此后再以补肾养阴之品调之,病情渐稳定。另外,部分再障患者发病时仅表现为血小板减少,经骨髓活检方能确诊,病人无乏力等虚劳之症状,属无证可辨者,此时应遵循辨病与辨证相结合的原则,以补肾健脾为治则,常能收到良效。

（四）案例

张某，女，35岁，2010年10月8日初诊，因“再障确诊2年余”就诊于本院门诊。患者于2008年4月年前出现面黄、乏力，后渐加重，就诊于省级西医院，行骨髓穿刺确诊为再障，后于本院血液科服中药治疗，2010年9月10日于本院复查骨髓示：骨髓增生明显减低，全片未见巨核细胞。患者现乏力，面黄，自汗，头晕，精神欠佳，全身皮肤黏膜无出血点，纳食一般，时感口渴，眠可，二便调，舌红，苔黄，脉细。血常规：白细胞 $3.54\times10^9/L$，红细胞 $2.97\times10^{12}/L$，血红蛋白108 g/L，血小板 $37\times10^9/L$。初步诊断：中医诊断：虚劳（肾阴阳两虚）；西医诊断：再生障碍性贫血障。治宜健脾补肾、益气养血。拟益血方加减：生黄芪45 g、补骨脂15 g、炒白术15 g、党参24 g、茯苓24 g、菟丝子30 g、枸杞子24 g、仙鹤草30 g、藕节30 g、旱莲草12 g、牡丹皮15 g、厚朴12 g、炒三仙各12 g、干姜9 g、肉桂6 g、三七粉3 g（冲）。21剂，水煎服，日一剂。

二诊（2010－10－28）：患者自述体力可，头晕症状较前减轻，月经先期10余天，量不多，色深红，无血块，经期5天。纳眠可，二便调，舌红，苔薄黄，脉细。血常规：白细胞 $5.31\times10^9/L$，血红蛋白115 g/L，血小板 $51\times10^9/L$。方药：上方加马齿苋30 g、益母草30 g、贯众炭12 g、卷柏15 g。21剂，水煎服，日一剂。

三诊（2010－11－19）：患者服药平妥，体力可，偶有头晕，月经尚正常，经期腰部不适，纳眠可、二便调。苔黄，脉细。血常规：白细胞 $4.9\times10^9/L$，血红蛋白126 g/L，血小板 $41\times10^9/L$。方药：上方加绞股蓝15 g、地锦草12 g。21剂，水煎服，日一剂。

后一直于门诊坚持中药治疗，每诊均随证加减调整方药，病情稳定，无不适。

按语：焦中华教授认为患者久病，耗气伤阳，阳损及阴或耗血伤阴，阴损及阳，终致气血双亏，阴阳两虚。《景岳全书·虚损》云：“无论阴阳，凡病至极，皆所必至”。患者素体脾胃虚弱，气血生化乏源，加之久病伤肾，阳虚则不能温煦形体，鼓动血行，故见乏力、头晕、饮食欠佳；阳虚卫外不固，故见自汗。肾气虚弱，无力摄血，故可见月经先期。治宜健脾补肾、益气养血。方用益血方加减，并配伍生黄芪、党参、茯苓、补骨脂、炒白术健脾补肾以扶正培本，小蓟、马齿苋、益母草、贯众炭加强凉血止血之力，厚朴、炒三仙健脾理气，干姜、肉桂温补肾阳，并应用凉血止血之品。全方共奏健脾补肾、益气养血之效。

二、特发性血小板减少性紫癜

特发性血小板减少性紫癜(ITP)是一组免疫介导的血小板过度破坏所致的出血性疾病,以广泛皮肤黏膜及内脏出血、血小板减少、骨髓巨核细胞发育成熟障碍、血小板生存时间缩短及血小板膜糖蛋白特异性自身抗体出现等为特征。是最为常见的血小板减少性紫癜,临床表现为皮肤黏膜出血,如瘀斑、瘀点、鼻黏膜、牙龈出血及外伤后不易止血,严重者可出现内脏出血,女性患者常出现月经量过多。

(一)病因病机

中医没有特发性血小板减少性紫癜的病名,但因其多表现为皮肤黏膜出血或内脏出血,因而皆属于中医学之"血证"、"衄血"或"发斑"范畴。血证虽然多表现为皮肤黏膜紫癜、瘀斑,但其发生多与气血阴阳、内脏病变有密切关系,外感内伤均有可能诱发本病。

邪毒内蕴病机。焦中华教授认为外邪侵袭、蕴毒于内是诱发该病的重要原因,急性型即属此类。特别是小儿由于腠理不密,表卫不固,易遭受外邪侵袭。"六气之邪,皆从火化",小儿感受外邪每易从阳化热,邪毒与气血相搏,灼伤血络,血溢脉外,留著于肌肤之间,则发为紫癜。若邪毒壅盛,脉络损伤严重,则见大片或多处瘀斑。若邪毒蕴结于内,血随火升,上出清窍则可见吐血、鼻衄,移热下焦,灼伤阴络则见便血、溺血,正如《丹溪手镜・发斑》所说:"发斑,热炽也。"

阴虚火旺病机。朱丹溪《平治荟萃》中云:"阳道实,阴道虚,阳道常饶,阴道常乏,阳常有余,阴常不足。以人之生也,年至十四而经行,至四十九而经断,可见阴血之难成易亏如此。阴气易亏,所变之证妄行于上,则吐衄,衰固于外,则虚劳,妄返于下,则便红。"因此阴虚火旺常可引起衄血发斑。焦中华教授认为出现阴虚多由情志、饮食、劳倦等多种因素导致脏腑内伤,胃阴肾阴亏虚,而致阴虚火旺,特别是肾精亏虚更为重要。小儿为纯阳之体,更为阳有余而阴不足,若久病失调,更易使肝肾阴亏、虚火内生,火热灼伤脉络,溢于肌肤而发为紫癜。

气虚不摄病机。气能生血、摄血。《血证论》云:"气为血之帅,血随之而运行,血为气之守,气得之而静谧。气结则血凝,气虚则血脱,气迫则血走"。此处所言之气乃为脾气。脾既可生血亦可摄血,焦中华教授认为饮食不节,损伤脾胃或素体脾胃虚弱，尤其是小儿脾常不足，因而气血生化乏源，气血不足且脾易失于统摄，加之反复出血，气随血脱，故气虚不能摄血，脾虚不能统血，血失统摄则血不循常道溢于脉外，可见紫癜、衄血、便血、溺血等症。

瘀血阻络病机。焦中华教授认为脾胃虚弱或肾精亏虚皆可引起气血双亏，气为血之帅，气虚则无力推动血液运行。血为气之守，血少则气散，故气滞不行，血运不畅则局部血流凝滞，瘀阻于脉道使血液不循常道而行，溢于脉外而见血证。

（二）辨证论治

焦中华教授认为本病治疗当分虚实，可根据起病缓急、病变部位、出血颜色、舌苔脉象等加以判断。若发病急，壮热烦渴、出血倾向明显、色深、伴鼻衄、齿衄便血、尿血、喜冷饮，小便短赤，大便干结，舌红苔黄燥，脉数，则证属热盛迫血，治宜清热解毒、凉血化斑。常用生地黄、牡丹皮、金银花、连翘、石膏、紫草、小蓟、白茅根、黄连、竹叶、玄参、羚羊角粉、麦冬、藕节等。出血明显可加用三七粉、艾叶炭、黄芩炭、棕榈炭等炭类止血药。若起病较缓，病程较长，皮下瘀斑时轻时重，色红，或伴鼻衄、齿衄、头晕耳鸣、五心烦热、潮热盗汗、口渴不欲饮，舌红苔少或呈剥落苔，脉细数者，证属阴虚内热，治宜滋阴降火、凉血宁络。常用玄参、知母、龟板、女贞子、旱莲草、川牛膝、生地黄、牡丹皮、茜草、黄芩、卷柏、石膏等。若起病较缓，紫癜色暗淡，散见于皮肤黏膜，反复发作，疲劳、腹泻等因素可诱发，面白无华，乏力，纳差，舌淡苔白，脉细弱或濡弱者，证属气不摄血，治宜健脾益气、养血摄血。常用党参、黄芪、白术、茯苓、炒三仙、当归、白芍、生地黄、熟地黄、补骨脂、肉桂、仙鹤草等。若紫癜色暗，或伴疼痛，舌质紫暗，或见瘀点、血泡，苔少而干，脉弦涩者，证属瘀血阻络，治宜化瘀通络，活血止血。常用桃仁、红花、川芎、当归、赤芍、丹参等。由于体质及个体差异的不同，特发性血小板减少性紫癜以前三种类型小儿较多见，辨证论治并非简单套用证型及方药，需结合个体差异随证立法，以法统方，临证时一定要详询病史，细问症状，仔细查体，才能更准确地制订治则治法，药效也才更加对症。

（三）临床体会

目前特发性血小板减少性紫癜的西医治疗不外乎糖皮质激素、人免疫丙种球蛋白、免疫抑制剂、美罗华、特比奥、脾切除等治疗方案，临床首选糖皮质激素。激素属于辛热之品，长期服用易致气阴两虚，出现面红、浮肿、向心性肥胖等不良反应，很多患者因为惧怕其不良反应而私自停药，导致病情反复，治疗困难。焦中华教授临证时常加用益气养阴、清热生津之品，如生地黄、牡丹皮、麦冬、知母、玄参等以对抗激素的不良反应，并逐渐减停激素。ITP 患者常见咽部不适症状，如咽炎、扁桃体肿大，因此炎症常为诱发病情加重的原因，故临证时应加用桔梗、僵蚕、牛蒡子等祛痰利咽之剂，常能起到预防复发的作用。部分 ITP 患者病情易反复，与其容易外感有很大关系，对此可加用防风、黄芪、白术、荆芥等益卫固表之剂。本病虽以出血倾向为主要表现，但因血溢脉外即为瘀血，因而临证时不可一味止血，而应准确辨证，酌情应用活血药物如赤芍、丹参、益母草、鸡血藤、茜草、三七粉等，疗效或可更好。女性患者因为月经等生理特殊性，经期月经量往往较多，可加用益母草、马齿苋各 30 g 促进子宫收缩，减少月经量。患者如在经期则常使其服用小方：党参 30 g、黄芪 30 g、茯苓 15 g、白术 15 g、益母草 30 g、马齿苋 30 g，水煎服，日一剂。经期服用，患者反应良好。另外，仙鹤草、肿节风、旱莲草、地锦草等均有凉血止血的作用，且现代药理研究发现以上诸药可升高血小板计数、缩短凝血时间，故临床常用。

（四）案例

张某，男，3 岁，因“ITP 确诊 7 月余”于 2010 年 11 月 12 日来诊，患儿于 2010 年 4 月因鼻衄就诊于齐鲁医院，查血常规发现血小板减少，行骨髓穿刺检查确诊为 ITP，后住院予泼尼松、丙种球蛋白等治疗，效可，出院后病情易反复，现下肢可见散在针尖样出血点，无发热、无鼻衄、面红，两周前患儿感冒、发热，体温 39.1℃，查 EB 病毒（+），应用抗生素后已转阴，纳眠可、小便调，大便稍干，2 日 1 行，舌红，苔薄黄，脉数。血常规示：白细胞 9.5×10^9/L，血红蛋白 133 g/L，血小板 30×10^9/L。初步诊断：中医诊断：血证（热盛迫血）；西医诊断：特发性血小板减少性紫癜。治宜清热凉血、解毒化斑，拟止血方加减：生地黄 6 g、炒白术 12 g、仙鹤草 12 g、藕节 15 g、茯苓 12 g、白茅根 24 g、牡丹皮 9 g、连翘 12 g、小蓟 12 g、旱莲草 9 g、生黄芪 12 g、厚朴 6 g、炒三仙各 3 g、甘草 6 g、三七粉 1 g（冲）。15 剂，水煎服，日一剂。

服药 30 余后，诸症好转，血小板逐渐上升，显效。

按语：焦中华教授认为该患儿为外邪侵袭，蕴毒于内，邪盛正衰，热毒炽盛，热盛迫血，则发病初期可见鼻衄，及皮肤黏膜出血点。患儿面红、舌红、苔薄黄、脉数皆为热盛之象，因而治宜清热凉血，解毒化斑。方中生地黄、牡丹皮、白茅根、连翘、小蓟、藕节清热解毒凉血，生黄芪、茯苓、炒白术、炒三仙、补骨脂、旱莲草等健脾补肾、补气摄血，甘草既可和中又有解毒之功，全方共奏清热凉血、解毒化斑之效。

三、急性白血病

急性白血病是一类起源于造血干细胞的恶性克隆性疾病，因白细胞自我更新增强、增殖失控、分化障碍、凋亡受阻，而停滞在细胞发育的不同阶段，在骨髓和其他造血组织中白血病细胞大量增生积累，使正常造血受抑并抑制其他器官和组织。目前白血病的病因尚不完全清楚，主要认为其与病毒、免疫功能异常、电离辐射、接触化学毒物及遗传因素有关。临床表现主要分为两大类，一类是骨髓受抑引起的造血功能障碍，表现为贫血、出血、感染，另一类为不同组织与器官因白血病细胞浸润而引起的相应症状与体征，如肝、脾、淋巴结肿大，骨骼疼痛、绿色瘤等。

（一）病因病机

白血病俗称“血癌”，基于其临床表现将其归属于中医之“虚劳”、“血证”、“癥积”等范畴，焦中华教授认为白血病的发病与邪毒内蕴、正气虚弱、血瘀、痰凝等因素有关，临床以虚实夹杂多见。

邪毒内蕴病机。焦中华教授一般将生物、物理、化学等因素统称为“邪毒”，邪毒在一定内因条件下侵入机体的脏腑经络，由表及里，若邪毒量少力弱则起病缓慢、病情较轻。邪毒蕴久化热，耗气伤阴，则可见乏力、潮热、盗汗、口干、五心烦热、心悸失眠等气阴两虚的症状，邪毒入里，伤及气血则出现面黄、乏力、气短、胸闷等气血双亏的症状，若邪毒进一步发展，侵及营血，毒入骨髓甚或内陷心包则见壮热口渴，衄血发斑等热毒炽盛的表现，甚至神昏谵语、意识模糊，若救治不及时则出现阴竭阳亡等危侯。

正气亏虚病机。《素问·评热论》云：“邪之所凑，其气必虚”，焦中华教授认为，外界邪毒之所以能够侵袭机体是由于正气亏虚所致，而造成人体正气亏虚的原因不外乎劳倦过度、七情不舒、饮食不节、房劳过度等造成脏腑功能失调，使邪毒有可乘之机。因而，正气亏虚是白血病发病的主要内在原因。

血瘀病机。血瘀既是病理产物，也是致病因素之一。邪毒侵及机体，潜伏经络，阻碍气机运行，日久可致气滞血瘀，血瘀日久渐可成癥积肿块。焦中华教授认为白血病出现肝、脾、淋巴结肿大等浸润体征多与血瘀有关。“瘀血不去，新血不生”,因而瘀血又与贫血的发生有着密切关系。瘀血阻络,血不循常道则可见出血现象。血瘀日久化热,或成败血可致高热等症候。

痰凝病机。痰凝与血瘀类似,既是病理产物又是致病因素。焦中华教授认为其产生原因主要有二:一为邪毒伤及脾胃,脾失健运致水湿内停,日久成痰。二为邪毒蕴久化热,热灼津液而成痰。若痰凝留滞于经络肌肤之间则为痰核、瘰疬,若痰与血结积于腹腔则发为腹块。焦中华教授临证发现急性淋巴细胞白血病与淋巴肉瘤型白血病的发生与痰凝关系更为密切。

(二)辨证论治

中医治疗本病的根本原则是“补其不足,损其有余”,即扶正与祛邪。焦中华教授治疗本病时重视整体和内在因素,注重调节人体的阴阳平衡,扶助正气,通过调动人体内环境的自我调节和修复作用来发挥治疗作用。扶正是为祛邪创造条件,正所谓“正气存内,邪不可干”;祛邪是为了保护人体正气,也只有祛邪才能除病,即所谓“邪去则正复”。焦中华教授强调扶正与祛邪两者是辩证的统一,不可偏废,临证时必须从实际出发,根据病证的正邪盛衰而用之,或扶正或祛邪,或攻补兼施。一般来讲,早期多为正盛邪实,治疗应以祛邪为主,佐以扶正;病情进一步发展,出现壮热口渴,出血等实证,且正气尚足,则宜清热解毒、凉血止血、活血化瘀、软坚散结,即祛邪;缓解期病例,因病久气血耗伤,治宜扶正为主,佐以清热解毒。焦中华教授根据其多年的临床经验,将急性白血病分为三型。

气阴两虚型:症见面色不华,头晕乏力,自汗、盗汗,低热,五心烦热,心悸失眠,可有衄血发斑,舌淡胖有齿痕,苔薄白或薄黄,脉细数或细弱。治宜益气养阴解毒,药用黄芪、太子参、茯苓、白术健脾益气;生地黄、黄精、天冬、麦冬、牡丹皮、小蓟滋阴清热,凉血止血;半枝莲、白花蛇舌草清热解毒,软坚散结。并随证加减,心悸失眠重者可加酸枣仁、远志、龙眼肉养血安神;纳差食少者可加炒三仙、鸡内金健脾开胃;兼见气滞表现者可加柴胡、木香、佛手等疏肝理气;乏力明显者可加当归、阿胶补血养血。

气血双亏型:症见头晕耳鸣,面色㿠白,口唇指甲色淡,纳呆食少,心悸气促,少寐多梦,舌淡,苔白,脉虚大或濡细。治宜补气养血解毒,药用党参、黄芪、茯苓、白术、甘草健脾益气;熟地黄、当归、枸杞子、阿胶滋阴补血;白花蛇舌草、半枝莲清热解毒。若伴有发热,可加金银花、连翘、大青叶等清热解毒;出血者可加紫草、仙鹤草、白茅根凉血止血，重者可加用黄芩炭、棕榈炭等炭类止血药；失眠重者可加酸枣仁、合欢皮养血安神。

热毒炽盛型：症见壮热口渴，渴喜冷饮，头晕头痛，烦躁不安，口舌生疮，咽痛，或咳嗽咳痰，肛周脓肿，便干溲赤，或有衄血发斑，溺血，便血，甚者可有神昏谵语，双目凝视等症，舌质红或淡，舌苔黄或无苔，脉虚大或弦滑而数。焦中华教授认为此型多为病情发展的严重阶段，邪毒伤及营血，侵及骨髓，或内陷心包。治宜清热凉血解毒，药用犀角、生地黄、羚羊角粉、牡丹皮、赤芍、小蓟清热凉血止血；玄参、麦冬、天冬滋阴清热；金银花、连翘、板蓝根、栀子、白花蛇舌草清热解毒化癥消积；三七粉活血止血祛瘀。热甚者可配合服用安宫牛黄丸，肛周脓肿者可用清热解毒中药水煎外洗。便干严重者可合承气汤通腑泄热。急性白血病在发展过程中的表现不是一成不变的，因而辨证分型亦随临床表现的变化而不同，临证时切勿拘于病之初起。

（三）临床体会

急性白血病的治疗目前仍以化疗为主，配合中药可明显减轻化疗不良反应，延长生存时间。焦中华教授认为中医辨证分型、处方用药是根据疾病发展过程中的不同表现而定的，并非一成不变。一般情况下化疗期间多以健脾开胃理气中药为主，化疗易引起消化道反应，患者常出现恶心呕吐、食少纳呆、便秘或便溏、舌苔黄厚等表现，常用清半夏、陈皮、茯苓、白术、厚朴、枳实、炒三仙等健脾理气、清热化痰。化疗后骨髓抑制多表现为高热、感染等热毒炽盛症状，遣方用药可以金银花、连翘、生地黄、牡丹皮、白花蛇舌草、山慈姑等清热解毒之品为主；出现肝功损害者可配伍茵陈、栀子、黄芩等利湿退黄。骨髓抑制期过后，正气渐复，此时以益气扶正为主，药用党参、黄芪、茯苓、白术、补骨脂、菟丝子、白花蛇舌草、山慈姑、蒲公英等。急性白血病化疗期间常见口腔及肛周感染，口腔感染多因胃火炽盛、心火上炎、阴虚火旺所致，可辨证应用清胃散、泻心汤、青蒿鳖甲汤等随证加减。口腔溃疡者可外用锡类散、冰硼散、外用溃疡散等外敷，或用清热解毒中药水煎漱口。肛周感染重在预防，尤其是化疗期间，应保持大便通畅，便后用温水清洗肛门处，饮食宜清淡，多食蔬菜水果等。已有感染者可用荆芥、防风、蛤蟆草、透骨草、苦参、川乌、草乌、当归、金银花、蒲公英、紫花地丁、川椒、艾叶、甘草等适量水煎外洗，或复方黄柏液外敷。临证发现白血病患者多为正虚，复感外邪时只宜轻清宣解，不宜大发其汗；滋阴清热方不宜过用寒凉,因苦寒泄热药物易伤阳,用时应奏效即止;并发感染时纯用一派清热解毒药物效果不明显,适当佐以益气养血、滋补肝肾的药物,或可见良效;白细胞过高者用凉性药无妨,并应加用活血化瘀药。

(四)案例

1. 急性非淋巴细胞白血病　王某,女,8 岁,因"查出急性非淋巴细胞白血病(M2)2 月余"来诊。患者于2010 年11 月19 日因"上呼吸道感染"就诊于省立医院,查血常规发现血小板减少,行骨髓细胞学检查确诊为 AML(M2),后于11 月26 日给予 DA 方案联合化疗1 疗程,并腰穿鞘内注射一次,脑脊液检查阴性。2011 年1 月8 日血常规示:白细胞 7.19×10^9/L,血红蛋白 104 g/L,血小板 176×10^9/L。现患者偶有咳嗽,体温波动,纳差,恶心,盗汗明显,眠可,二便调。舌质红,苔薄黄,脉细数。初步诊断:中医诊断:虚劳(气阴两虚);西医诊断:急性粒细胞性白血病(M2)。综合脉症,四诊合参,本病当属"虚劳"范畴,证属气阴两虚,患儿先天不足,感受邪毒,邪毒内陷骨髓,发为本病。化疗损伤脾胃,耗气伤阴,致恶心、纳差、发热、盗汗。治宜益气养阴,拟方:生黄芪 12 g、板蓝根 12 g、炒白术 6 g、菟丝子 9 g、枸杞子 12 g、茯苓 12 g、仙鹤草 12 g、补骨脂 9 g、党参 9 g、厚朴 6 g、鸡血藤 6 g、干姜 3 g、白茅根 24 g、甘草 6 g。3 剂,水煎服,日一剂。

二诊(2011-01-14):体温渐平稳,盗汗减轻,纳差,眠可,二便调。舌质红,苔薄黄,脉细数。方药:上方加炒三仙各 6 g、薏苡仁 12 g。7 剂,水煎服,日一剂。

2. 急性淋巴细胞白血病　董某,男,6 岁,因"确诊急性淋巴细胞白血病 3 年余"来诊,患者 3 年前因上呼吸道感染就诊于当地医院,查血常规异常,后经骨髓细胞学检查诊为急性淋巴细胞白血病,行联合化疗达完全缓解。2010 年11 月23 日再次发热,于齐鲁儿童医院予抗生素治疗,行微小残留病灶检查后行化疗,具体方案不详,完全缓解后出院。2011 年1 月5 日出现鼻衄,量少,可自止,其后反复出现鼻衄,量少易止血,现患者无明显不适,纳眠可,二便调,脉细,苔黄。2011 年 1 月 14 日 血常规示:白细胞 3.85×10^9/L,血红蛋白 128 g/L,血小板 164×10^9/L。初步诊断:中医诊断:虚劳(气阴两虚型);西医诊断:急性淋巴细胞白血病(L1 CR 期)。治宜益气养阴解毒。拟方:菟丝子 9 g、枸杞子 12 g、绞股蓝 9 g、板蓝根 12 g、山慈姑 9 g、生黄芪 12 g、炒白术 6 g、茯苓 12 g、仙鹤草 12 g、厚朴 6 g、太子参 9 g、芦根 30 g、甘草 9 g。3 剂，水煎服，日一剂。

按语：上述两例患者均为急性白血病患儿化疗后，虽类型不同，但亦有相通之处。急性白血病的发生多与正气亏虚、邪毒内蕴相关，且近年来研究发现，其发生与病毒感染有关。上述两例患者发病前均有上呼吸道感染病史。患儿先天不足，正气不充，感受邪毒，无力抗邪外出，毒入骨髓发为本病。经化疗后，耗气伤阴，阴虚生内热，则见发热，气虚无力摄血则可见出血征象，化疗伤及脾胃，则可见食少纳呆。处方用药均首健脾胃以振奋气血生化之源，前者阴虚征象明显，故用菟丝子、枸杞子、补骨脂、鸡血藤滋阴养血，并用板蓝根、白茅根清热解毒、凉血止血，后者则以板蓝根、芦根、仙鹤草清热凉血止血为主，并用山慈姑解毒散结。

四、多发性骨髓瘤

多发性骨髓瘤是骨髓内单一浆细胞株异常增生的一种的恶性肿瘤，骨髓瘤细胞在骨髓内克隆性增殖，引起溶骨性骨骼破坏，免疫球蛋白单克隆性升高，临床以骨痛、髓外浸润、感染、高黏滞综合征、出血、淀粉样变和雷诺现象等为主要表现。

（一）病因病机

本病多发于中老年人，焦中华教授认为肝主筋，肾主骨生髓，人至中年肾气渐衰，若房事不节或情志刺激皆可进一步耗伤肝肾精气，精血不足，筋骨失养，不荣则痛，可见骨痛；同时肝肾亏损可致营卫气血涩滞不行，进而化热、酿痰、留瘀，使骨骼破坏、侵蚀而发疼痛，屈伸不利；由于卫外不固，易受外邪侵袭，邪毒阻遏营卫，壅滞经络，深入筋骨而加重病情，因而肝肾亏虚是发病的主要内因。若患者素体虚弱，特别是肾精亏虚，气血不足者，腠理空虚，易感外邪，既病之后又无力驱邪外出，以致外邪得以逐步深入，内舍于骨节腰脊之间，发为骨痹。因而邪毒侵袭是本病发生的主要外因。肾为先天之本，系一身元阴元阳，主水，纳气，为水之源、气之根，“气为血之帅，气行则血行”，若肾气亏虚，气行不畅，可致血瘀；肾阳虚，膀胱气化不利，水湿内停，“湿凝为痰”，痰瘀互结，也可与外邪相合，阻闭经络，深入骨骼，而致根深难除，发为骨痹、骨蚀甚至骨折。因而痰凝血瘀既是病理产物又是致病因素。

（二）辨证论治

根据多年经验，常将本病分为以下四型辨证论治。

肝肾阴虚型：症见头晕耳鸣，形疲乏力，胸胁腰背疼痛，行动不便，肢体屈伸不利，低热盗汗，五心烦热，口渴咽干，大便干结，舌质暗红，有瘀斑，苔淡黄，脉细数。治宜滋补肝肾、活血通络。药用生地黄、牡丹皮、女贞子、桑寄生、白芍滋补肝肾、养阴清热；桃仁、红花、牛膝、五灵脂、元胡、乳香活血逐瘀理气止痛；茯苓、甘草健脾补血；地龙活血通络止痛。骨痛甚者可加全蝎、蜈蚣以破瘀通络止痛；阴虚火旺征象明显者加地骨皮、青蒿、同时加大生地黄、牡丹皮用量以增强滋阴凉血之效。

痰瘀阻络型：症见骨痛剧烈，痛有定处，疼痛难忍，转侧不利，不能行动，甚或困于翻身起坐，肢体麻木，抬举无力，面色萎黄，精神萎靡，舌质紫暗，苔白或薄黄，脉涩或紧。治宜活血行瘀、化痰通络，兼以补肾养肝扶正。药用生熟地黄、淫羊藿、鹿衔草补肾养肝；当归、鸡血藤活血养血；全蝎、蜈蚣、蜂房、土鳖虫、莪术、炒僵蚕活血通络，逐瘀解毒止痛；白术、甘草健脾和胃调和诸药。气虚明显者可加黄芪、党参补中益气；心悸不寐明显者加酸枣仁、茯神养血安神。

气血双亏型：症见筋骨酸痛，时轻时重，面色少华，心悸气短，倦怠乏力，食少纳呆，腹胀便溏，肌肉瘦削，舌质淡，苔白或无苔，脉濡细或细弱。治宜补气养血、活血通络。药用黄芪、党参、白术、茯苓健脾益气养血；川断、狗脊、女贞子补肾强骨壮腰；桂枝、当归、丹参舒筋活血止痛。

热毒炽盛型：症见除骨痛贫血症状外，并有高热不解，口干气促，衄血发斑，便血溺血，或可见神昏谵语，躁动不安，舌质绛，起芒刺，脉虚大而数。治宜清营泄热，凉血解毒。药用犀角、生地黄、牡丹皮清热凉血止血；黄连、黄芩、蒲公英、白花蛇舌草、连翘清热解毒祛瘀；太子参、甘草扶正以祛邪。出血明显者可加仙鹤草、茜草、三七粉活血止血；口干甚者加生石膏、知母生津止渴。

（三）临床体会

本病因其发病多表现为以骨痛或骨质破坏为主的多系统损害，故常被误诊为他病而延误治疗。临床常见首发症状为骨痛、病理性骨折，但往往被认为是由于骨质疏松或他病所致，不予重视，此时若查血沉、免疫球蛋白等常可发现异常，血沉明显增高，免疫球蛋白可见单项升高，血生化中球蛋白异常升高也可提示本病。本病还易误诊为肿瘤骨转移，根据骨髓细胞学、免疫球蛋白及蛋白固定电泳等不难鉴别，西医治疗本病首选化疗，常用 VAD、硼替佐米联合地塞米松等方案，化疗期间配合中药可以达到增效减毒的效果。例如应用硼替佐米方案化疗时，常见外周神经病症状如手脚麻木、感觉异常或者反射消失等不良反应，适当应用活血化瘀中药可明显减轻此类副作用的发生。另外本病病机多虚多瘀，因而临证时酌情应用扶正补虚、活血化瘀药可取得良好的疗效。

（四）案例

于某，女，53 岁，因“诊为多发性骨髓瘤 5 年余”于 2011 年 5 月 26 日来诊。患者 5 年前无明显诱因出现腰痛，于齐鲁医院行 CT 检查发现腰部压缩性骨折，查血沉升高、免疫球蛋白 IgA 单克隆性升高、经骨髓穿刺诊断为多发性骨髓瘤（IgA 型），后予化疗（具体不详），末次化疗时间 2008 年 8 月。尿常规：尿蛋白（++），血常规：白细胞 6.1×10^9/L，血红蛋白 122 g/L，血小板 148×10^9/L。现患者偶有阵发性腰腿疼痛，活动可，体力可，晨起时有干呕，尿中有泡沫，小便不痛、不热，纳可，食后易腹胀，夜间多梦，二便调，舌暗，苔薄白，脉沉细。初步诊断：中医诊断：积证（肝肾两虚）；西医诊断：多发性骨髓瘤（IgA 型）。治宜滋补肝肾、养血活络，拟方：生熟地黄各 12 g、牡丹皮 15 g、山萸肉 15 g、炒山药 30 g、枸杞子 15 g、黄芪 30 g、丹参 30 g、川芎 9 g、当归 9 g、鸡血藤 24 g、杜仲 15 g、桑寄生 15 g、骨碎补 18 g、菟丝子 30 g、白花蛇舌草 30 g、甘草 6 g。7 剂，水煎服，日一剂。

二诊（2011－06－02）：一般情况可，腰腿疼痛仍时有发作，体力可，纳可，腹胀减轻，多梦，二便调，舌暗，有瘀斑，脉沉细。方药：上方改黄芪 60 g。7 剂，水煎服，日一剂。

三诊（2011－06－09）：服药平妥，仍晨起时有干呕，腰腿疼痛略减轻，眠好转，纳一般，食欲欠佳，大便每日二三次，不稀。舌暗，苔薄白，脉沉细。方药：上方去桑寄生、杜仲、白花蛇舌草，加三七粉 3 g（冲）、炒三仙各 12 g。14 剂，水煎服，日一剂。

后随症加减治疗至今，现患者一般情况可，腰腿活动自如，疼痛较前明显减轻。

按语：患者为中年女性，肾气渐衰，加之病程已久，化疗药物又耗气伤阴，致肝肾精气，精血不足，筋骨失养，不荣则痛，可见腰腿疼痛；同时肝肾亏损可致营卫气血涩滞不行，进而化热、酿痰、留瘀，使骨骼破坏、侵蚀而发疼痛。治宜滋补肝肾、养血活络。方中生熟地黄、枸杞子、杜仲、桑寄生、骨碎补、菟丝子、山萸肉补肾填精，滋养肝肾阴血；丹参、牡丹皮、川芎、鸡血藤、当归、黄芪等益气养血，活血通络；炒山药、甘草和中健脾，白花蛇舌草既清热解毒又抗肿瘤，全方共奏滋补肝肾、养血活络之效。

五、骨髓增殖性疾病

骨髓增殖性疾病（MPD）是指骨髓组织持续增殖而引起的一组克隆性造血干细胞疾病，增生的细胞可以红细胞、粒细胞或巨核细胞为主，也可以成纤维细胞为主。临床表现以细胞质和量的改变、肝脾肿大为主，常并发出血、血栓及髓外化生等表现。临床以慢性粒细胞白血病（CML）、真性红细胞增多症（PV）、原发性血小板增多症（ET）和慢性骨髓纤维化（MF）为常见。此处主要论述真性红细胞增多症和原发性血小板增多症。

（一）病因病机

骨髓增殖性疾病常见细胞计数增高，且常并发血栓、出血、肝脾肿大，伴见面红、唇甲紫暗、肢体麻木、头晕目眩等症状，焦中华教授认为其属于中医学的“瘀积”、“癥积”范畴。其主要病理变化为气血有余的实证，病位主要在肝。

肝郁化火病机。《素问·调经论》云：“血有余则怒，不足则恐”。肝主疏泄，性喜条达而恶抑郁，忧思恼怒等情志因素均可使肝失条达，气机不畅而成气郁，气郁日久则化火上炎，临床可见面红目赤、头晕目眩。又肝藏血，肝热则血热，血热则见肌肤红赤，自觉身热。

血瘀化热病机。肝郁日久，由气及血，使血行不畅，渐成血瘀。血瘀日久化热，热与瘀血相互搏结而成痞块，因此临床常见肝脾肿大。血瘀化热可见面红目赤，身热不欲近衣。瘀血阻络，血瘀化热迫血妄行，血不循经则见出血、血栓等症。瘀血阻于脉道，气血不能通达四末则见肢体冷痛，心络闭阻则见胸痛、真心痛，上壅脑络则见头痛、头晕、神昏谵语、肢体活动不利。

邪毒蕴结病机。六淫之邪或理化、生物因素皆可视为邪毒。邪毒侵袭机体，蕴于脉络，阻碍气血运行，导致脏腑功能失调，气滞血瘀，瘀血留着而成本病。

（二）辨证论治

焦中华教授治疗本病多从肝论治，认为本病病位在肝，病机为肝经实热，病因为情志内伤或外感邪毒，或内外合邪而致肝郁，郁久化火化热，迫血妄行而致脉道血量增多，或因肝郁导致气滞血瘀而见诸多瘀血表现。基于以上观点，焦中华教授临证时多从肝论治，并注重防其变证发生，"急则治其标，缓则治其本"，获得良好疗效。

若患者平素性格内向，情志抑郁，食少纳呆，胸胁苦满，身热烦躁易怒，头痛、头晕、肢体活动不利、女性月经不调，舌质暗红或有瘀斑，苔黄，脉弦或涩，多为肝郁血瘀。治宜疏肝解郁，活血化瘀。焦中华教授喜用柴胡、枳壳、郁金、生地黄疏肝解郁清肝泻火；莪术、红花、赤芍、川芎、牛膝、土鳖虫通络行瘀，消积散结。若肢体麻木疼痛较重者，可加鸡血藤、忍冬藤活血化瘀，桂枝、细辛温阳通脉止痛。热象重者可加茵陈、青蒿、石膏、黄芩等清热泻火。若患者平素易急躁易怒，同时见头晕目眩、头痛头胀、耳鸣耳聋、面红目赤或出血倾向明显、肝脾肿大，舌红绛，苔黄，脉弦数，多为肝郁化火，治宜清肝泻火，凉血化瘀。焦中华教授善用龙胆草泻肝经实火，黄芩、栀子苦寒泻火；柴胡条达肝气；生地黄、牡丹皮、青黛、赤芍、小蓟、水牛角粉清热凉血止血、活血化瘀。若头晕耳鸣明显，焦中华教授常加一味牛膝引火下行，疗效显著。肝脾肿大明显者可加三棱、莪术、昆布、山慈姑、浙贝等软坚散结，破瘀消积。气滞较重者可加郁金、枳壳、佛手、厚朴等加强理气之功。

（三）临床体会

骨髓增殖性疾病如真性红细胞增多症、原发性血小板增多症常合并血栓、出血、肝脾肿大等并发症，首发症状多样，临床曾见以下肢皮肤溃烂、下肢深静脉血栓形成、脑梗死、面红、口唇发绀、肠系膜血栓、视物不清、查体时发现血液异常等为首发症状者。西医治疗以羟基脲、干扰素为常用，虽疗效显著，但因其不良反应大常限制使用，配合中药可明显减轻症状，减少西药用量乃至于停用。中药以疏肝理气、清肝泻火、活血化瘀之品为主，如柴胡、郁金、厚朴、枳实、青陈皮、丹参、鸡血藤、栀子、白花蛇舌草等。

（四）案例

于某，男，62 岁，因"诊为原发性血小板增多症近 1 年"于 2011 年 5 月 12 日初诊。1 年前因"腹痛腹胀"就诊于本院外科，经检查发现肠系膜血栓形成，后查血常规发现血小板异常升高，经骨髓穿刺细胞学检查及骨髓活检及染色体检查诊为原发性血小板增多症。后应用羟基脲、干扰素治疗，效可。现患者乏力、脐以上腹部及左胁下胀满，时有疼痛，巩膜黄染，半流质饮食，睡眠一般，大便调，小便频，舌红，苔薄白，脉弦细。血常规示：白细胞 $15.62\times10^9/L$，血红蛋白 165 g/L，血小板 $454\times10^9/L$。中医诊断：瘀积（肝气郁滞、瘀血内阻）；西医诊断：①原发性血小板增多症；②肠系膜血栓。治宜疏肝解郁、活血化瘀，拟方：柴胡 15 g、白芍 30 g、枳实 15 g、郁金 15 g、厚朴 18 g、蒲公英 15 g、白花蛇舌草 30 g、炒山药 30 g、青陈皮各 12 g、炒三仙 15 g、黄芪 30 g、党参 15 g、丹参 15 g、川芎 9 g、三七粉 3 g（冲）、甘草 6 g。14 剂，水煎服，日一剂。

二诊（2011－05－30）：患者诉乏力好转，腹部胀满减轻，时有疼痛，巩膜黄染，纳眠一般，大便调，小便频，舌红，苔薄白，脉弦细。血常规示：白细胞 $12.37\times10^9/L$，血红蛋白 149 g/L，血小板 $408\times10^9/L$。方药：上方加田基黄 18 g、芡实 24 g。14 剂，水煎服，日一剂。

按语：焦中华教授认为该患者平素急躁易怒，怒伤肝，肝郁日久则化火灼血成块而致血瘀，肝郁血瘀互相影响，日久发为本病。方中柴胡、郁金疏肝解郁；厚朴、青陈皮、枳实理气以助柴胡、郁金疏肝之功；白花蛇舌草、蒲公英清热凉血；黄芪、党参、炒三仙健脾益气和胃，丹参、川芎、三七粉活血化瘀；再加甘草调和诸药，共成疏肝解郁、活血化瘀之方。本例患者以肠系膜血栓为首发症状，易误诊为外科急腹症。且肠系膜血栓较为棘手，处理不当容易引发生命危险。该患者应用羟基脲、干扰素后血液高黏滞状态有所改善，腹痛缓解，加用中药疏肝理气、活血化瘀可有效改善机体功能状态，使气血运行畅通，则腹胀、腹部结块症状渐消，辅以健脾益气中药可使气血生化充足，促进疾病恢复。

六、恶性淋巴瘤

淋巴瘤起源于淋巴结和淋巴组织，其发生大多与免疫应答过程中淋巴细胞增殖分化产生的某种免疫细胞恶变有关，是免疫系统的恶性肿瘤。临床以淋巴结肿大和压迫症状、侵犯组织器官引起各系统症状为主要表现。按组织病理学分为霍奇金淋巴瘤（HL）和非霍奇金淋巴瘤（NHL）两大类。中医没有淋巴瘤这一病名，根据其临床表现多将其归属为“恶核”范畴。

（一）病因病机

焦中华教授认为本病发病与痰密切相关，正所谓“无痰不成核”。痰之成因有二：一为寒湿凝结成痰，一为火热煎熬津液成痰。寒性凝滞收引，与湿相结日久可成痰。风寒之邪首先犯肺，肺为水之上源，主通调水道，输布津液，寒邪袭肺，使肺失宣降，津液失于正常输布，则水湿停聚而为痰；或素体脾胃虚弱，食少饮多，恣食生冷，均可阻遏阳气，虚寒内生，使中州失运，水湿内停，聚湿成痰；或肾阳素虚，蒸化无权，气不化水，水湿停蓄体内亦可成痰。忧思气结，若平素易怒，肝气不舒，则久郁胸中而化火，进则灼津为痰。或先天不足，或他病及肾，或房事不节而致精血亏损，肾水不足，母病及子，水不涵木，又致肝阴虚，肝肾阴亏，阴不敛阳，则虚火内动，灼津为痰，痰火结聚而成恶核。

（二）辨证论治

恶核外形相似，然虚实寒热轻重不同，治法亦不相同。焦中华教授临证时强调首辨病之虚实，若年力尤盛，血气未伤，舌红苔黄脉弦者多为可攻之实痰，若年老体虚，形体消瘦，多为不可攻之虚痰。其次要辨寒热，大抵凡外感寒邪，或肺、脾、肾阳气亏虚而成痰者，多为寒痰；凡感受热邪，或因阴虚火旺，或因气郁血瘀日久化火，灼津为痰者多为热痰。再辨病之轻重，凡病之初起，痰核少且小，触之质软，活动度好者，病多较轻；凡病程长，痰核大且多，触之坚硬如石、推之不移者或面色萎黄，形体极度消瘦，肝脾肿大明显者多为病重。

本病常见皮下多处肿大淋巴结，无疼痛，皮色如常，质硬可动。伴形寒肢冷，面黄乏力，舌淡，苔薄白，脉沉细而弱者多为寒痰凝结，治宜温化寒痰、软坚祛痰，以肉桂、炮姜温肾散寒；熟地黄滋阴养血；白芥子、麻黄温散阴寒之邪；夏枯草、牡蛎、瓦楞子软坚散结消痰；皂角刺、土鳖虫活血祛瘀，削坚化积。阳虚甚者可加附子、黄芪、菟丝子、鹿角胶补气壮阳；气虚明显者加党参、白术、茯苓以健脾益气；痰凝重者可加陈皮、半夏、桔梗化痰散结。伴头晕耳鸣、烦躁易怒、口苦咽干、舌红绛，苔黄、脉弦数者多为气郁痰结，治宜疏肝理气、软坚散结，药用柴胡、枳壳、川楝子疏肝解郁，理气畅中；丹参、白芍活血定痛，柔肝缓急；牡蛎、土贝母、夏枯草软坚散结、化痰消积；土鳖虫、白花蛇舌草清热解毒消积。肝火盛者加龙胆草、栀子；大便秘结者加大黄、枳实。伴形体消瘦、腹内结块、舌暗有瘀斑，苔黄，脉弦涩者多为血瘀致病，治宜活血化瘀、软坚散结，用三棱、莪术、土鳖虫活血化瘀消积；鳖甲、玄参滋阴软坚散结；白花蛇舌草、仙鹤草清热解毒、消癥止血；太子参、白术、半夏、槟榔益气健脾和胃；柴胡理气开郁。有出血者可加三七粉、白及、益母草活血止血。伴腰膝酸软、五心烦热、潮热、盗汗者多属肝肾阴虚，治宜滋补肝肾、软坚散结。多以生熟地黄、枸杞子、女贞子滋补肝肾，玄参、龟板滋阴软坚散结，土鳖虫、牡丹皮凉血活血祛瘀，白花蛇舌草、半枝莲、土贝母清热解毒消积。伴面黄乏力、少气懒言、头晕眼花、心悸气短者正虚为主，治宜益气养血兼以消积，药用黄芪、党参、白术健脾益气；当归、熟地黄、白芍、枸杞子滋阴养血；浙贝母、半枝莲、白花蛇舌草清热解毒散结；香附理气开郁；大枣、生姜调和营卫。

（三）临床体会

淋巴瘤患者，尤其是老年患者多虚多瘀，临证治疗时切不可妄用攻伐，一味祛痰化瘀、软坚散结，要辨清寒、热、虚、实，对症用药，方可取得良效。临床发现，淋巴瘤患者常见气阴两虚症状，尤其多见自汗、盗汗症状，用药时可配伍浮小麦、牡蛎、五味子、麻黄根、天冬、麦冬、玄参等固表敛汗养阴。

（四）案例

叶某，男，80 岁，因“诊为非霍奇金淋巴瘤 4 月余”于 2011 年 9 月 30 日初诊。患者 4 个月前无意中发现颈部及腋下淋巴结进行性肿大，不痛，无明显消瘦，就诊于当地医院，经淋巴结活检诊断为非霍奇金淋巴瘤，因身体不能耐受化疗，行保守治疗。现患者自觉体力尚可，双侧颈部及腋窝可触及肿大淋巴结，大者约 1 cm × 2 cm，无疼痛，自发病以来消瘦不明显，五心烦热，盗汗，纳眠可，大便稍干一二日一行，小便调。初步诊断：中医诊断：恶核（肝肾亏虚）；西医诊断：非霍奇金淋巴瘤。治宜滋补肝肾，拟方：生黄芪 30 g、炒白术 15 g、茯苓 24 g、白花蛇舌草 30 g、夏枯草 12 g、山慈姑 12 g、干姜 9 g、厚朴 12 g、人参 9 g、沙苑子 24 g、枸杞子 24 g、菟丝子 30 g、五味子 9 g、天冬 18 g、板蓝根 24 g、薏苡仁 30 g、炒三仙各 12 g、甘草 6 g。15 剂，水煎服，日一剂。

二诊（2011－01－14）：患者自述近日未再汗出，烦热消失，但双侧颈部及腋窝肿大淋巴结无明显变化，体力可，纳眠可，二便调。方药：上方加莪术 12 g、牡丹皮 18 g。15 剂，水煎服，日一剂。

按语：焦中华教授认为患者年老体虚，肝肾渐亏，肾水不足，母病及子，水不涵木，又致肝阴虚，肝肾阴亏，阴不敛阳，则虚火内动，灼津为痰，痰火结聚而成恶核。方中枸杞子、菟丝子、补骨脂、沙苑子等滋补肝肾、养血填精；人参、党参、黄芪、茯苓、白术、炒三仙、薏苡仁等益气健脾，扶正补虚；夏枯草、山慈姑、白花蛇舌草、板蓝根、猫爪草等清热解毒，软坚散结；厚朴、陈皮、半夏、砂仁等理气化痰散结；甘草既助健脾胃又调和诸药。全方既可滋补肝肾之阴，又可活血化瘀，软坚散结。

第三章　经验方及临证诊疗方案

第一节　焦中华教授经验方

一、化积方

1. 关键词　化积方；益气健脾、解毒散结；气血亏虚、瘀毒内结型；多系统肿瘤。

2. 方名　化积方。

3. 来源　自拟方，由《医学正传》六君子汤化裁而来。

4. 组成　生黄芪 30 g，白花蛇舌草 30 g，炒白术 15 g，茯苓 24 g，党参 24 g，砂仁 9 g，清半夏 12 g，猫爪草 12 g，陈皮 12 g，蜈蚣 2 条，黄连 12 g，甘草 6。

以上诸药相混，加水 500 ml，浸泡半小时，头煎文火煎煮 30 分钟，取汁 200 ml，二煎文火煎煮 30 分钟，取汁 200 ml，两煎相兑，分早晚两次服。日一剂。

5. 功用　益气健脾、解毒散结。

6. 方解　本方以生黄芪、党参为君药，益气健脾，脾胃为后天之本，气血生化之源，以此为君补益后天；白术、茯苓为臣药，以健脾燥湿，增强君药健脾之功；佐以白花白花蛇舌草、猫爪草、黄连、蜈蚣以清热解毒，散结消积；陈皮、半夏理气散逆，化痰散结；使以甘草，甘缓和中、调和诸药。方中参、芪、术、苓、草之甘温以补脾益气和其中，黄连、白花蛇舌草之苦寒以清除癌毒郁热，兼能活血消积，半夏、猫爪草之辛温以开痰散结，蜈蚣搜剔筋骨以解毒通络止痛，陈皮、砂仁开胃和中，流通药物。纵观全方配伍，寒热并用，苦降辛开，补气和中，扶正与祛邪并用，使补而不助邪，攻而不伤正，共奏益气健脾、解毒散结之效。邪祛正复，诸证悉平。

7. 主治　气血亏虚　瘀毒内结型积证。用于各部位肿瘤，伴发神疲、消瘦、乏力，胃痞纳差或有疼痛，舌质暗、苔白或黄苔，脉弦细等积证患者常见症状。

8. 临床应用及加减化裁　用于各部位积症辨证属气血亏虚、瘀毒内结者，再根据各类积证具体情况及兼症加减组方，可收到异病同治的效果。临床上常用于肺癌、乳腺癌、肝癌、胃癌、肠癌、食管癌、头颈部癌等各部位实体瘤辨证属气血亏虚、瘀毒内结者。

二、益血方

1. 关键词　益血方；补益气血、健脾益肾；气血亏虚型；血证、虚劳。

2. 方名　益血方。

3. 来源　自拟方，由《济生方》归脾汤化裁而来。

4. 组成　生黄芪 30 g，炒白术 15 g，茯苓 30 g，半夏 12 g，当归 12 g，菟丝子 30 g 枸杞子 24 g 鸡血藤 24 g，阿胶 11 g（烊化），甘草 6 g。

5. 功用　补益气血、健脾益肾。

6. 方解　本方以生黄芪为君药，益气健脾，脾胃为后天之本，气血生化之源，且气能生血、行血、摄血，正如《景岳全书》所言："损者多由于气，气伤则血无以存。"当归补血活血、阿胶补血止血、鸡血藤补血行血共为臣药以补血摄血。枸杞子、菟丝子补肝肾，炒白术、茯苓益气健脾，清半夏和胃化痰散结，同用为佐药。甘草为使，甘缓和中、调和诸药。诸药合用，共奏健脾补肾、补益气血之功。

7. 主治　气血亏虚型之血证、虚劳等。症见面色萎黄，神疲乏力，发热，出血，腹痛、纳眠一般，二便尚调，舌质淡、苔白或无苔，脉细而虚等常见症状。

8. 临床应用及加减化裁　用于血证、虚劳等，辨证属脾肾亏虚、气血不足之各型贫血、再障、血小板减少性紫癜、白血病、骨髓增生异常综合征、过敏性紫癜、骨髓增殖性疾病等。再根据具体情况加味，可获良效。

常用临床加减化裁：瘀血者常加牡丹皮、川牛膝、桃仁、红花、土鳖虫、莪术等；出血者常加仙鹤草、藕节、小蓟、卷柏、三七粉、茜草、旱莲草等；发热者常加连翘、板蓝根、绞股蓝等。

三、止血方

1. 关键词　止血方；补中健脾、益气摄血；脾不统血/气不摄血；具有出血倾向疾病。

2. 方名　止血方。

3. 来源 自拟方，由《济生方》归脾汤与《十药神书》十灰散加减化裁而来。

4. 组成 生黄芪 30 g，炒白术 15 g，茯苓 24 g，生地黄 24 g，牡丹皮 30 g，仙鹤草 45 g，藕节 45 g，女贞子 24 g，茜草 15 g，旱莲草 30 g，白茅根 30 g，三七粉 3 g(冲服)，甘草 6 g。

5. 功用 补中健脾、益气摄血。

6. 方解 本方以生黄芪、白术为君药，补气健脾，脾胃为后天之本，气血生化之源，且气能生血、行血、摄血，正如《景岳全书》所言："损者多由于气，气伤则血无以存。"臣以生地黄、牡丹皮清热凉血，活血散瘀；佐以藕节、仙鹤草收敛止血，茜草、白茅根凉血止血，三七粉能活血止血，女贞子、旱莲草补肝肾，茯苓健脾补中；甘草为使，甘缓和中、调和诸药。诸药合用，先天、后天同补，活血止血散瘀共用，共奏补中健脾 、益气摄血之效。

7. 主治 脾不统血/气不摄血型之血证、虚劳等。症见皮肤黏膜出血，甚则内脏出血，神疲乏力，面色㿠白，心悸汗出，发热，纳眠一般，二便尚调，舌质淡、苔白/无苔，脉细等常见症状。

8. 临床应用及加减化裁 止血方可用于血证、虚劳等，主要用于脾不统血/气不摄血等各种出血性疾病。再根据具体情况加味，可获良效。

常用临床加减化裁：鼻衄、齿衄者常加川牛膝 24 g、当归 18 g、枸杞子 24 g，黄芩 15 g；咯血者常加浙贝母 24 g、知母 15 g、小蓟 24 g、栀子 15 g、黄芩 15 g、诃子 24 g；吐血者常加代赭石、乌贼骨、白及、炮姜等；便血者常加地榆、槐花、枳壳、阿胶等；尿血者常加小蓟、益母草、蒲黄、炒山药、当归等；紫癜者常加侧柏叶、紫草、当归、肉桂等。

四、肺积方

1. 关键词 肺积方；益气健脾、化痰散结；脾气亏虚、痰瘀互结型；肺癌。

2. 方名 肺积方。

3. 来源 自拟方。由《医学正传》六君子汤合《医学心悟》贝母瓜蒌散加减化裁而来。

4. 组成 生黄芪 30 g，党参 21 g，炒白术 15 g，茯苓 21 g，全瓜蒌 21 g，浙贝母 21 g，猫爪草 12 g，白花蛇舌草 30 g，清半夏 12 g 陈皮 12 g，地龙 12 g，蜈蚣 2 条，鸡内金 24 g，砂仁 12 g，甘草 6 g。

5. 功用 益气健脾、化痰散结。

6. 方解　本方主治脾气亏虚、痰瘀互结型肺积，方以生黄芪、党参为君药，二者补中益气，营运中州，脾胃为后天之本，气血生化之源，以此为君补益后天，诸脏得利，气虚得补。黄芪乃补气药之长，既可内补脏腑之气，又能益卫固表，宜生用，生用力专，益气托毒。白术、茯苓为臣药，健脾燥湿，增强君药健脾之功；佐以全瓜蒌、浙贝母、陈皮、清半夏、止咳化痰，白花蛇舌草、猫爪草、地龙、蜈蚣解毒散结，鸡内金、砂仁健脾和胃消积；使以甘草，甘缓和中、调和诸药。综观全方，组方严谨，君、臣、佐、使分明，配伍合理，药精力专，共奏益气健脾、化痰散结之效。

7. 主治　脾气亏虚、痰瘀互结型肺积。症见咳嗽，咯痰，或可见痰中带血，或胸闷憋气、胸痛，神疲乏力，或发热，食少纳差，或便溏，舌质暗红或淡，或有瘀点、瘀斑，脉沉弱或弦细等。

8. 临床应用及加减化裁　用于肺癌脾气亏虚、痰瘀互结者。临证根据具体情况加味，可收到同病异治的效果。

五、肝积方

1. 关键词　肝积方；疏肝健脾、解毒散结；肝郁脾虚、瘀毒内结型；肝癌。

2. 方名　肝积方。

3. 来源　自拟方。由《医学正传》六君子汤合柴胡疏肝散加减化裁而来。

4. 组成　生黄芪 30 g，炒白术 12 g，茯苓 24 g，党参 24 g，柴胡 12 g，田基黄 30 g，茵陈 30 g，八月札 15 g，莪术 12 g，陈皮 12 g，砂仁 12 g，白花蛇舌草 30 g，郁金 12 g，炒三仙各 12 g 甘草 6 g。

5. 功用　疏肝健脾、解毒散结。

6. 方解　主治肝郁脾虚、瘀毒内结型肝积。方以生黄芪，党参为君药，二者补中益气，营运中州，脾胃为后天之本，气血生化之源，以此为君补益后天，诸脏得利，气虚得补，其中黄芪乃补气药之长，既可内补脏腑之气，又能益卫固表，宜生用，生用力专，取其益气托毒之功。白术、茯苓为臣药，健脾燥湿，增强君药健脾之功；佐以柴胡、郁金、茵陈、田基黄疏肝解郁、祛湿退黄，其中柴胡善达少阳木气，能顺肝之性，使之条达，并可振举脾中清阳，使清阳敷布，于顽土中疏理滞气；郁金药性轻扬，体轻气窜而上行下达，能散郁滞，顺逆气，为血中之气药；白花蛇舌草、莪术、八月札解毒散结，其中莪术乃治积之要药，其含芳香挥发油，能直接兴奋胃肠道，有很好的健胃作用，不仅能开胃进食，调血和血，同时能化瘀消痞,止痛作用颇佳;八月札疏肝理气,活血止痛,兼能除烦利尿,厚肠胃,令人能食;炒三仙、砂仁健脾和胃消积;使以甘草,甘缓和中、调和诸药。综观全方,组方严谨,君、臣、佐、使分明,配伍合理,药精力专,共奏疏肝健脾、解毒散结之效。

7. 主治　肝郁脾虚、瘀毒内结型之肝积。症见胁肋胀痛,胸闷不舒,善太息,纳呆食少,或有腹泻,或胁下痞块,或腹满如鼓,按之如囊裹水,舌质暗红或淡,或有瘀点、瘀斑,苔白或腻,脉弦细等。

8. 临床应用及加减化裁　用于肝积,辨证属肝郁脾虚瘀毒内结者,临证根据肝积具体情况加味,可收到同病异治的效果。

常用临床加减化裁:黄疸明显者常加栀子、金钱草、虎杖等;腹水者常加水红花子、车前草、猪苓、泽泻等;乏力甚者常加当归、人参、枸杞子、菟丝子等;发热者常加生石膏、板蓝根、绞股蓝、地骨皮等;纳差者常加厚朴、薏苡仁、鸡内金、炒神曲等;腹胀甚者常加冬瓜皮、炒莱菔子、大腹皮等;神志异常者,加远志、郁金、人工牛黄等;肝区疼痛者,加元胡、白芍、川楝子、茜草等。

六、消岩方

1. 关键词　消岩方;疏肝健脾、化痰散结;肝郁脾虚、痰毒瘀结型;乳腺癌。

2. 方名　消岩方。

3. 来源　自拟方。由《医学正传》六君子汤合解毒化痰散结药加减化裁而来。

4. 组成　生黄芪 30 g,炒白术 15 g,茯苓 24 g,清半夏 12 g,漏芦 30 g,白芷 15 g,蒲公英 30 g,白花蛇舌草 30 g,炮山甲 12 g,蜈蚣 2 条,山慈姑 18 g,土贝母 12 g,石见穿 15 g,甘草 6 g。

5. 功用　疏肝健脾、化痰散结。

6. 方解　本方主治脾气亏虚、痰瘀互结型乳岩,方以生黄芪为君药,补中益气,营运中州,脾胃为后天之本,气血生化之源,以此为君补益后天,诸脏得利,气虚得补,黄芪乃补气药之长,既可内补脏腑之气,又能益卫固表,宜生用,生用力专,益气托毒。白术、茯苓为臣药,健脾燥湿,以增强君药健脾之功;佐以漏芦、白芷、蒲公英、白花蛇舌草、清半夏解毒化痰散结,其中漏芦味苦而能下泄,咸能软坚,寒能除热,为清热解毒、消痈散结、通经下乳之要药;蒲公英专于清热解毒,利尿散结,味甘平而入肝入胃,药性轻灵流通,既能泻胃火,又不损脾土,可以长服久服而无碍;穿山甲、蜈蚣、山慈姑、土贝母石见穿解毒散结,其中土贝母味苦,性平微寒,能散痈毒,化脓行滞,除风湿,利痰;穿山甲味咸性凉,气腥而窜,能宣通脏腑,贯彻经络,透达关窍,治一切血凝血聚之病;使以甘草,甘缓和中、调和诸药。综观全方,组方严谨,君、臣、佐、使分明,配伍合理,药精力专,共奏疏肝健脾、解毒化痰散结之效。

7. 主治 肝郁脾虚、痰毒瘀结型之乳岩。症见乳房肿块胀痛,两胁作胀,心烦易怒。或口苦咽干,头晕目眩;或神疲乏力,纳差消瘦;或伴有疼痛,多为刺痛或胀痛,痛有定处;或伴有乳房肿物坚韧,若溃破则腐肉色败不鲜。舌淡或淡暗,舌苔薄白或薄黄,脉弦滑或弦细等。

8. 临床应用及加减化裁 临床常用于乳腺癌肝郁脾虚、痰毒瘀结者。再根据乳腺癌具体情况加味,可收到同病异治的效果。

常用临床加减化裁:上肢肿胀不适者常加桑枝、威灵仙、桂枝、徐长卿等;上肢麻木者常加桂枝、牛膝、全蝎等;乏力甚者常加鸡血藤、当归、人参等;发热者常加生石膏、板蓝根、绞股蓝等;纳差者常加厚朴、薏苡仁、鸡内金、炒三仙等;局部皮肤红肿破溃者常加连翘、金银花、紫花地丁、黄柏、白鲜皮等。

第二节 焦中华教授益气健脾解毒散结法治疗恶性肿瘤诊疗方案

一、病证名

1. 中医病名 积证。

2. 西医病名 恶性肿瘤。

二、辨证分型

结合恶性肿瘤临床调研,形成的辨证标准经由焦中华教授审阅,最终形成气血亏虚、瘀毒内结证诊断规范如下。

主症:乏力,纳差。

次症:神疲倦怠,胸闷气短,眩晕,疼痛,发热,肿块,大便溏薄等。

舌脉象:舌淡胖,或有齿印,舌质紫黯,或有瘀斑,脉弦细。

三、治则治法

治疗恶性肿瘤属气血亏虚、瘀毒内结者,当以健脾补肾、清热解毒、活血化瘀贯穿治疗始终,焦中华教授长期临证,自拟化积方益气健脾、解毒散结治疗本病。

四、方药组成及临证加减

1. 基础方　化积方:生黄芪 30 g,茯苓 24 g,炒白术 15 g,白花蛇舌草 30 g,党参 24 g,砂仁 9 g,清半夏 12 g,猫爪草 12 g,陈皮 12 g,蜈蚣 2 条,黄连 12 g,甘草 6 g。

2. 方解　本方以生黄芪、党参为君药,益气健脾,脾胃为后天之本,气血生化之源,以此为君补益后天;白术、茯苓为臣药,以健脾燥湿,增强君药健脾之功;佐以白花蛇舌草、猫爪草、黄连、蜈蚣以清热解毒,散结消积;陈皮、半夏理气散逆,化痰散结;使以甘草,甘缓和中、调和诸药。诸药合用,扶正祛邪兼用,共奏益气健脾、解毒散结之效。本方用参、芪、术、苓、草之甘温以补脾益气和其中,黄连、白花蛇舌草之苦寒以清除癌毒郁热,兼能活血消积,半夏、猫爪草之辛温以开痰散结,蜈蚣搜剔筋骨以解毒通络止痛,陈皮开胃和中,流通药物,诸药相配,寒热并用,苦降辛开,补气和中,则邪祛正复,诸证悉平。以此为基础方,各类积证分别加用止咳化痰、疏肝健脾、活血止痛、重镇降逆等方获良效。

3. 临证加减　分为随病加减与随症加减。

随病加减:肺积常以化积方加全瓜蒌 18 g、浙贝母 24 g、炙麻黄 12 g、生石膏 30 g、地龙 12 g 等止咳化痰药;乳岩常以化积方加漏芦 30 g、柴胡 12 g、白芷 15 g、生牡蛎 30 g、山慈姑 12 g 等解毒散结药;肝积常以化积方加柴胡 12 g、田基黄 30 g、莪术 6 g、茵陈 18 g、鸡内金 15 g 等疏肝散结药;胃积常以化积方加炒山药 24 g、莪术 6 g、乌药 12 g、鸡内金 15 g、厚朴 12 g 等健脾消食、活血止痛药;肠积常以化积方加乌药 12 g、红藤 24 g、生薏苡仁 30 g、全蝎 9 g 、干姜 6 g 等活血止痛、健脾药;噎膈常以化积方加代赭石 24 g、旋覆花 12 g、山豆根 12 g、鸡内金 15 g、厚朴 12 g 等重镇降逆、健脾化湿药。

随症加减:乏力甚者常加人参 12 g、当归 18 g、枸杞子 30 g、菟丝子 30 g 等;纳差者常加厚朴 12 g、炒山药 24 g、鸡内金 15 g、薏苡仁 30 g、炒三仙各 12 g 等;发热者常加生石膏 30 g、板蓝根 24 g、绞股蓝 15 g、连翘 18 g 等;咳嗽者常加全瓜蒌 18 g、浙贝母 24 g、诃子 24 g、炙麻黄 12 g、款冬花 15 g 等;便血者常加地榆 24 g、槐花 24 g、枳壳 15 g、阿胶 10 g 等;疼痛者常加元胡 24 g、乌药 15 g、郁金 15 g、乳香 9 g、没药 9 g 等;阴虚者常加麦冬 18 g、天冬 15 g、沙参 24 g、黄精

30 g、芦根 30 g 等;瘀血甚者常加牡丹皮 15 g、川牛膝 24 g、桃仁 15 g、红花15 g、土鳖虫 15 g、莪术 12 g、元胡 30 g 等;出血者常加仙鹤草 30 g、藕节 45 g、小蓟 24 g、卷柏 15 g、三七粉 3 g(冲)、茜草 15 g、旱莲草 30 g 等。

4. 服用方法　水煎服,日一剂,每剂煎至约 500 ml,分早晚两次温服。

五、疾病疗程

一般 3 个月为一疗程,亦可根据患者个体情况定制。

六、疗效评价

1. 有效性评价指标　症状改善情况、生活质量评定(KPS 评分及体重变化)、免疫功能变化($CD3^+$,$CD4^+$,$CD8^+$,$CD4^+/CD8^+$,NK 细胞)等。

2. 评价标准

(1)症状改善疗效评定标准:参照症状改善情况疗效判定标准。显著改善:治疗后症状改善 2 级或 2 级以上;部分改善:治疗后症状改善 1 级;无改善:治疗后症状无改善。

(2)生活质量评定　KPS 评分参照《卡氏评分标准》。KPS 评分评定标准:升高:治疗后 KPS 评分增高≥10 分者;降低:减少≥10 分者;稳定:增高或减少不足 10 分者。

体重评定标准:增加:治疗后较治疗前体重增加≥1 kg;下降:治疗后较治疗前体重减少≥1 kg;稳定:增加或减少不足 1 kg。

(3)免疫功能评定标准　增加:治疗后较治疗前免疫功能增加;下降:治疗后较治疗前免疫功能下降。

第四章　典型医案分析

第一节　脑瘤

一、清热化痰、活血化瘀治疗脑瘤

（一）诊治要点

中医诊断：（病名）脑瘤，（证候）痰热挟瘀上扰

西医诊断：（脑干）脑胶质瘤

治　　法：清热化痰、活血化瘀

方　　药：化积方加减

（二）诊疗经过

宋某，男，28岁。脑干脑胶质瘤8年。

初诊（2007－01－12）：患者8年前因“头痛，走路不稳，视物不清”在外院经颅脑CT诊为脑干脑胶质瘤，未行手术及放化疗，服中药治疗至今，病情尚稳定。现患者言语不清，行走不利，左眼突出，内斜视，左侧面瘫，左耳失聪，头痛不适，纳差，二便调。查体：青年男性，神志清，精神可，自主体位，言语不清。皮肤黏膜无黄染、出血点，浅表淋巴结未触及肿大，心肺听诊无异常，腹软，肝脾肋下未及，双肾区无叩击痛，双下肢无浮肿，神经系统查体：左眼球突出，内斜视，外展受限，左侧浅感觉消退，鼻唇沟变浅，伸舌右偏，右上下肢肌力Ⅲ级，腱反射活跃，舌质暗红，苔黄厚，脉细。初步诊断：中医诊断：脑瘤（痰热挟瘀上扰）；西医诊断：脑干脑胶质瘤。治宜清热化痰、活血化瘀，拟化积方加减：川芎12 g、菊花12 g、僵蚕18 g、泽泻30 g、川牛膝15 g、生黄芪30 g、炒白术15 g、茯苓24 g、清半夏12 g、白花蛇舌草30 g、土贝母12 g、蜈蚣2条、砂仁9 g、补骨脂15 g、党参30 g、炒三仙各12 g、陈皮12 g、黄连12 g、甘草6 g，7剂，水煎服，日一剂。

二诊(2007－01－23):服药平妥,症状无明显改善,纳眠可,二便调,舌质红,苔黄厚,脉细。方药:上方去泽泻、川牛膝、土贝母、陈皮;加冬凌草 15 g、石见穿 12 g、八月札 15 g、全蝎 6 g,14 剂,水煎服,日一剂。

三诊(2007－02－27):服药后体力改善,头痛减轻,左眼视力较前好转,纳眠可,二便调,舌质红,苔黄,脉细。予健脾补肾、解毒化痰散结为法组方,方药:川芎 12 g、菊花 12 g、冬凌草 15 g、生黄芪 30 g、炒白术 15 g、茯苓 24 g、清半夏 12 g、胆南星 12 g、僵蚕 18 g、白花蛇舌草 30 g、全蝎 6 g、蜈蚣 2 条、砂仁 9 g、补骨脂 15 g、党参 30 g、炒三仙各 12 g、黄连 12 g、八月札 15 g、石见穿 12 g、甘草 6 g,30 剂,水煎服,日一剂。

四诊(2007－04－10):病情稳定,症状有所改善,偶头痛,右半身乏力,纳可,二便调,舌质暗,苔薄白,脉细。方药:上方加皂刺 24 g、土贝母 12 g、泽泻 50 g、葛根 30 g、改补骨脂 24 g,30 剂,水煎服,日一剂。

五诊(2007－06－22):患者无头痛,左眼视力仍差,走路不稳,下肢无力,纳可,二便调,舌质暗,苔薄白,脉细。方药:三诊方加桂枝 12 g、土贝母 12 g、干姜 9 g、葛根 30 g,30 剂,水煎服日一剂。

六诊(2007－08－28):患者左眼视力较前好转,体力增,偶头痛,纳眠可,二便调,舌红,苔小黄,脉弦数细。方药:上方加桃仁 12 g、红花 12 g、泽泻 30 g,30 剂,水煎服,日一剂。

(三)疗效

调整治疗 7 个月,症状改善无复发,显效。

(四)按语

“脑瘤”多以毒邪侵入人体,病久成痰,痰浊阻络,痰瘀互结,闭阻清窍,致中枢神经功能失调而为病,临床多以头痛、视力下降、复视、乏力,甚者面瘫等为主要在症状。本案属中医学“脑瘤”之痰热挟瘀上扰型,素体脾胃虚弱,内蕴痰湿,复感邪毒,毒邪内陷,郁久化热,痰热互结,瘀阻脉络,阻闭清窍,而成本病。毒邪侵入人体化热,久而脾失健运炼液成痰,脾失健运则纳差,病久成瘀,痰热互结,上扰犯脑,经络阻滞,则见言语不清,行走不利,左眼突出,内斜视,左侧面瘫,左耳失聪,头痛不适等症,舌脉俱为佐证。故以清热化痰、活血化瘀为主,拟化积方加减:川芎、川牛膝、蜈蚣、僵蚕、全蝎、冬凌草、胆南星、八月札、石见穿、土贝母等活血化瘀、散结通络,生黄芪、炒白术、茯苓、党参、清半夏、白花蛇舌草、菊花扶助正气、清热解毒，并且菊花有清利头目之效，全方共奏清热化痰、活血化瘀之效。病症同治，可获疗效。

二、滋阴潜阳、攻毒散结治疗脑瘤

（一）诊治要点

中医诊断：（病名）脑瘤，（证候）肝阳上亢

西医诊断：脑胶质瘤

治　　法：平肝潜阳、攻毒散结

方　　药：化积方加减

（二）诊疗经过

潘某某，女，39岁。脑胶质瘤2月，未行特殊治疗。

初诊（2011－04－10）：患者2个月前因突发癫痫发作就诊，磁共振示：脑胶质细胞瘤。未行特殊治疗，服用中药至今，效尚可。现患者头痛不适，眼部胀痛，无复视及视物模糊，干呕，易疲劳，纳眠可，二便调。舌质淡红，苔黄，脉弦细。初步诊断：中医诊断：脑瘤（肝阳上亢）；西医诊断：脑胶质瘤。本病属中医学“脑瘤”范畴，证属“肝阳上亢”。治宜：滋阴潜阳、攻毒散结。自拟化积方加减：太子参30 g、麦冬18 g、清半夏12 g、炒白术15 g、茯苓24 g、白花蛇舌草30 g、猫爪草12 g、砂仁9 g、蜈蚣2条、甘草6 g、枸杞子24 g、川芎15 g、全蝎9 g、桂枝12 g、菊花12 g、泽泻30 g、僵蚕18 g、川牛膝24 g、胆南星12 g、炒枣仁30 g、生龙牡各30 g、厚朴12 g。15剂，水煎服，日一剂。

二诊（2010－04－25）：服药平妥，现患者头痛减轻，头胀，无呕吐，视物可，纳眠可，二便调。舌红，苔白，脉细。方药：上方加山慈姑12 g、佩兰12 g。15剂，水煎服，日一剂。

三诊（2010－05－13）：服药平妥，现患者头胀痛，颈部不适，四肢活动可，无呕吐，纳眠可，大便稍干，小便可。舌红，苔黄，脉细。继以益气养阴、平肝通络、攻毒散结为治法组方，方药：太子参30 g、清半夏12 g、炒白术15 g、茯苓24 g、白花蛇舌草30 g、猫爪草12 g、砂仁9 g、蜈蚣2条、党参24 g、枸杞子24 g、川芎15 g、全蝎9 g 、菊花12 g、泽泻30 g、僵蚕18 g、川牛膝24 g、胆南星12 g、炒枣仁30 g、生龙牡各30 g、厚朴12 g、葛根24 g、甘草6 g。15剂，水煎服，日一剂。

四诊（2010－05－30）：服药平妥，现患者头胀痛，颈部不适，四肢活动可，

不呕吐，纳眠可，大便稍干，小便可。舌红，苔黄，脉细。方药：上方加桂枝 12 g。15 剂，水煎服，日一剂。

五诊(2010－06－18)：服药平妥，现患者头偶胀疼，无复视及视物模糊，无恶心呕吐，纳眠可，体力一般，二便调。舌红，苔薄白，脉细。方药：黄芪 30 g、清半夏 12 g、炒白术 15 g、茯苓 24 g、白花蛇舌草 30 g、猫爪草 12 g、砂仁 9 g、蜈蚣 2 条、党参 24 g、枸杞子 24 g、川芎 15 g、全蝎 9 g 、桂枝 12 g、菊花 12 g、泽泻 30 g、僵蚕 18 g、川牛膝 24 g、胆南星 12 g、生龙牡各 30 g、厚朴 12 g、干姜 9 g、生栀子 12 g、甘草 6 g。15 剂，水煎服，日一剂。

六诊(2010－07－05)：服药平妥，现患者有时头痛，不伴呕吐，视力可，无耳鸣，时有抽搐，但持续时间和次数明显减少，纳眠可，二便调。舌淡红，苔黄，脉细。方药：上方加石菖蒲 12 g 化痰浊，开清窍。15 剂，水煎服日一剂。

(三)疗效

调整治疗 6 次，症状明显改善，持续中药维持治疗中。

(四)按语

脑瘤即中枢神经系统肿瘤，是指生长于颅内的肿瘤，常以头痛、呕吐、视力下降、感觉及运动神经功能障碍为主要表现。可发于任何年龄，根据病理性质、发病部位不同，起病有缓有急。中医古籍论述散见于头痛、眩晕、呕吐等病证。本患者素体肝肾阴虚，水不涵木，肝阳亢逆无所制，气火上扰清窍，发为本病。肝阳升发太过，血随气逆，冲扰清窍，则头痛，肝风内动，故有时癫痫样发作，舌脉为佐证。治以扶正祛邪为基本治则，常以健脾益气、滋肾平肝、熄风镇痉同时兼顾解毒散结，配以石菖蒲化湿豁痰开窍醒神，厚朴宽中理气，菊花疏风散热平肝，川芎祛风止痛，胆南星、僵蚕熄风止痉、化痰散结。全方共奏滋阴潜阳、攻毒散结之效。中医治疗从整体出发，扶正祛邪，滋肾平肝，熄风镇痉，同时兼顾解毒散结，通过辨证论治，整体调理，病症同治，获得疗效。

三、疏肝健脾、化痰散结、息风止痉治疗脑瘤

(一)诊治要点

中医诊断：(病名)脑瘤，(证候)肝郁脾虚、痰瘀互结、肝风内动

西医诊断：脑胶质瘤

治　　法：疏肝健脾、化痰散结、息风止痉

方　　药：化积方加减

（二）诊疗经过

张某，男，58 岁。确诊脑胶质瘤 1 年余。

初诊（2013－11－01）：患者一年前因癫痫发作，影像学检查发现颅脑占位，未行手术及放、化疗。2013 年 09 月 16 日查 MRI 示：①右颞叶占位性病变，考虑脑胶质瘤；②双侧大脑半球脑白质少许缺血变性灶；③右侧副鼻窦炎。现患者癫痫间歇发作，时有胸闷不适，纳眠差，二便调，舌质红，苔黄，脉弦细。初步诊断：中医诊断：脑瘤（肝郁脾虚 肝风内动）；西医诊断：脑胶质瘤。治宜疏肝健脾、化痰散结、息风止痉。拟化积方加减：黄芪 30 g、清半夏 9 g、白芍 15 g、茯苓 24 g、厚朴 12 g、白术 15 g、白花蛇舌草 24 g、猫爪草 9 g、炒三仙各 12 g、补骨脂 15 g、蜈蚣 2 条、党参 24 g、黄芩 12 g、蒲公英 30 g、川芎 15 g、菊花 12 g、泽泻 30 g、郁金 15 g、胆南星 12 g、僵蚕 18 g、全蝎 9 g 、桂枝 12 g、白芍 9 g、石菖蒲 9 g、甘草 6 g，14 剂，水煎服，日一剂。

二诊（2013－11－19）：服药平妥，现患者着急时头部不适，幻觉，癫痫小发作频繁，性格急躁，左臂偶酸胀不适，纳眠可，二便调，体力可，舌质淡红，苔黄，脉细。方药：上方加生栀子 12 g、柴胡 12 g。14 剂，水煎服，日一剂。

三诊（2013－12－06）：服药平妥，现患者时有幻觉，癫痫发作次数较前减少，纳眠可，二便调，体力可。舌质淡红，苔薄黄，脉细。方药：上方加远志 15 g、钩藤 15 g。14 剂，水煎服，日一剂。

四诊（2013－12－23）：服药平妥，患者癫痫发作次数较前明显减少，偶有小发作，纳眠可，二便调，体力可。舌质淡红，苔薄黄，脉细。方药以上方继服。14 剂，水煎服，日一剂。

（三）疗效

调整治疗 4 次，症状改善，继续中药维持治疗。

（四）按语

脑胶质瘤是一种常见的颅内肿瘤。中医学认为脑胶质瘤与七情内伤、正气内虚、痰瘀互结有关，为本虚标实之证。本病属“脑瘤”范畴，本患者系颅脑占位，辨证属肝郁脾虚、痰瘀互结、肝风内动。患者中年男性，素体脾虚，加之性情急躁，情志不畅，导致肝气郁结，横逆犯脾，脾气更虚。脾虚失运，无力行气行血，则气滞血瘀；脾虚失运，无力行津，则痰湿内生。痰瘀互结于清窍，而生本病。肝气郁结，肝阳化风，肝风内动，则常发癫痫。舌脉俱为佐证。临床采用

"疏肝健脾、息风止痉"法治疗，方以化积方为基础加减。生黄芪、党参不仅补益脾肺之气，并能养阴生津；炒白术、茯苓、清半夏以健脾燥湿、化痰散结，脾主运化水液，水液运化则可使聚集之湿痰消散；白花蛇舌草、猫爪草以清热解毒，燥湿化痰，散结消肿；蜈蚣、胆南星、僵蚕、全蝎熄风镇静，通络止痛；甘草补脾益气，清热解毒；厚朴、炒三仙消食和胃；加菊花、蒲公英清热解毒，散结消肿；加川芎、郁金行气活血；加白芍滋养肝阴；加石菖蒲开窍化痰。诸药配伍，共奏疏肝健脾、化痰散结、息风止痉之效。扶正祛邪同用、标本兼治可获疗效。

第二节　食管癌

一、理气化痰、消痞散结治疗噎膈

（一）诊治要点

中医诊断：（病名）噎膈，（证候）痰气交阻

西医诊断：食管癌

治　　法：理气化痰、消痞散结

方　　药：化积方加减

（二）诊疗经过

秦某某，男，78 岁。诊为食管癌 5 天。

初诊（2009－09－05）：患者一年来间断出现吞咽困难，2009 年 8 月 29 日自觉吞咽哽噎症状加重，于当地县医院上消化道钡餐示：食道占位性病变，9 月 1 日于肿瘤医院检查，上消化道钡餐示：①食管中段狭窄，提示食管癌；②胃十二指肠未见异常。胃镜加活检示食管中段低分化鳞状细胞癌。患者拒绝手术及放化疗。就诊时，时有吞咽困难，嗳气，纳眠可，二便调。舌红，苔腻，脉弦。初步诊断：中医诊断：噎膈（痰气交阻）；西医诊断：食管癌。治宜理气化痰、消痞散结。拟方化积方加减。方药：生黄芪 30 g、炒白术 15 g、茯苓 24 g、清半夏 12 g、白花蛇舌草 30 g、猫爪草 12 g、砂仁 9 g、补骨脂 15 g、炒三仙 12 g、蜈蚣 2 条、党参 24 g、黄连 12 g、陈皮 12 g、代赭石 24 g、旋覆花 12 g、山豆根 12 g、莪术 6 g、鸡内金 15 g、生牡蛎 30 g、山慈姑 12 g、炒山药 24 g、厚朴 12 g、干姜 6 g、甘草 6 g。15 剂，水煎服，日一剂。

二诊（2009－09－20）：患者一般情况可，饮食时有呛咳，吐白色涎沫，乏

力,消瘦,无胃脘部疼痛,无泛酸,纳眠可,时有腹泻,日行一次,小便调,舌红,苔腻,脉弦。方药以上方加苦参 12 g、炮干姜 9 g。15 剂,水煎服,日一剂。

三诊(2009－10－9):进食无梗阻,可进普食,无胃脘疼痛,食欲可,食量稍差,无嗳气,时有咳嗽,无发热,眠可,二便调,舌红,苔黄腻,脉弦。方药以初诊方加苦参 12 g、黄芩 15 g。15 剂,水煎服,日一剂。

四诊(2009－10－26):患者一般情况良好,进食无梗阻感,无呛咳,食欲可,食量较前好转,无胃脘部胀满疼痛,偶吐白色涎沫,眠可,二便调,舌红,苔薄腻,脉弦。方药以上方继服。15 剂,水煎服,日一剂。

五诊(2009－11－11):患者服药平妥,一般情况好,进食无梗阻感,无呛咳,偶吐白色涎沫,无腹胀腹痛,无发热,纳眠可,二便调。舌红,苔黄,脉弦。方药以上方继服。15 剂,水煎服,日一剂。

六诊(2009－11－28):患者服药平妥,一般情况好,时有恶心,进食无梗阻感,无呛咳,偶有白色涎沫,纳眠可,二便调。舌红,苔黄,脉弦。方药:上方加人参 9 g。15 剂,水煎服,日一剂。

七诊(2009－12－15):患者 10 日前出现心动过速,无恶心呕吐,进食无梗阻,纳眠可,二便调。舌红,苔黄,脉弦。方药:初诊方加苦参 12 g、川牛膝 15 g、人参 9 g、炒枣仁 30 g。15 剂,水煎服,日一剂。

八诊(2009－12－30):患者时吐白色涎沫,反酸,无呃逆,进食无梗阻,咽无痛,胸部无疼痛,左下肢水肿,纳眠可,二便调。舌红,苔黄,脉弦。方药:初诊方加苦参 12 g、人参 9 g、泽泻 30 g、猪苓 30 g、桂枝 12 g。15 剂,水煎服,日一剂。

(三)疗效

调整治疗 4 月余,诸证改善,进食哽噎减轻,病情控制,病人体重增加。

(四)按语

食管癌是一种发生在食管上皮组织的恶性肿瘤,以食管内异物感、食物通过缓慢和停滞感、胸骨后疼痛、闷胀不适或咽下痛、咽部干燥与紧缩感、剑突下或上腹部疼痛、声嘶等为临床主要特征。《临证指南医案 · 噎膈反胃》:“气滞痰聚日拥,清阳莫展,脘管窄隘,不能食物,噎膈斯至矣。”此证患者常年老体衰,脾胃亏虚,运化失常,津液聚集成痰,加之情志所伤,气机不畅,痰气交阻,继则瘀血内结,痰、气、瘀三者交互搏结,发为本病。故临床采用“理气化痰、消痞散结”法治疗。拟方化积方加减。方中生黄芪、炒白术、茯苓、甘草、炒三仙、炒山药、党参健脾补中益气；干姜、补骨脂温补脾肾；清半夏、山豆根、厚朴、砂仁、陈皮理气化痰；黄连、旋覆花清热解毒；白花蛇舌草、猫爪草、蜈蚣、赭石、莪术、内金、生牡蛎、山慈姑散结消痞。全方共奏理气化痰、消痞散结之效。因患者呕吐白色涎沫，舌苔黄腻，湿热之邪侵袭机体，故二诊中加清热燥湿之品，使痰湿化，虚热去，脾气生而症状改善，患者久病血虚，致心血不足，心失所养，气血虚弱，无力鼓动血脉，心悸胸闷，故加“益气养血”之品，使脾气生，心血足，痰湿化，虚热去，诸症改善。

二、开郁化痰、滋阴润燥治疗噎膈

（一）诊治要点

中医诊断：（病名）噎膈，（证候）痰气交阻

西医诊断：食管癌

治　　法：开郁化痰、滋阴润燥

方　　药：化积方加减

（二）诊疗经过

梁某某，男，61岁。食管癌（胸中段）确诊1月余，化疗1周期，并行放疗。

初诊（2012－03－18）：患者因“吞咽困难”于2012年2月中旬于外院经影像学及胃镜加活检确诊为食管癌（低分化鳞状细胞癌），行胸部CT示：食管癌（胸中段）并纵隔及左锁骨上淋巴结转移CT表现，腹部彩色B超检查示：慢性肝病脾大，门静脉高压，双肾囊肿，左侧颈部、腹腔淋巴结肿大。TP方案化疗一周期，患者可耐受。就诊时吞咽困难，恶心呕吐，呃逆，眠可，二便调，体力可，近期体重有所增加。苔黄，脉弦。初步诊断：中医诊断：噎膈（痰气交阻）；西医诊断：食管癌并纵隔及左锁骨上淋巴结转移。治以开郁化痰、滋阴润燥。拟化积方加减：黄芪30 g、清半夏9 g、炒白术15 g、白花蛇舌草24 g、猫爪草9 g、炒三仙各12 g、蜈蚣2条、党参24 g、蒲公英30 g、莪术6 g、菟丝子30 g、枸杞子24 g、黄芩12 g、鱼骨9 g、全蝎6 g、桂枝6 g、白蔻9 g、干姜9 g、玄参18 g、芦根30 g、地锦草30 g、甘草6 g。7剂，水煎服，日一剂。

二诊（2012－03－25）：服药平妥，患者现呃逆频繁，恶心，无呕吐，无泛酸，痰多色白质稀，进食梗阻感减轻，纳眠可，二便调，体力可。苔黄，脉弦。方药：上方加丁香12 g、柿蒂6 g、半夏9 g。15剂，水煎服，日一剂。

三诊(2012－04－15):服药平妥,患者现呃逆减轻,进食梗阻感减轻,无恶心呕吐,痰量减少,纳眠可,二便调,体力可。苔黄,脉弦。方药:初诊方加枳壳15 g。15 剂,水煎服,日一剂。

四诊(2012－05－06):服药平妥,现患者进食梗阻感减轻,偶有呃逆,纳眠可,二便调,体力可。苔薄黄,脉弦。方药以上方继服。15 剂,水煎服,日一剂。

(三)疗效

调整治疗 4 次,症状改善,能正常饮食,中药继续维持治疗。

(四)按语

中医认为食管癌与饮食不节,七情内伤、正气内虚、久病或年老体虚、痰瘀互结有关,为本虚标实之证。本病属“噎膈”范畴,证属痰气交阻。患者老年男性,素体脾虚,加之性格急躁易怒,情志不常,导致肝气郁结,横逆犯脾,脾气更虚。肝失疏泄,则肝气郁而化火;脾虚失运,无力行津,则痰湿内生。痰气交阻而发本病。临床多采用“开郁化痰、滋阴润燥”法治疗,方以化积方为基础加减。生黄芪、党参不仅补益脾肺之气,并能养阴生津;炒白术、清半夏以健脾燥湿、化痰散结,脾主运化水液,水液运化则可使聚集之湿痰消散;白花蛇舌草、猫爪草、蒲公英以清热解毒,燥湿化痰,散结消肿;蜈蚣熄风镇静,通络止痛;甘草补脾益气,清热解毒;鱼骨制酸止呕;全蝎通络止痛;莪术温而不燥、辛开苦降、善于温通行滞、破血消积止痛,为治积之要药;白蔻理气宽中;桂枝、干姜温通经络;玄参滋阴润燥;芦根清热不伤阴;枸杞子润而滋补、兼能退热,菟丝子补而不峻、温而不燥,二者均为平补阴阳之品、乃补益之良药,临证用药证明二者相伍应用更能提高患者免疫力。全方共奏开郁化痰、滋阴润燥之效。故“噎膈”之痰气交阻型,多以开郁化痰、滋阴润燥之法,扶正祛邪同用、标本兼治可获疗效。

三、理气化痰、解毒散结治疗噎膈

(一)诊治要点

中医诊断:(病名)噎膈,(证候)痰气内阻、瘀毒互结

西医诊断:食管癌并颈淋巴结转移

治　　法:理气化痰、解毒散结

方　　药:化积方加减

(二)诊疗经过

杜某某,男,64 岁。食管癌并双侧颈部多发淋巴结转移 5 天。

初诊(2012－08－25):患者5天前因进食梗阻感就诊,行上消化道钡餐检查示食管上段占位。胸腹部强化CT示:①符合颈段食管癌并双侧颈部多发淋巴结转移CT表现;②腹部CT平扫未见转移。纤维胃镜加活检示食管(颈段)低分化鳞状细胞癌。未行特殊治疗。血常规示:白细胞 8.6×10^9/L,红细胞 5.06×10^{12}/L,血红蛋白156 g/L,血小板 225×10^9/L。就诊时患者进食梗阻,右颌下及颈部淋巴结肿大、质硬、固定,无发热及其他不适,纳眠可,二便调。舌质暗红,苔薄黄,脉弦细。初步诊断:中医诊断:噎膈(痰气内阻、瘀毒互结),西医诊断:食管癌并颈淋巴结转移。治宜:理气化痰、解毒散结。拟化积方加减:生黄芪30 g、炒白术15 g、茯苓24 g、白花蛇舌草30 g、蜈蚣2条、猫爪草12 g、砂仁9 g、党参24 g、陈皮12 g、清半夏12 g、代赭石24 g、旋覆花12 g、山豆根12 g、莪术6 g、菟丝子30 g、枸杞子24 g、厚朴12 g、甘草6 g。15剂,水煎服,日一剂。

二诊(2012－09－11):患者仍进食梗阻,右颌下淋巴结肿,体力可,纳眠可,二便调。舌质暗红,苔薄黄,脉弦细。方药:上方加板蓝根24 g、土贝母12 g、炒山药24 g。15剂,水煎服,日一剂。

三诊(2012－09－26):患者进食梗阻,感乏力,右颌下淋巴结缩小,纳眠可,二便调。舌质暗红,苔薄黄,脉弦细。方药:生黄芪30 g、炒白术15 g、茯苓24 g、白花蛇舌草30 g、蜈蚣2条、猫爪草12 g、砂仁9 g、党参24 g、陈皮12 g、清半夏12 g、代赭石24 g、旋覆花12 g、山豆根12 g、莪术6 g、菟丝子30 g、枸杞子18 g、板蓝根24 g、土贝母12 g、炒山药24 g、人参9 g、甘草6 g。15剂,水煎服,日一剂。

四诊(2012－10－26):患者服药平妥,仍有进食梗阻,可进普食,进食不痛,纳眠差,大便不成形。舌质暗红,苔薄黄,脉弦细。方药:上方加干姜9 g、肉桂6 g。15剂,水煎服,日一剂。

五诊(2012－11－12):患者进食仍梗阻,无腹痛,纳眠可,大便不成形,小便调,舌质暗红,苔薄白,脉弦细。方药:生黄芪30 g、炒白术15 g、茯苓24 g、白花蛇舌草30 g、蜈蚣2条、猫爪草12 g、砂仁9 g、党参24 g、陈皮12 g、黄连12 g、清半夏12 g、代赭石24 g、旋覆花12 g、板蓝根24 g、菟丝子30 g、枸杞子24 g、厚朴12 g、山慈姑12 g、炒山药24 g、鱼骨9 g、人参9 g、干姜6 g、甘草6 g。15剂,水煎服,日一剂。

六诊(2012－11－29):患者坚持服中药,无明显不适,乏力不明显,进食轻度梗阻，纳眠可，二便调，舌质暗红，苔薄黄，脉弦细。方药：上方加土贝母 12 g、全蝎 9 g 、山萸肉 15 g。15 剂，水煎服，日一剂。

（三）疗效

调整治疗 6 次，症状改善，显效。

（四）按语

噎膈是指吞咽食物哽噎不顺，饮食难下，或纳而复出的疾患。叶天士《临证指南医案·噎膈反胃》明确指出噎膈的病机为“脘管狭窄”。病因比较复杂，主要与七情内伤，酒食不节，久病或年老体弱，致使气、痰、瘀交阻，津气耗伤，胃失通降而成。病变与肝脾肾三脏有关，三脏之经络皆与食道相连。脾之功能失调，健运失司，水湿聚而成痰，肝之疏泄失常，则气失调达，可使气滞血瘀或气郁化火，肾之气阴不足，则器管脏腑失于濡养，肾阳不足，不能温运脾土，以致气滞、痰阻、血瘀，使食管狭窄，胃失通降而成噎膈。方中生黄芪、白术、茯苓健脾益气，陈皮、半夏理气化痰，白花蛇舌草、猫爪草解毒散结，蜈蚣、莪术活血化瘀、软坚散结，枸杞子、菟丝子、山药滋阴补肾，代赭石、旋覆花降胃气，共奏理气化痰、解毒散结之效。

四、益气健脾、化痰散结治疗噎嗝

（一）诊治要点

中医诊断：（病名）噎膈，（证候）脾气亏虚、痰瘀互结

西医诊断：食管癌术后

治　　法：益气健脾、化痰散结

方　　药：化积方加减

（二）诊疗经过

张某某，男，59 岁。食管癌术后 3 年半。

初诊（2012－12－19）：患者于 3 年半前出现进食梗阻感，遂就诊于齐鲁医院。行钡餐透视检查，诊为食管癌。并行食管癌根治术，术后病理示：低分化鳞癌，术后行化疗 4 周期，具体用药不详，放疗 30 次。刻下症：患者咽部时有疼痛，无进食梗阻感，无灼热感，纳少，眠可，二便调，舌质红，苔黄，脉弦细。初步诊断：中医诊断：噎膈（脾气亏虚、痰瘀互结）；西医诊断：食管癌术后。治宜益气健脾、化痰散结。拟化积方加减：全瓜蒌 18 g、浙贝母 24 g、板蓝根 24 g、诃子 24 g、牛蒡子 15 g、玄参 18 g、枸杞子 24 g、地龙 12 g、生黄芪 30 g、炒白术 15 g、

茯苓 24 g、白花蛇舌草 30 g、猫爪草 12 g、砂仁 9 g、炒三仙 12 g、蜈蚣 2 条、党参 24 g、代赭石 24 g、旋覆花 12 g、甘草 6 g。15 剂，水煎服，日一剂。

二诊(2013－01－04:)服药后效可，患者咽部疼痛减轻，纳食改善，眠尚可，二便调，舌质红，苔黄厚，脉弦细。理化检查：胸腹部 CT 示：①食管癌术后改变并纵隔淋巴结转移；②双肺炎症；③考虑肝脏囊肿。方药：上方加芦根 30 g、补骨脂 15 g。15 剂，水煎服，日一剂。

三诊(2013－01－21)：服药后效可，患者咽痛，食管部疼痛，进食无梗阻，无咳嗽，无发热，纳眠可，二便调。舌红，苔黄厚，脉弦细。方药：代赭石 24 g、旋覆花 12 g、浙贝母 24 g、板蓝根 24 g、玄参 18 g、芦根 30 g、菟丝子 30 g、枸杞子 24 g、厚朴 12 g、全瓜蒌 18 g、生黄芪 30 g、炒白术 15 g、白花蛇舌草 30 g、猫爪草 12 g、补骨脂 15 g、炒三仙 12 g、党参 24 g、茯苓 24 g、元胡 15 g、甘草 6 g。15 剂，水煎服，日一剂。

四诊(2013－02－9)：服药后效佳，患者食管部疼痛明显减轻，无咽痛，无咳嗽咯痰，纳眠可，二便调。舌黯，苔薄黄，脉弦细，体重无下降。复查 CT 示：①较前明显好转，肺门及纵隔未见明显肿大淋巴结；②提示双肺炎症，肝多发囊肿。方药：上方继服。15 剂，水煎服，日一剂。

(三)疗效

调整治疗 4 次，症状改善，显效。

(四)按语

吞咽食物哽噎不顺，饮食难下，或纳而复出为噎膈。食物通过有停滞感或轻度梗塞感或持续性、进行性吞咽困难，咽下梗阻即吐为主要症状，胃镜、X 线上消化道钡餐透视、CT 等辅助检查可助诊断，患者诊断符合以上特征，属中医学“噎嗝”范畴，证属“脾气亏虚、痰瘀互结”。患者年老且为术后，放化疗后，中医采取急则治标，缓则治本的原则，扶正与驱邪兼顾，病症同治，获得疗效。其基本病机是痰、气、瘀交阻于食道、胃脘，以致食道狭窄，故治以健脾益气、化痰散结之拟化积方加减扶正祛邪同用、标本兼治可获疗效。

五、健脾益肾、清热解毒治疗噎嗝

(一)诊治要点

中医诊断：(病名)噎膈，(证候)脾肾亏虚、津亏热结

西医诊断：食管癌纵隔淋巴结转移

治　　法:健脾益肾、清热解毒

方　　药:化积方加减

(二)诊疗经过

何某,男,80 岁。确诊食管癌纵隔淋巴结转移近 1 个月。

初诊(2009－04－20):患者因进食梗阻,于 2009 年 3 月 23 日行钡餐检查:食管中段不规则狭窄;胸部 CT 检查结果显示:①右上纵隔占位;②食道中段占位不除外;③慢支,肺气肿。纤维胃镜加活检结果显示:食管中段鳞状上皮癌。未行放化疗。刻下症:患者进食梗阻,只进流质,胃胀痛,剑突下疼痛明显,影响睡眠。咽干,声音嘶哑,眠差,二便正常,舌质红绛,苔薄黄,脉弦细。初步诊断:中医诊断:噎膈(脾肾亏虚、津亏热结);西医诊断:食管癌纵隔淋巴结转移。治宜健脾益肾、清热解毒。拟化积方加减:生黄芪 30 g、炒白术 15 g、茯苓 24 g、清半夏 12 g、白花蛇舌草 30 g、猫爪草 12 g、砂仁 9 g、炒三仙 12 g、党参 24 g、浙贝母 12 g、代赭石 24 g、旋覆花 12 g、山豆根 12 g、玄参 18 g、莪术 6 g、炒山药 24 g、菟丝子 30 g、枸杞子 24 g、甘草 6 g。14 剂,水煎服,日一剂。

二诊(2009－05－10):服药平妥,患者仍进食梗阻,胸闷,时有胸痛,无腹胀,纳少眠差,二便调,舌青紫,苔薄白,脉弦细。方药:上方加鸡内金 30 g、炒枣仁 30 g、丹参 15 g。14 剂,水煎服,日一剂。

三诊(2009－05－28):服药平妥,乏力,进食梗阻有改善,胸闷减轻,偶胸痛,胃脘部胀满,不欲饮食,睡眠较前改善,二便调,舌青紫,苔薄白,脉弦细。方药:上方加人参 9 g、厚朴 12 g。7 剂,水煎服,日一剂。

四诊(2009－06－07):服药平妥,乏力减轻,进食梗阻,胸闷减轻,偶胸痛,纳眠尚可,二便调,舌青紫,苔薄白,脉弦细。方药:上方继服。14 剂,水煎服,日一剂。

(三)疗效

调整治疗 4 次,进食哽噎明显、胸痛等症状明显改善,临床有效。继续中药维持治疗。

(四)按语

该证属中医学“噎膈”之脾肾亏虚,津亏热结。患者年老体弱,脾胃亏虚,运化失常,故纳差,气虚水谷精微不化,无以濡养肌肤,故乏力,气机不畅,无力帅血,则血停留为瘀,瘀阻不通,不通则痛,故胸痛。患者年老,脾胃亏虚,运化失常，故纳差。痰气交阻于食道和胃，故吞咽时哽噎不顺。脾胃亏虚，气血生化乏源，脏腑失养，致心血不足，心失所养，心神不安而眠差。本病的治疗应权衡本虚标实的程度，酌情处理。初期重在治标，宜理气、化痰、消瘀、降火为主；后期重在治本，宜滋阴润燥，或补气温阳为主。然噎膈之病，病机复杂，虚实每多兼杂，当辨别虚实，主次兼顾。并嘱注意精神调摄，保持乐观心态，少思静养，避免不良刺激，禁食辛辣刺激食品等。《景岳全书·噎膈》注重从脾肾治疗："凡治噎膈大法，当以脾肾为主。治脾者，宜以温养，治肾者宜从滋润，舍此二法，他无捷径也。"故治以健脾益肾、清热解毒，拟化积方加减扶正祛邪同用、标本兼治可获疗效。

第三节　肺癌

一、益气养阴、润肺化痰、解毒散结治疗肺积

(一)诊治要点

中医诊断:(病名)肺积,(证候)气阴亏虚、痰毒内蕴

西医诊断:右肺癌放化疗后

治　　法:益气养阴、润肺化痰、解毒散结

方　　药:肺积方加减

(二)诊疗经过

王某,男,75 岁。诊为右肺癌 3 个月。

初诊(2008－01－30):患者 2007 年 10 月因"咳嗽,憋闷半月",在外院经 CT 诊为右肺癌,纤支镜活检为低分化鳞癌。已行放疗,DP 方案联合化疗 1 周期,并行介入治疗 1 次。目前患者干咳,憋闷,咳嗽时感右侧胸痛,不发热,体力尚可,纳眠可,二便调。舌质红,少苔,脉弦细。既往体健,否认慢性肺病及肺结核病史。吸烟史 40 余年,平均每日吸烟 20 支。初步诊断:中医诊断:肺积(气阴亏虚、痰毒内蕴),西医诊断:右肺癌放化疗后。治宜益气养阴、润肺化痰、解毒散结。拟肺积方加减:全瓜蒌 30 g、浙贝母 24 g、清半夏 12 g、蚤休 18 g、生黄芪 30 g、炒白术 15 g、茯苓 24 g、炙麻黄 12 g、生石膏 30 g、地龙 12 g、沙参 30 g、紫菀 15 g、百部 15 g、砂仁 9 g、炒三仙各 12 g、黄连 12 g、仙鹤草 30 g、陈皮 12 g、补骨脂 15 g、甘草 6 g。10 剂,水煎服,日一剂。

二诊(2008－02－10):咳嗽减轻,仍感右胸痛,时头晕,不发热,无憋喘,纳可,二便调,舌质红,少苔,脉细。方药:上方加百合30 g、款冬花15 g。14剂,水煎服,日一剂。

三诊(2008－03－09):仍干咳无痰,胸闷,气短,无发热,胸痛,纳差,大便干。舌质红,边有齿痕,苔薄黄,脉滑。CT示:①右肺下叶病变较前略见缩小;②右胸腔包裹性积液。方药:上方加麦冬18 g。14剂,水煎服,日一剂。

四诊(2008－04－06):患者已行化疗4周期,停化疗1周,感咽干疼痛,咳嗽减轻,痰少,痰中带血,时憋闷,不发热,纳眠可,二便调。舌质暗,苔薄黄,脉弦细。方药:上方加玄参18 g、牛蒡子15 g、白茅根30 g、侧柏叶15 g。14剂,水煎服,日一剂。

五诊(2008－05－21):已行化疗5周期,现患者咽干较前轻,时轻咳,不发热,纳眠可,二便调。舌质红,苔薄黄,脉弦细。方药:上方加三七粉3 g(冲)。14剂,水煎服,日一剂。

(三)疗效

调整治疗6月,症状改善,病情无进展,继续中药维持治疗。

(四)按语

肺癌是发病率最高的呼吸系统恶性肿瘤,多以顽固性干咳持续数周不愈,或反复咯血痰或痰中带血,或不明原因的顽固性胸痛、气急、发热或伴消瘦、乏力等,胸部CT、纤支镜活检或经皮细针肿瘤穿刺活检等检查有助于诊断。本患者诊断明确。患者老年男性,多年吸烟,烟毒内蕴,耗伤肺阴,加之患者年老体衰,脏腑功能亏虚,气血生化无源,气虚血弱,无力抗邪,脾虚水湿内停,聚而生痰,痰阻肺络发为本病。痰阻肺络,肺气不降,故咳嗽。气机运行不畅,故胸闷。气虚血阻,壅塞脉络,不通则痛。故治以益气养阴润肺、化痰解毒散结。方以肺积方加减,方中全瓜蒌、浙贝母、清半夏、陈皮化痰散结;生黄芪、炒白术、茯苓健脾益气;炙麻黄、生石膏清肺热;紫菀、百部润肺止咳化痰;黄连、仙鹤草清热解毒;沙参、麦冬并阴生津共奏益气养阴、润肺化痰、解毒散结之效。

二、健脾益肺、解毒化痰散结治疗肺积

(一)诊治要点

中医诊断:(病名)肺积,(证候)肺脾气虚、痰瘀内阻

西医诊断:右肺鳞癌术后多发转移

治　　法：健脾益肺、解毒化痰散结

方　　药：肺积方加减

(二)诊疗经过

张某，男，62岁。右肺癌术后一年。

初诊(2009-08-07)：患者2008年10月因胸闷、憋喘、咳痰带血于外院经胸部强化CT、经皮细针活检诊为右肺腺癌，行肺癌根治术，术后病理为低分化腺癌(T2N1M0)。术后于外院行辅助化疗4周期，2009年4月咳嗽明显，于外院检查示肺癌术后复发并肺内、纵隔淋巴结转移，化疗1周期，并行放疗。就诊时患者胸闷，咳嗽，咳吐少量黄痰，无发热，乏力，四肢浮肿明显，纳少眠差，二便调，舌淡，苔黄，脉细。初步诊断：中医诊断：肺积(肺脾气虚、痰瘀内阻)；西医诊断：右肺癌术后。治宜健脾益肺、解毒化痰散结。拟方肺积方加减：生黄芪30 g、炒白术15 g、茯苓24 g、白花蛇舌草30 g、蜈蚣2条、猫爪草12 g、砂仁9 g、党参24 g、陈皮12 g、全瓜蒌18 g、浙贝母24 g、板蓝根24 g、炙麻黄12 g、生石膏30 g、地龙12 g、款冬花15 g、诃子24 g、桑白皮30 g、泽泻30 g、猪苓30 g、桂枝12 g、车前草30 g、厚朴12 g、炒枣仁30 g。7剂，水煎服，日一剂。

二诊(2009-08-14)：咳嗽，痰白量少，胸闷憋气，四肢浮肿较前减轻，乏力，纳少，眠可，二便调。方药：上方加人参9 g。14剂，水煎服，日一剂。

三诊(2009-09-04)：胸闷明显减轻，咳嗽，咳少量黄痰，四肢浮肿缓解，纳差，眠少，乏力，二便调。方药：上方加葶苈子18 g。14剂，水煎服，日一剂。

四诊(2009-10-20)：咳嗽，痰少色白，泡沫状，咳嗽严重时引发癫痫发作，频率高，四肢无浮肿，右颌肿大无疼痛，乏力，纳差，眠差，大便可，小便滞涩不通。方药：上方加白蔻9 g、生龙牡各30 g。7剂，水煎服，日一剂。

五诊(2009-10-27)：服药好转，咳嗽减轻，右颌下肿大无疼痛，无头痛，乏力，纳眠可，二便可。方药：上方加僵蚕18 g。14剂，水煎服，日一剂。

六诊(2009-11-24)：咳嗽减轻，乏力，气短，纳可，眠一般，大便调，小便略频。方药：上方加人参9 g。14剂，水煎服，日一剂。

(三)疗效

调整治疗2月余，诸证改善，疗效明显。

(四)按语

本患者素体虚弱，脏腑功能亏虚，加之化疗，肺脾更伤，脾虚运化失常，气血生化无源,气虚血弱,无力抗邪,脾虚水湿内停,聚而生痰,痰阻肺络发为本病。故治以健脾益肺、解毒化痰散结。方以肺积方加减。全瓜蒌、浙贝母、清半夏润肺化痰;生黄芪、炒白术、茯苓健脾益气;炙麻黄、生石膏清肺热;款冬花、桑白皮、厚朴止咳化痰;地龙解毒散结。共奏健脾益肺、解毒化痰散结之效,痰瘀去,则积聚散。

三、化痰除湿、解毒散结治疗肺积

(一)诊治要点

中医诊断:(病名)肺积,(证候)痰毒蕴肺

西医诊断:左肺癌术后

治　　法:化痰除湿、解毒散结

方　　药:肺积方加减

(二)诊疗经过

宿某,男,64 岁。左肺癌术后 2 个月。

初诊(2008 - 12 - 24):患者 3 个月前查体时拍胸片发现左肺占位性病变。当时无胸痛、咳嗽、咯血等症。后经胸部 CT 诊为左肺周围型占位。于 2008 年 10 月 30 日行左肺下叶切除术,术中见左肺下叶后背段周围型肿瘤 4 cm × 4 cm × 4 cm,质硬,侵及胸壁。术后病理示左肺中低分化腺鳞癌,肿瘤切面 3.5 cm × 2.8 cm。支气管断端及淋巴结 6 枚均未查见癌,术后恢复良好,未行放化疗。现感轻度乏力,纳少,无咳嗽、胸痛,眠可,二便调。舌质红,苔黄,脉弦滑。既往吸烟史近 40 年,日吸烟量约 20 支。初步诊断:中医诊断:肺积(痰毒蕴肺);西医诊断:左肺癌术后。治当化痰除湿、解毒散结。方拟肺积方加减:全瓜蒌 30 g、浙贝母 24 g、清半夏 12 g、鱼腥草 30 g、生黄芪 30 g、炒白术 15 g、茯苓 24 g、白花蛇舌草 30 g、蜈蚣 2 条、砂仁 9 g、炒三仙各 12 g、猫爪草 15 g、西洋参 9 g、陈皮 12 g、补骨脂 15 g、甘草 6 g。7 剂,水煎服,日一剂。

二诊(2008 - 12 - 31):服药平妥,手术刀口处疼痛,纳少,时感气短,乏力,大便稀,不成形。舌质红,苔薄黄,脉弦细。方药:上方加桂枝 12 g。14 剂,水煎服,日一剂。

三诊(2009 - 01 - 28):偶有咳嗽,咯痰量少,无发热,体力可,时感手术刀口处疼痛,纳可,大便稀,不成形,日二三次。舌质红,苔薄黄,脉弦细。方药:初诊方加黄连 12 g、炒山药 24 g。水煎服,30 剂,水煎服,日一剂。

四诊(2009－03－04):自觉喉中有痰难咳,左胸手术刀口处疼痛,气短,乏力,大便稀,日三四次。舌质暗,苔薄白,脉弦细。方药:初诊方去蜈蚣、陈皮,加黄连12 g、煨木香12 g,改补骨脂24 g,30剂,水煎服,日一剂。

五诊(2009－04－04):服药后感腹泻加重,大便次数多,无脓血,时下肢瘙痒,纳可,眠差,体力尚可。舌质红,苔薄黄,脉弦细。方药:全瓜蒌30 g、浙贝母24 g、清半夏12 g、蚤休18 g、生黄芪30 g、炒白术15 g、茯苓30 g、白花蛇舌草30 g、补骨脂24 g、地龙12 g、砂仁9 g、炒三仙各12 g、西洋参9 g、煨木香12 g、甘草6 g。15剂,水煎服,日一剂。

六诊(2009－04－19):术后一直未行放化疗,以中药加生物反应调节剂治疗为主。目前患者活动后稍感乏力,无咳嗽、胸闷,纳眠可,二便调。舌质紫暗,苔薄白,脉细。方药:上方加炮山甲12 g。30剂,水煎服,日一剂。

(三)疗效

调整治疗6次,症状改善,病情稳定无复发,显效。

(四)按语

患者嗜烟多年,烟毒内侵,损伤脾肺,脾虚则运化失常,水液聚为痰湿,加之久受烟毒,痰毒交结,肺为贮痰之器,痰毒交结于肺,久则成积,发为本病。舌脉为佐证。治以化痰除湿、解毒散结。方中全瓜蒌、浙贝母、清半夏清肺化痰,生黄芪、炒白术、茯苓健脾祛湿,白花蛇舌草、蜈蚣、猫爪草解毒散结。全方共奏化痰除湿、解毒散结之效,扶正祛邪兼顾,获得疗效。

四、清热润肺、化痰散结治疗肺积

(一)诊治要点

中医诊断:(病名)肺积,(证候)痰热蕴肺

西医诊断:肺癌

治　　法:清热润肺、化痰散结

方　　药:肺积方加减

(二)诊疗经过

魏新民,男,61岁。右肺癌术后4月,化疗1周期,未行放疗。

初诊(2011－02－14):患者因查体发现右肺占位,无特殊不适症状,进一步行PET－CT检查,初步诊为右肺下叶周围型肺癌。行手术治疗,术后病理中分化腺癌(T2N0M0)。术后化疗1周期,方案不详。现患者咳嗽咳痰,无痰中

带血，低热体温 37.2～37.4℃，纳差眠可，大便不成形日三次。舌暗红，苔黄，脉弦细。初步诊断：中医诊断：肺积（痰热蕴肺）；西医诊断：肺癌术后。综合脉症，四诊合参，本病当属中医学“肺积”范畴，证属痰热蕴肺。治宜：清热润肺、化痰散结。拟用肺积方加减：黄芪 30 g、清半夏 9 g、茯苓 24 g、炒白术 15 g、白花蛇舌草 24 g、猫爪草 9 g、炒三仙各 12 g、党参 24 g、黄芩 12 g、蒲公英 30 g、全瓜蒌 15 g、浙贝母 15 g、生石膏 30 g、芦根 30 g、菟丝子 30 g、枸杞子 24 g、人参 12 g、白豆蔻 9 g、干姜 9 g、诃子 24 g、肉桂 6 g、桑白皮 30 g、炙麻黄 12 g、甘草 6 g。7 剂，水煎服，日一剂。

二诊（2011－02－28）：服药平妥，患者纳眠可，现患者偶憋喘，仍咳嗽咳痰，白痰量少，食欲较前好转，睡眠可，二便调。脉细，苔黄。方药：上方加苏子 15 g。14 剂，水煎服，日一剂。

三诊（2011－03－19）：服药平妥，现患者仍觉憋喘咳嗽，咳白色黏痰，纳眠可，二便调，近期体重平稳。脉弦，苔黄微腻。方药：上方加白芥子 9 g。14 剂，水煎服，日一剂。

四诊（2011－04－28）：服药平妥，坚持服药，现患者憋喘明显减轻，咳嗽减轻，少量白色痰，纳眠可，二便调，近期体重平稳。脉弦，苔黄微腻。方药：黄芪 30 g、清半夏 9 g、茯苓 24 g、炒白术 15 g、白花蛇舌草 24 g、猫爪草 9 g、党参 24 g、黄芩 12 g、蒲公英 30 g、全瓜蒌 15 g、浙贝母 15 g、菟丝子 30 g、枸杞子 24 g、人参 12 g、诃子 24 g、肉桂 6 g、桑白皮 30 g、紫菀 12 g、百合 12 g、苏子 15 g、白芥子 9 g、炒麦芽 30 g、甘草 6 g。14 剂，水煎服，日一剂。

（三）疗效

调整治疗 4 次，症状改善，CT 检查病灶稳定，继续中药维持治疗中。

（四）按语

肺癌其病病位在肺，但与脾脏关系密切。肺病多由脾胃虚弱，内生痰浊，病之本在脾，故治疗以补脾为先，即“培土生金”，使肺金之气得生，痰湿得化，邪毒得祛。否则一味攻伐，使脾气更伤，肺气更虚，邪毒难祛，病自难愈。本病属“肺积”范畴，证属痰热蕴肺。患者年老体衰，正气内虚，术后损伤元气，致肺脾气虚，无力运化，则痰湿内生，凝聚于肺，久则化热，灼伤肺络。临床多采用“清热润肺、化痰散结”法治疗，方以为化积方为基础加减。生黄芪、党参不仅补益脾肺之气，并能养阴生津；炒白术、茯苓、半夏以健脾燥湿、化痰散结，脾主运化水液，水液运化则可使聚集之湿痰消散；黄芩、浙贝母、瓜蒌以清热解毒、燥湿化痰、散结消肿；桂枝通络止痛；加菟丝子、枸杞子滋阴养肝，补肾益精；加干姜以健脾燥湿；生石膏清肺热；苏子、白芥子化痰平喘。全方共奏清热润肺、化痰散结之效，扶正祛邪同用、标本兼治可获疗效。

五、健脾燥湿、消瘀散结治疗肺积

（一）诊治要点

中医诊断：（病名）肺积，（证候）痰阻肺络

西医诊断：右肺周围型肺癌并多发转移

治　　法：健脾燥湿、消瘀散结

方　　药：肺积方加减

（二）诊疗经过

王某，女，40 岁。右肺癌确诊 10 月余，伴多发转移。

初诊（2010－03－03）：患者于 2009 年 5 月因胸闷憋喘、咳嗽少痰于齐鲁医院就诊，行 CT 检查，结果示：右肺上叶周围型癌，胸膜纵隔淋巴结转移，胸腔积液，脑继发转移（2009 年 5 月）。胸水细胞学检查：血性胸水，找到腺癌细胞。行联合化疗 6 周期，末次化疗结束时间为 2009 年 10 月 13 日，于 2009 年 10 月 28 日行伽马刀治疗。就诊时症见咳嗽少痰，右胸部疼痛，胸闷憋喘，咽痒无咽痛，进食无梗阻，无头痛，肩及后背部无疼痛，腹部无胀痛，纳眠可，二便正常，肢体活动正常。舌质红，苔黄微腻，脉细。初步诊断：中医诊断：肺积（痰阻肺络）；西医诊断：右肺周围型肺癌并多发转移。法当健脾燥湿、消瘀散结。拟肺积方加减：生黄芪 30 g、炒白术 15 g、茯苓 24 g、清半夏 12 g、白花蛇舌草 30 g、蜈蚣 2 条、猫爪草 12 g、补骨脂 15 g、砂仁 9 g、炒三仙各 12 g、黄连 12 g、党参 24 g、陈皮 12 g、枸杞子 24 g、干姜 9 g、全瓜蒌 18 g、浙贝母 24 g、板蓝根 24 g、炙麻黄 12 g、生石膏 30 g、地龙 12 g、玄参 18 g、诃子 24 g、桑白皮 30 g、厚朴 12 g、僵蚕 18 g、菟丝子 30 g、甘草 6 g。15 剂，水煎服，日一剂。

二诊（2010－04－03）：服前方后咳嗽减轻，右胸部疼痛减轻，无胸闷，时有头痛，乏力，纳眠可，二便调。舌质红，苔薄黄，脉细。方药：上方加川牛膝 15 g。15 剂，水煎服，日一剂。

三诊（2010－04－21）：服药后仍有咳嗽，痰少，咽痛，无胸痛，咳嗽后时有憋闷感，右胸仍有疼痛，体力较前好转，纳眠可，二便调。舌质红，苔薄黄，脉细。

方药:上方加牛蒡子 15 g。15 剂,水煎服,日一剂。

四诊(2010－05－12):患者咳嗽剧烈,痰量少色白黏滞,咳嗽时伴有胸痛、胸闷,时有头痛,纳眠可,二便调。舌质红,苔黄,脉细。方药:上方去川牛膝,加款冬花 15 g。15 剂,水煎服,日一剂。嘱避风寒。

五诊(2010－06－02):患者无咳嗽,无咳痰,偶有右胸部隐痛,无头痛。本次月经周期延后 20 余天未来,既往月经规律,无明显其他不适,纳眠可,二便调。舌质红,苔黄,脉细。方药:二诊方加全蝎 9 g 、桂枝 12 g。15 剂,水煎服,日一剂。嘱避风寒。

六诊(2010－06－19):服药物候患者时有咳嗽,无痰中带血,无头痛,无胸痛,无发热,上腹部痞满,纳眠可,二便调。舌质红,苔黄,脉细。方药:上方加白蔻 9 g。15 剂,水煎服,日一剂。

七诊(2010－07－10):患者头部胀满,无头痛,无咳嗽、咳痰,右胸部偶有隐痛,无明显其他不适,纳眠可,二便调。舌质红,苔黄,脉细。方药:五诊方加泽泻 30 g、川牛膝 15 g。15 剂,水煎服,日一剂。

(三)疗效

调整治疗 5 个月,症状改善,CT 检查病灶稳定,继续中药维持治疗中。

(四)按语

周围型肺癌病理类型以非小细胞肺癌之腺癌多见,非小细胞肺癌占原发性肺癌的 80% ~85%,尤以腺癌高发,虽早期经常没有特殊症状,但发现是经常出现远处转移,最常见脑、骨转移。仅为一般呼吸系统疾病症状,比如咳嗽咳痰,胸闷等。胸部 CT 可以诊断。患者就诊时仅有胸闷咳嗽等一般呼吸系统疾病症状,无咳嗽及痰中带血及明显神经系统症状。CI 检查示:右肺上叶周围型癌并胸膜纵隔淋巴结转移,胸腔积液,脑继发转移。胸水找到腺癌细胞确诊。患者系感受外邪,客邪久留,化瘀化热,痰阻肺络,肺失宣肃,脾失健运,湿浊内生,壅塞于肺,上扰清窍,发为本病。治以健脾燥湿,散瘀消结。方以肺积方加减,方中生黄芪、炒白术、清半夏、茯苓、陈皮、玄参以健脾燥湿,全瓜蒌、浙贝母、板蓝根、地龙、桑白皮、白花蛇舌草以化痰消瘀清热散结,全方共奏健脾燥湿、消瘀散结之功。该患者确诊后以中西医结合治疗,化疗加颅脑放疗后以中药维持治疗,起到进一步改善生活治量,延长生存期的目的。

第四节 乳腺癌

一、活血化瘀、解毒散结治疗乳岩

（一）诊治要点

中医诊断：（病名）乳岩，（证候）瘀毒阻络

西医诊断：左乳癌术后并多发转移

治　　法：活血化瘀、解毒散结

方　　药：消岩方加减

（二）诊疗经过

陈某，女，61岁。左乳癌术后4年，双肺、骨转移8个月。

初诊（2003－11－10）：患者4年前因“左乳包块3个月”在外院诊为乳腺癌，后行手术切除，术后病理示：（左乳）浸润性导管癌。术后未行放疗，化疗2周期。8个月前因咳嗽、右肋痛，复查CT、ECT示：双肺多发转移、骨转移。再行联合化疗6周期，疗效不明显。目前咳嗽重，咳痰少，不咯血，右肋痛，纳眠可，二便调。查体：老年女性，神志清，左锁骨上可及一大小约1.5 cm×1.5 cm肿大淋巴结，质硬。双肺呼吸音低，未闻及干湿性啰音，右第7肋压痛，腹软，肝脾肋下未及，双肾区无叩痛，双下肢无浮肿，舌质红，苔薄黄，脉弦细。血常规：白细胞3.0×10^9/L。初步诊断：中医诊断：乳岩（瘀毒阻络）；西医诊断：左乳癌术后多发转移。综合脉症，四诊合参，本病属中医学“乳岩”之瘀毒阻络型，病久体虚，癌毒内蕴，营血运行涩滞，癌毒四行旁窜，致肺则见咳嗽、咳痰，扩散至骨可疼痛，瘀阻脉络不通则痛，舌脉俱为佐证。治宜活血化瘀、解毒散结，拟消岩方加减：漏芦30 g、白芷15 g、清半夏12 g、蒲公英30 g、石见穿12 g、生黄芪30 g、炒白术15 g、茯苓24 g、炮山甲12 g、蜈蚣2条、桂枝12 g、僵蚕12 g、炒杏仁9 g、炙麻黄9 g、桔梗12 g、黄芩12 g、甘草6 g。7剂，水煎服，日一剂。

二诊（2003－11－25）：服药妥，仍咳嗽，咳少量白痰，无痰血，无胸闷，右肋痛较前减轻，纳眠可，二便调，舌质红，苔薄黄，脉弦细。方药：上方加陈皮12 g、元胡24 g。7剂，水煎服，日一剂。

三诊（2003－12－09）：服药后咳嗽减轻，痰少，右肋隐痛，纳眠可，二便调，舌质偏红，苔少，脉细。方药：初诊方去黄芩，加麦冬18 g、白芍24 g、芦根30 g。

15剂,水煎服,日一剂。

四诊(2004-01-07):服药妥,近日感乏力,轻咳,右肋、后背痛较前加重,纳眠可,大便干,舌质红,苔少,脉细。方药:上方加仙灵脾24 g、全蝎9 g。15剂,水煎服,日一剂。

五诊(2004-05-14):患者坚持服中药治疗,病情稳定,偶干咳,右肋胀满,无背痛,纳眠可,二便调,舌质偏红,苔薄白,脉弦细。血常规:白细胞5.6×10^9/L,血红蛋白121 g/L,血小板147×10^9/L。方药:漏芦30 g、白芷15 g、清半夏12 g、蒲公英30 g、石见穿12 g、生黄芪30 g、炒白术15 g、茯苓24 g、炮山甲12 g、蜈蚣2条、桂枝12 g、僵蚕12 g、炒杏仁9 g、炙麻黄9 g、桔梗12 g、仙灵脾24 g、补骨脂12 g、甘草6 g。30剂,水煎服,日一剂。

(三)疗效

调整治疗半年余,症状改善,CT检查肺部病变稳定无新发病灶,继以中药及西药内分泌治疗维持中。

(四)按语

乳房内结块,固定不移,痛有定处为乳岩。乳内常可扪及包块,或胀闷,疼痛不适或乳房皮肤改变或乳头溢液为主要症状,乳腺B超、钼靶照相、CT等辅助检查可助诊断,本例系乳腺癌根治术后多发转移患者。中医属"乳岩"范畴。《丹溪心法》记载的"痞块"即为此。辨证属瘀毒阻络型,患者虽行乳腺癌根治术,但由于病久体虚,癌毒余邪内蕴,死灰复燃,四行旁窜,致肺肺络瘀阻,则见咳嗽、咳痰,扩散至骨则营血涩滞,瘀阻不通则痛,舌脉俱为佐证。治宜活血化瘀、解毒散结,拟消岩方加减:漏芦、石见穿、炮山甲、蜈蚣、僵蚕、桂枝等活血化瘀,散结通络,白芷、蒲公英、清半夏、黄芩清热解毒,生黄芪、炒白术、茯苓扶助正气,炒杏仁、炙麻黄、桔梗止咳化痰,全方共奏活血化瘀、解毒散结之效。晚期乳岩之"瘀毒阻络"当从活血化瘀、解毒散结治之,并相应给予通络止痛、扶正药治疗可获疗效。

二、益气健脾、解毒散结治疗乳岩

(一)诊治要点

中医诊断:(病名)乳岩,(证候)脾气亏虚、瘀毒内结

西医诊断:右乳浸润性导管癌术后

治　　法:健脾益气、解毒散结

方　　药：消岩方加减

（二）诊疗经过

李霞，女，34 岁。右乳癌术后 8 个月。

初诊（2009－02－24）：患者 8 月前因乳房肿块就诊，当地医院乳腺彩色 B 超示乳腺纤维瘤。遂予手术切除，术后病理示：乳腺浸润性导管癌。又行乳腺癌扩大切除术，术后行放疗 28 次，化疗 4 个周期。现患者右乳区时有隐痛，腋窝及上肢无不适，易疲劳，纳眠可，二便调，脉细，舌暗，苔白。月经正常。每日服用三苯氧胺 20 mg，已三个月。此患者久病体衰，术后又元气大伤，加之术后放疗及多周期化疗，更伤正气，致正气亏损，故自觉易疲乏无力，气虚血瘀，不通则痛，舌脉均为佐证。中医诊断：乳岩（脾气亏虚、瘀毒内结）；西医诊断：（右）乳腺癌根治术后。治宜益气健脾、解毒散结。拟消岩方加减：生黄芪 30 g、炒白术 15 g、茯苓 24 g、白花蛇舌草 30 g、蜈蚣 2 条、猫爪草 12 g、砂仁 9 g、党参 24 g、陈皮 12 g、清半夏 12 g、漏芦 30 g、柴胡 12 g、白芷 15 g、山慈姑 12 g、菟丝子 30 g、枸杞子 24 g、生龙牡各 30 g、甘草 6 g。15 剂，水煎服，日一剂。

二诊（2009－03－10）：右乳无疼痛，腋窝及上肢无不适，易疲劳，纳眠可，二便调。舌暗，苔白，脉细。方药：上方加白蔻仁 9 g、黄精 24 g。15 剂，水煎服，日一剂。

三诊（2009－03－31）：经前双乳房胀痛，双侧胁下胀痛，腋窝及上肢无不适，纳眠可，二便调。舌暗，苔白，脉细。方药：初诊方加白蔻仁 9 g、牛膝 15 g、芦根 30 g。15 剂，水煎服，日一剂。

四诊（2009－04－24）：双侧乳房偶有疼痛，腋窝及上肢无不适，上肢无水肿，纳可，眠稍差，二便调，舌暗，苔薄黄，脉细。方药：初诊方加炒枣仁 30 g。15 剂，水煎服，日一剂。

五诊（2009－05－15）：一般情况可，双乳无疼痛，腋窝及上肢无水肿及不适，咽干，咽痛，纳眠可，二便调，舌红，少苔，脉细。方药：初诊方加佩兰 12 g。15 剂，水煎服，日一剂。

六诊（2009－06－09）：病史同前，偶有双侧乳房隐痛，经前乳房刺痛二三天，无腹胀腹痛，纳眠可，二便调。舌暗红，苔白，脉细。方药：初诊方加桂枝 6 g、乌药 12 g。30 剂，水煎服，日一剂。

七诊（2009－08－04）：患者经前双侧乳房外侧刺痛，小腹隐痛，经行一二天后无腹痛，牙痛，无其他明显不适，纳眠可，二便调，舌暗，苔薄黄，脉细。方药：初诊方加升麻 15 g、五倍子 9 g。30 剂，水煎服，日一剂。

八诊(2009－11－06)：月经周期变长，两月行径一次，经前双乳房刺痛好转，仍有腹痛，腋窝无不适，体力可，纳可，眠稍差，二便调，舌暗红，苔薄黄，脉细。方药：初诊方加炒枣仁 30 g、夜交藤 30 g、鸡血藤 24 g。15 剂，水煎服，日一剂。

九诊(2009－12－01)：服药平妥，无发热，无其他明显不适，纳眠可，二便调，舌暗红，苔黄，脉细。患者病情稳定，继以益气健脾，解毒散结法维持治疗。方药：漏芦 30 g、柴胡 12 g、白芷 15 g、山慈姑 12 g、生黄芪 30 g、炒白术 15 g、茯苓 24 g、白花蛇舌草 30 g、蜈蚣 2 条、猫爪草 12 g、砂仁 9 g、党参 24 g、陈皮 12 g、清半夏 12 g、菟丝子 30 g、枸杞子 24 g、甘草 6 g。15 剂，水煎服，日一剂。

(三)疗效

调整治疗 10 个月，体质改善，自感症状明显好转，复查无复发、转移征象。继续内分泌治疗及中药间断维持治疗。

(四)按语

中医认为乳腺癌的发生与情志的关系甚密，情志不畅而肝气郁结，脾失健运则痰湿内生，加之外感六淫之邪，邪毒蕴结，气滞痰凝，经络痞涩，致成本病；乳腺癌根治术后，又行放化疗，气血肝肾俱损，冲任隶属于肝肾，为气血之海，肝肾不足，冲任失调则气血运行不畅，气滞血凝。综合脉症，四诊合参，本病属中医学“乳岩”之脾气亏虚、病毒内结型，临床用健脾益气、解毒散结法治疗。拟方化积方加减，方中生黄芪、炒白术、茯苓、党参益气健脾；柴胡、厚朴疏肝理气；白花蛇舌草、猫爪草、生牡蛎、陈皮、清半夏、漏芦等解毒化瘀散结通络；蜈蚣、白芷通络止痛；山慈姑乃治疗乳腺癌要药；枸杞子、菟丝子滋阴补肾；甘草调药和中；全方共奏健脾益气、解毒散结之效。正气充足，气机通畅，瘀血去，癥结散，从而起到术后防复的作用。

三、行气化痰、补益气血治疗乳岩

(一)诊治要点

中医诊断：(病名)乳岩，(证候)痰气交阻、气血亏虚

西医诊断：左乳癌术后、放化疗后

治　　法：行气化痰、补益气血

方　　药：消岩方加减

(二)诊疗经过

刘某,女,45岁。乳腺癌术后10月,放化疗后。

初诊(2008-11-18):患者2008年1月自行触及左乳包块,在本院诊为“左乳癌”遂行乳腺癌根治术,术后病理:(左)乳腺浸润性导管癌。行CEF方案化疗6周期,并予放疗。目前每日服三苯氧胺20 mg。现感四肢无力,眠差,时出汗,左胸胀痛,纳可,二便调,月经基本正常。查体:浅表淋巴结未触及肿大,左乳腺缺如,呈乳腺术后状态,双肺听诊无异常,心率80次/分,律齐,腹软,肝脾胁下未及。舌质红,苔薄黄,脉弦细。初步诊断:中医诊断:乳岩(气血亏虚、痰气交阻);西医诊断:左乳癌根治术后放、化疗后。综合脉症,四诊合参,本病属中医学“乳岩”,辨证属气血亏虚,痰气交阻,患者乳腺癌术后,加之放化疗等治疗,大伤元气,气虚不摄可见乏力、汗出,气不行津,久而成痰,痰气交阻可见腹胀等症,舌脉俱为佐证。治宜补益气血、行气化痰。拟消岩方加减:漏芦30 g、白芷15 g、清半夏12 g、生黄芪30 g、炒白术15 g、茯苓24 g、菟丝子30 g、枸杞子30 g、白花蛇舌草30 g、山慈姑12 g、炮山甲12 g、西洋参9 g、砂仁9 g、炒三仙各12 g、当归12 g、甘草6 g。7剂,水煎服,日一剂。

二诊(2008-11-25):服药平妥,体力增加,左胸灼热感,刺痛,有束缚感,抬臂时有撕裂感,眠差,多梦,纳可,二便调。舌质红,苔薄黄,脉细弱。方药:上方加炒枣仁30 g、生龙牡各30 g、磁石30 g。14剂,水煎服,日一剂。

三诊(2008-12-09):服药平妥,睡眠明显改善,进食后胃脘灼热感,身热,体温不高,无汗出,易疲劳,二便调。舌质红,脉弦细。方药:初诊方去西洋参,加栀子12 g。14剂,水煎服,日一剂。

四诊(2008-12-23):近半月偶有咳嗽,咽痒,喉中有痰,口中黏涎多,无发热,仍感胸部刺痛,左肩臂紧缚感,纳可,眠尚可,二便调。舌质红,苔薄黄,脉弦细。胸片示:肺纹理增多。方药:漏芦30 g、白芷15 g、清半夏12 g、生黄芪30 g、炒白术15 g、茯苓24 g、白花蛇舌草30 g、山慈姑12 g、炮山甲12 g、西洋参9 g、砂仁9 g、炒三仙各12 g、陈皮12 g、全瓜蒌30 g、浙贝母24 g、炙麻黄12 g、生石膏30 g、地龙12 g、当归18 g、甘草6 g。14剂,水煎服,日一剂。

五诊(2009-01-06):咳嗽减轻,咽痒不适,左上臂肿胀,右膝疼痛,纳眠可,二便调,舌红,苔黄,脉细弱。肝功能(-)、血常规(-)、腹部B超:肝轻度损伤。方药:漏芦30 g、山慈姑12 g、清半夏12 g、浙贝母24 g、生黄芪15 g、炒白术 15 g、茯苓 24 g、白花蛇舌草 30 g、蜈蚣 2 条、玄参 18 g、牛蒡子 15 g、黄芩 15 g、砂仁 9 g、炒三仙各 12 g、炮山甲 12 g、西洋参 9 g、补骨脂 15 g、柴胡 12 g、甘草 6 g。14 剂，水煎服，日一剂。

六诊(2009-04-10)：一直坚持服用中药，病情稳定，无明显不适，不发热，纳眠可，二便调，舌红，苔白腻，脉沉细。复查胸片(-)、肝肾功能(-)、B 超：脂肪肝，子宫肌瘤 1.4 cm×1.4 cm，乳腺(-)。方药：漏芦 30 g、蒲公英 30 g、清半夏 12 g、冬凌草 15 g、生黄芪 30 g、炒白术 15 g、茯苓 24 g、石见穿 12 g、白花蛇舌草 30 g、蜈蚣 2 条、杜仲 15 g、当归 18 g、炒三仙各 12 g、党参 24 g、补骨脂 15 g、八月扎 15 g、甘草 6 g。水煎服日一剂，连服 30 剂。

(三)疗效

调整治疗 6 次，治疗半年余，症状改善，显效。

(四)按语

该患者为乳腺癌根治术后患者，术后行联合化疗、放疗并口服内分泌治疗药物。中药维持治疗要根据患者个体情况，辨证施治，以进一步发挥防止复发、转移的作用。常以补益气血、行气化痰、解毒散结为治法，拟消岩方加减：漏芦、山慈姑、石见穿、炮山甲、蜈蚣等活血化瘀，散结通络，白芷、蒲公英、清半夏、黄芩清热解毒，生黄芪、炒白术、茯苓、当归等健脾益气，使气血生化有源，全瓜蒌、浙贝母、炙麻黄、生石膏、地龙、陈皮、桔梗化痰止咳，全方共奏行气化痰、补益气血、解毒散结之效。标本兼治，可获疗效。

四、疏肝健脾、化痰散结治疗乳岩

(一)诊治要点

中医诊断：(病名)乳岩，(证候)肝郁脾虚、痰瘀互结

西医诊断：乳腺癌

治　　法：疏肝健脾、化痰散结

方　　药：消岩方加减

(二)诊疗经过

韩某，女，42 岁。右乳癌术后 1 月余，化疗 7 周期后。

初诊(2011-10-16)：患者 1 年前查体时发现右乳包块，后就诊于当地医院，乳腺肿块细针穿刺活检确诊为乳腺癌，行 5 周期新辅助化疗，具体方案不详，病灶缩小后于 1 个月前行手术治疗，术后病理示：乳腺浸润性导管癌。术后

行2周期化疗。就诊时乏力，偶胁痛腹胀、腹痛，纳眠可，大便干，小便调，体重平稳。舌暗苔薄白，脉弦。初步诊断：中医诊断：乳岩（肝郁脾虚、痰瘀互结）；西医诊断：乳腺癌术后。综合脉症，四诊合参，本病当属中医学“乳岩”范畴，证属肝郁脾虚、痰瘀互结。患者青年女性，素体脾虚，加之性格急躁易怒，情志不常，导致肝气郁结，横逆犯脾，脾气更虚。脾虚失运，无力行气行血，则气滞血瘀；脾虚失运，无力行津液，则痰湿内生。痰瘀互结于乳腺，发为结节，久而耗气伤阴，故而乏力、大便干，舌脉俱为佐证。治宜疏肝健脾、化痰散结，拟消岩方加减：漏芦30 g、柴胡12 g、白芷15 g、菟丝子30 g、枸杞子24 g、山萸肉12 g、山慈姑12 g、冬凌草24 g、白芍15 g、党参24 g、炒杏仁30 g、厚朴12 g、肉桂6 g、生黄芪30 g、炒白术15 g、茯苓24 g、清半夏12 g、白花蛇舌草30 g、猫爪草12 g、莪术9 g、三棱12 g、甘草6 g。15剂，水煎服，日一剂。

二诊（2011－11－02）：服药平妥，现患者腹胀、腹痛缓解，乏力自觉好转，活动后汗出明显，纳眠可，二便调。舌暗苔薄白，脉弦。方药：上方去肉桂，加鸡血藤24 g、麦冬18 g、五味子9 g。15剂，水煎服，日一剂。

三诊（2011－11－20）：服药平妥，时低热，无汗出，偶见咳嗽、咳痰，纳可，眠差，小便调，偶大便偏干，体力可。舌暗苔薄白，脉弦。方药：初诊方加荆芥12 g、防风9 g、青蒿24 g、炒枣仁30 g。15剂，水煎服，日一剂。

四诊（2011－11－20）：服药平妥，患者一般情况可，纳眠可，二便调，体力可。舌暗苔薄白，脉弦。方药：漏芦30 g、柴胡12 g、白芷15 g、山慈姑12 g、补骨脂15 g、党参24 g、生黄芪30 g、炒白术15 g、茯苓24 g、清半夏12 g、白花蛇舌草30 g、猫爪草12 g、莪术9 g、菟丝子30 g、枸杞子24 g、甘草6 g。15剂，水煎服，日一剂。

（三）疗效

调整治疗4次，症状改善，显效。

（四）按语

本患者长期性情急躁，情志不舒，久则伤肝，肝气郁结，肝郁乘脾，痰瘀内生，痰瘀互结，而发本病。临床多采用“疏肝健脾、化痰散结”法治疗，方以化积方为基础加减拟消岩方。生黄芪、党参不仅补益脾肺之气，并能养阴生津；炒白术、茯苓、砂仁、清半夏、陈皮以健脾燥湿、化痰散结，脾主运化水液，水液运化则可使聚集之湿痰消散；白花蛇舌草、猫爪草以清热解毒、燥湿化痰、散结消肿；柴胡、白芍、厚朴疏肝理气，山慈姑、漏芦乃治疗乳腺癌要药以解毒散结，全方共奏疏肝健脾、化痰散结之效。二诊去肉桂以防其辛温发散之力，并加鸡血藤以养血活血通络。故“乳岩”之肝郁脾虚，痰瘀互结型，多以疏肝健脾、化痰散结之法，并随症加减，扶正祛邪同用、标本兼治可获疗效。

五、行气活血通络治疗乳岩

（一）诊治要点

中医诊断：（病名）乳岩，（证候）气滞血瘀

西医诊断：乳腺癌

治　　法：行气活血通络

方　　药：消岩方加减

（二）诊疗经过

滕某某，女，46岁。左乳癌术后5月余，化疗6周期后。

初诊（2012－09－18）：因左乳肿块，左腋窝下淋巴结肿大。于2012年3月31日省立某医院行全麻下“左侧乳腺癌改良根治术”，术后病理示：左侧乳腺浸润性导管癌Ⅲ级。免疫组化：Her－2（＋＋），PR（－），ER（－），P53加（90%＋），KI－67（40%＋）。术后予ECT方案6周期。未放疗。2012年8月化疗结束。就诊时患者左腋窝、左臂水肿，纳眠可，二便调，舌质紫暗，苔黄，脉弦细。初步诊断：中医诊断：乳岩（气滞血瘀）；西医诊断：乳腺癌术后并上肢淋巴水肿。综合脉症，四诊合参，本病当属中医学“乳岩”范畴，证属气滞血瘀。患者素体脾虚，脾虚失运，无力行气行血，则气滞血瘀；脾虚失运，无力行津液，则痰湿内生，气滞，瘀血、痰浊互结凝聚，形成本病，舌脉俱为佐证。治宜行气活血通络兼以益气扶正。拟用消岩方加减：黄芪30 g、清半夏9 g、茯苓24 g、厚朴12 g、炒白术15 g、白花蛇舌草24 g、猫爪草18 g、炒三仙各12 g、党参24 g、蒲公英30 g、山慈姑9 g、桂枝12 g、牛膝15 g、泽泻30 g、猪苓30 g、漏芦30 g、菟丝子30 g、枸杞子24 g、柴胡12 g、白豆蔻9 g、甘草6 g。15剂，水煎服，日一剂。

二诊（2012－10－23）：病史同前，现服药平妥，左上肢水肿减轻，纳眠可，时有少腹胀痛，二便调。舌紫黯，苔薄黄，脉细。方药：上方加赤芍9 g。20剂，水煎服，日一剂。

三诊（2012－10－23）：服药平妥，左上肢水肿明显好转，纳眠可，小便调，五更泻，舌质紫暗，苔黄，脉细。方药：上方去猪苓、泽泻，加山萸肉15 g。15

剂,水煎服,日一剂。

四诊(2012－11－10):服药平妥,左上肢肿胀明显减轻,纳眠可,二便调,舌质紫暗,苔薄黄,脉细。继以健脾活血、通络散结为法组方维持治疗,方药:黄芪30 g、清半夏9 g、茯苓24 g、炒白术15 g、白花蛇舌草24 g、猫爪草18 g、炒三仙各12 g、党参24 g、蒲公英30 g、山慈姑9 g、桂枝12 g、牛膝15 g、泽泻24 g、猪苓24 g、漏芦30 g、菟丝子30 g、枸杞子24 g、柴胡12 g、甘草6 g。30剂,水煎服,日一剂。

(三)疗效

调整治疗4次,症状改善,显效。

(四)按语

乳腺癌根治术后上肢肿胀是手术常见并发症,与腋窝淋巴结清扫,淋巴液回流障碍有关,术后放疗经常使上肢肿胀加重,影响患者生活质量。本病属中医"乳岩"范畴,证属气滞血瘀。治疗强调扶正与祛邪,扶正既要补脾又要益肾,祛邪既要解毒化痰、又要活血化瘀、软坚散结。并强调中西并重,发挥各自优势,取长补短。临床多采用"行气活血通络兼以扶正"为法治疗,方以消岩方为基础加减。生黄芪、党参不仅补益脾肺之气,炒白术、茯苓、半夏以健脾燥湿、化痰散结,脾主运化水液,水液运化则可使聚集之湿痰消散;桂枝、牛膝活血通络止痛;加菟丝子、枸杞子滋阴养肝,补肾益精;山慈姑、漏芦乃治疗乳岩要药。全方共奏行气活血通络兼以扶正之效。故"乳岩"之气滞血瘀,多以行气活血通络之法,扶正祛邪同用,标本兼治可获疗效。

第五节　胃癌

一、益气健脾、解毒散结治疗胃积

(一)诊治要点

中医诊断:(病名)胃积,(证候)脾气亏虚、瘀毒内结

西医诊断:胃癌根治术后化疗后

治　　法:益气健脾、解毒散结

方　　药:化积方加减

（二）诊疗经过

李某，女，37岁。胃癌术后6月。

初诊（2006－03－26）：患者因“右上腹疼痛，伴后背疼痛，消瘦3个月”在外院经胃镜活检诊为胃癌，于2005年10月行胃癌根治术，术后病理示：胃低分化腺癌，侵及肌层，淋巴结8/18查见癌转移。术后已行奥沙利铂加CF加5－Fu化疗6周期。1月前复查上消钡餐、胸片、肿瘤标志物均无异常。就诊时胃脘隐痛，无恶心、呕吐，乏力，纳食稍差，二便调。查体：一般情况可，无贫血，浅表淋巴结未触及肿大，颈软，气管居中，双肺呼吸音轻清，未闻及干湿啰音，心率72次/分，律齐，未闻及病理性杂音，腹软，上腹正中可见一长约20 cm手术瘢痕，愈合良好，全腹无压痛及反跳痛，未扪及包块，肝脾肋下未及，双肾区无叩击痛，双下肢无浮肿，舌质淡，有瘀斑，苔白，脉沉细涩。既往体健，否认肝炎、结合病史，无慢性胃炎、胃溃疡病史。综合脉症，四诊合参，本病属中医学“胃积”之脾气亏虚、瘀毒内结型，患者久病加之手术大伤元气，气虚无力行血久而成瘀，瘀气亏虚，不通则痛，故可见乏力、胃脘疼痛等症，舌脉俱为佐证。初步诊断：中医诊断：胃积（脾气亏虚、瘀毒内结），西医诊断：胃癌根治术后（T2N2M0）。治宜益气健脾、解毒散结，拟化积方加减：生黄芪30 g、炒白术15 g、茯苓24 g、清半夏12 g、白花蛇舌草30 g、蜈蚣2条、冬凌草15 g、石见穿12 g、砂仁9 g、炒三仙各12 g、蒲公英30 g、补骨脂15 g、党参24 g、干姜18 g、八月札15 g、甘草6 g。7剂，水煎服，日一剂。

二诊（2006－04－03）：服药平妥，无腹痛，体力可，纳眠可，二便调，舌质淡，苔薄白，脉细。方药：上方加田基黄30 g、五味子9 g。15剂，水煎服，日一剂。

三诊（2006－04－28）：病情稳定，无明显不适，纳可，眠差，二便调，舌质淡，苔白厚，脉细。方药：初诊方加田基30 g、白英24 g。15剂，水煎服，日一剂。

四诊（2006－05－30）：病情稳定，未述明显不适，纳眠可，二便调，舌质暗，苔白，脉细。复查肝肾功能（－）、腹部B超（－）、胸片（－）。方药：初诊方加黄连9 g、炒枣仁30 g、生薏苡仁30 g、生龙牡各30 g。20剂，水煎服，日一剂。

五诊（2006－07－04）：无腹痛，体力可，纳可，眠稍差，二便调，舌苔黄厚，脉细。上消化道钡餐（－）。方药：生黄芪30 g、炒白术15 g、茯苓24 g、清半夏

12 g、白花蛇舌草 30 g、猫爪草 12 g、砂仁 9 g、蜈蚣 2 条、党参 24 g、补骨脂 15 g、黄连 12 g、冬凌草 15 g、石见穿 12 g、陈皮 12 g、绞股蓝 15 g、炒枣仁 30 g、生龙牡各 30 g、夜交藤 30 g、生薏苡仁 30 g、炒三仙各 12 g、甘草 6 g。30 剂，水煎服，日一剂。

六诊（2006－09－22）：病情稳定，未述明显不适，纳可，眠一般，二便调，舌质淡，舌苔白，脉细。复查腹部 B 超（－）、胸片（－）、钡餐：胃癌术后。吻合口及残胃未见异常。方药：上方加磁石 30 g、改炒枣仁 45 g。30 剂，水煎服，日一剂。

七诊（2007－05－18）：患者坚持服中药治疗，病情稳定，无肿瘤复发及转移。目前一般情况好，无腹痛，纳可，眠一般，二便调，舌质淡，苔白，脉沉细。方药：中药上方制成丸剂，每次 6 g，每日 2 次。

（三）疗效

调整治疗 1 年余，症状改善，无复发及转移征象，继续间断中药维持治疗中。

（四）按语

胃癌是我国消化系统发病率最高的恶性肿瘤，属于中医“积证”或“胃脘痛”范畴。腹内结块，固定不移，痛有定处为积。腹内常可扪及包块，或腹部胀闷，疼痛不适为主要症状，胃镜加活检、CT 等辅助检查可助诊断。《金匮要略》：“积者，脏病也，终不移。”本患者为胃癌根治术后患者，术后根据病理分期行术后辅助化疗。患者久病加之手术大伤元气，术后化疗，更伤脾胃，致气虚无力行血久而成瘀，瘀则不通，不通则痛，故可见乏力、胃脘疼痛等症，舌脉俱为佐证。故治以益气健脾、解毒散结，拟化积方加减：蜈蚣、冬凌草、石见穿、八月札等活血化瘀、软坚散结，生黄芪、党参、炒白术、茯苓等健脾益气，清半夏、蒲公英、白花蛇舌草等清热解毒活血化瘀散结，全方共奏益气健脾、解毒散结之效。胃癌根治术放化疗后，治以益气健脾、解毒散结，标本同治，治病求源，补气健脾以生血、行血，血行则不为瘀，以防治术后余邪致病，死灰复燃。

二、温中散寒、健脾和胃治疗胃积

（一）诊治要点

中医诊断：（病名）胃积，（证候）脾胃虚寒

西医诊断：胃腺癌

治　　法：温中散寒、健脾和胃

方　　药：化积方加减

（二）诊疗经过

于某，男，60岁。胃癌术后1年，化疗2周期。

初诊（2009－01－13）：患者于2008年1月因胃脘部疼痛，进行性消瘦就诊于当地县医院，胃镜检查示：胃癌。胸部及上腹部CT检查未发现远处转移。遂于当地医院行胃癌根治术。术后病理示：胃窦低分化腺癌（T3N1M0）。化疗2周期，反应不明显，具体用药不详。患者乏力，时有胃脘部不适，得温则舒，无恶心呕吐，无发热，纳差，眠可，二便调，舌淡胖，苔白，脉沉细。初步诊断：中医诊断：胃积（脾胃虚寒）；西医诊断：胃腺癌根治术后。治宜温中散寒、健脾和胃。拟方化积方加减：生黄芪30 g、炒白术15 g、茯苓24 g、清半夏12 g、白花蛇舌草30 g、猫爪草12 g、砂仁9 g、补骨脂15 g、炒三仙各12 g、蜈蚣2条、党参24 g、黄连12 g、陈皮12 g、乌药12 g、红藤24 g、鸡内金15 g、菟丝子30 g、枸杞子24 g、鱼骨9 g、厚朴12 g、生牡蛎30 g、干姜9 g、甘草6 g。15剂，水煎服，日一剂。

二诊（2009－02－05）：患者服药后无腹胀，腹痛，食后偶尔反酸，无咳嗽，憋喘，无胸闷，胸痛，轻乏力，纳眠可，二便调。舌淡，苔白，脉细。方药：上方加山慈姑12 g、炒山药24 g。15剂，水煎服，日一剂。

三诊（2009－02－27）：患者服药平妥，一般情况好，时有恶寒，无腹胀腹痛，无胃痛胃胀，无泛酸呕吐，无发热头痛，体力可，纳眠可，二便调。舌淡，苔白，脉细。方药：上方继服。30剂，水煎服，日一剂。

四诊（2009－07－03）：患者坚持服用中药，自诉近日偶有胃脘部疼痛，食后偶有泛酸，无咳嗽，咯痰，无发热头痛，轻乏力，纳眠可，二便调。舌淡，苔白，脉细。方药：初诊方加人参9 g、肉桂6 g、山慈姑12 g、鸡血藤24 g。30剂，水煎服，日一剂。

五诊（2009－08－04）：患者一般情况尚可，胃脘部疼痛不适，诉进食后有缓解，无腹痛腹胀，无发热及头痛，体力可，纳眠可，二便调。舌淡，苔白，脉细。方药：上方继服。30剂，水煎服，日一剂。

（三）疗效

调整治疗7月余，患者病情稳定，无复发。

（四）按语

胃癌早期常无明显症状，或类似于消化性溃疡疼痛，进食后可以缓解。进展期胃癌以胃区疼痛，常为咬啮性，无明显规律性，与进食无明显关系，类似于消化性溃疡疼痛，进食后可以缓解。此外，上腹部饱胀感、沉重感、厌食、腹痛、恶心、呕吐、腹泻、进行性消瘦、贫血、水肿、发热等。当临床症状明显时，病变已属晚期。本患者术后病理亦属中晚期胃癌，术后又行辅助化疗。患者诊断符合以上特征。胃癌属正虚邪实，正气亏虚为本，邪气聚结为其标，患者年过半百，阳气自半，饮食不节，损伤脾胃，术后化疗，寒凉毒邪，更伤脾胃，脾阳不健，湿浊内生，血脉涩滞，寒瘀互结，湿聚痰凝，阻结于胃腑而成胃积之脾胃虚寒证。治以温中散寒、健脾和胃法。拟方化积方加减，方中补骨脂、乌药、干姜温中散寒；菟丝子、枸杞子、鱼骨补肾助阳；炒三仙、砂仁、鸡内金健脾和胃消食；陈皮、厚朴理气化痰；白花蛇舌草、猫爪草、蜈蚣、生牡蛎解毒散结；红藤、黄连解毒化瘀止痛。全方在温中散寒、健脾和胃的基础上解毒化瘀，理气止痛。使寒化、瘀去、阳气生、脾胃健。

三、疏肝和胃、降逆止痛治疗胃积

（一）诊治要点

中医诊断：（病名）胃积，（证候）肝胃不和

西医诊断：胃癌并肝转移

治　　法：疏肝和胃、降逆止痛

方　　药：化积方加减

（二）诊疗经过

刘某某，男，60岁。胃癌并肝转移近2年余，化疗14周期。

初诊（2012－04－22）：患者因胃部不适于2010年7月就诊，经胃镜加活检、CT等检查诊为胃癌并肝转移，病理示低分化腺癌。后口服希罗达8周期，化疗反应可耐受。于2011年5月行OLF方案化疗6周期，末次化疗2011年09月13日。就诊时患者胃部及右胁部不适，隐隐作痛，进餐后加重，呃逆频繁，乏力，纳差，二便调，近期体重下降明显。舌质红，苔黄，脉细。初步诊断：中医诊断：胃积（肝胃不和）；西医诊断：胃癌并肝转移。综合脉症，四诊合参，本病当属中医学“胃积”范畴，证属肝胃不和。治宜疏肝和胃、降逆止痛。拟化积方加减：生黄芪30 g、炒白术15 g、茯苓24 g、清半夏12 g、白花蛇舌草30 g、猫

爪草12 g、代赭石24 g、旋覆花12 g、鸡内金15 g、菟丝子30 g、枸杞子24 g、田基黄30 g、三棱12 g、莪术6 g、白豆蔻9 g、柴胡12 g、山萸肉15 g、鱼骨9 g。10剂，水煎服，日一剂。

二诊(2012－05－03)：服药平妥，现患者仍餐后胃部不适，偶有胀痛，嗝气，纳眠可，二便调，乏力。舌质红，苔黄，脉细。方药：上方加白芍15 g。15剂，水煎服，日一剂。

三诊(2012－05－19)：服药平妥，患者进餐后胃部不适感较前缓解，嗝气缓解，无腹胀腹痛，纳眠可，二便调，乏力好转。舌质红，苔黄，脉细。方药：上方加炒三仙各15 g。15剂，水煎服，日一剂。

四诊(2012－06－07)：服药平妥，现患者偶进餐后胃部不适，纳眠可，二便调，乏力不明显。舌质红，苔黄，脉细。方药：生黄芪30 g、炒白术15 g、茯苓24 g、清半夏12 g、白花蛇舌草30 g、猫爪草12 g、鸡内金15 g、菟丝子30 g、枸杞子24 g、炒三仙各15 g、白芍15 g、甘草6 g。15剂，水煎服，日一剂。

(三)疗效

调整治疗4次，症状改善，显效。

(四)按语

胃癌极易发生肝转移。胃为水谷之海，百物聚集之所，又为多气多血之乡。人以胃气为先，饮食药饵，先伤于胃，物聚类杂，最易壅塞，故胃癌的起因较为复杂，中医学认为与外感六淫、七情内伤、饮食失调、正气不足有关。气、痰、瘀、毒互结而成。本病属积症之“胃积”、“肝积”范畴，辨证属肝胃不和。临床多采用“疏肝和胃、降逆止痛”法治疗，方以化积方为基础加减。代赭石重镇逆气，旋覆花降气；莪术、鸡内金、三棱相配伍，破血行气、消积止痛；菟丝子补而不峻、温而不燥，枸杞子润而滋补、兼能退热，二者相伍应用更能提高患者免疫力；板蓝根、田基黄共用，可清热利湿、消肿解毒；人参大补元气，固脱生津，白豆蔻化湿行气，山萸肉补益肝肾，三者为伍，可利尿除湿；柴胡疏肝解郁、鱼骨可抑酸止痛。全方共奏疏肝和胃、降逆止痛之效。故“胃积”之肝胃不和型，多以疏肝和胃、降逆止痛之法，扶正祛邪、标本兼治，可获疗效。

四、益气养阴、解毒散结治疗胃积

(一)诊治要点

中医诊断：(病名)胃积，(证候)气阴两虚、瘀毒内结

西医诊断:贲门癌术后化疗后

治　　法:益气养阴、解毒散结

方　　药:化积方加减

(二)诊疗经过

张某,男,56岁。贲门癌术后2年余,行化疗14周期。

初诊(2013－03－25):患者2011年1月因“胃部疼痛”于上海同济医院行胃镜加活检示:贲门癌。行贲门癌根治术,术后病理:贲门溃疡型、印戒细胞癌伴中分化腺癌成分,侵透胃壁全层达周围脂肪,淋巴结0/6。术后行FOLFOX方案联合化疗12周期。患者就诊时症见:声音嘶哑,进食阻挡感,食后胃脘痞满,恶心反酸,全身乏力,小腿酸胀,纳少眠差,大便干,小便调,体重近期平稳。舌质淡红,苔薄黄,脉细。胸腹部强化CT示贲门癌术后复发并纵隔、腹腔淋巴结转移。初步诊断:中医诊断:胃积(气阴两虚、瘀毒内结);西医诊断:贲门癌术后复发并转移。治宜益气养阴、解毒散结。拟用化积方加减:代赭石24 g、旋覆花12 g、莪术6 g、党参24 g、麦冬18 g、玄参18 g、芦根30 g、菟丝子30 g、枸杞子24 g、茯苓24 g、清半夏12 g、白花蛇舌草30 g、猫爪草12 g、黄芪30 g、砂仁9 g、浙贝母24 g、生薏苡仁30 g、炒枣仁30 g、夏枯草12 g、甘草6 g。15剂,水煎服,日一剂。

二诊(2013－04－12):服药平妥,现患者仍乏力,进食阻挡感减轻,偶有呃逆,纳少,眠差,二便调。舌质淡红,苔薄黄,脉细。方药:上方加人参9 g、远志15 g、炒三仙各15 g。15剂,水煎服,日一剂。

三诊(2013－04－29):服药平妥,患者乏力有所减轻,进食阻挡感减轻,纳少有改善,眠差,二便调。舌质淡红,苔薄黄,脉细。方药:上方加合欢30 g、生龙牡各30 g。15剂,水煎服,日一剂。

四诊(2013－05－18):服药平妥,乏力好转,进食阻挡感减轻,纳明显改善,眠可,二便调。舌质淡红,苔薄黄,脉细。方药:黄芪30 g、人参9 g、清半夏12 g、茯苓24 g、白花蛇舌草30 g、猫爪草12 g、代赭石24 g、旋覆花12 g、党参18 g、麦冬18 g、玄参18 g、菟丝子30 g、枸杞子24 g、浙贝母24 g、生薏苡仁30 g、炒枣仁30 g、夏枯草12 g、甘草6 g。15剂,水煎服,日一剂。

(三)疗效

调整治疗4次,症状改善,中药。

(四)按语

贲门癌是发生在胃贲门部,也就是食管胃交界线上下约 2 cm 范围内的恶性肿瘤,以腺癌为多见。中医学认为贲门癌与七情内伤、气阴两虚、痰气逆阻有关,为本虚标实之证。本患者为贲门癌根治术后复发并淋巴结转移,以声音嘶哑,进食阻挡感,食后胃脘痞满为主要表现,综合脉症,四诊合参,本病属“胃积”范畴,辨证属气阴两虚、瘀毒内结。临床多采用“益气养阴、解毒散结”法治疗。代赭石、旋覆花均能降肺胃二经之逆气,党参、玄参、芦根、板蓝根等益气养阴生津,清半夏、白花蛇舌草、猫爪草、浙贝母、夏枯草均具有解毒散结,茯苓、生薏苡仁、炒三仙健脾以改善纳差,菟丝子、枸杞子滋阴补肾益精;全方共奏益气养阴、解毒散结之功。故“胃积”之气阴两虚、瘀毒内结型,多以益气养阴、解毒散结之法,扶正祛邪、标本兼治可获疗效。

五、祛瘀软坚散结治疗胃积

(一)诊治要点

中医诊断:(病名)胃积,(证候)瘀毒内结

西医诊断:胃恶性间质瘤术后

治　　法:祛瘀软坚散结

方　　药:化积方加减

(二)诊疗经过

牟某,女,64 岁。胃恶性间质瘤术后 2 月。

初诊(2003 - 04 - 11):患者 2 个月前因“呕血、黑便,突发腹痛、腹胀”在外院急诊时,经胃镜活检诊为“胃恶性平滑肌肉瘤”并行胃大部切除术,术后病理为:胃恶性间质瘤,肿块切面 9 cm×8 cm、出血、坏死。术后未行化疗及靶向等特殊治疗。现患者乏力明显,纳少,无腹痛、腹胀,无发热,眠可,大便干,二三日一行。查体:老年女性,神志清,轻度贫血貌,自主体位。皮肤黏膜无黄染及出血点,浅表淋巴结未触及肿大,心肺听诊无异常,腹软,上腹正中可见一条长约 25 cm 手术瘢痕,全腹无压痛,肝脾肋下未及,双肾区无叩击痛,双下肢无浮肿,舌质暗红,苔黄,脉沉细。既往体健,否认慢性胃炎、胃溃疡病史。无烟酒嗜好。初步诊断:中医诊断:胃积(瘀毒内结);西医:胃恶性间质瘤术后。治宜祛瘀软坚散结,拟化积方加减:生黄芪 30 g、炒白术 15 g、茯苓 24 g、清半夏 12 g、蒲公英 30 g、白花蛇舌草 30 g、蜈蚣 2 条、黄连 12 g、砂仁 9 g、炒三仙各 12 g、西洋参

9 g、莪术 12 g、补骨脂 12 g、陈皮 12 g、甘草 6 g。7 剂,水煎服,日一剂。

二诊(2003 - 04 - 25):服药妥,体力明显增加,食欲好转,无腹痛,无黑便,口干,舌质暗红,苔薄黄,脉细数。方药:上方加麦冬 30 g、芦根 30 g。15 剂,水煎服,日一剂。

三诊(2003 - 05 - 16):服药后大便偏稀、不成形、日一两次,无腹痛,无脓血便,纳眠尚可,二便调,舌质暗红,苔薄白,脉弦细。方药:初诊方加炒山药 24 g、鸡内金 12 g、冬凌草 15 g、石见穿 15 g。15 剂,水煎服,日一剂。

四诊(2003 - 07 - 08):服药妥,无明显不适,体力可,纳眠可,二便调,舌质暗,苔薄白,脉细。方药:上方加当归 12 g、炮山甲 9 g。15 剂,水煎服,日一剂。

五诊(2003 - 08 - 07):术后在外院已行化疗 2 周期,现化疗第 2 天,感恶心,不欲食,无呕吐,无腹痛,大便干、三日未行,小便可,舌质暗,苔黄腻,脉弦。方药:黄连 12 g、竹茹 12 g、陈皮 12 g、半夏 9 g、砂仁 9 g、鸡内金 12 g、炒三仙各 12 g、厚朴 15 g、枳实 15 g、麦冬 18 g、当归 12 g、生地黄 15 g、佩兰 12 g、白蔻仁 12 g、甘草 6 g。7 剂,水煎服,日一剂。

六诊(2003 - 8 - 15);服药佳,食欲好转,无恶心,感乏力,无腹痛,二便调,舌质暗,苔薄黄,脉细。血常规示:白细胞 3.6×10^9/L、血红蛋白 110 g/L、血小板 120×10^9/L。方药:枸杞子 30 g、菟丝子 30 g、半夏 9 g、炒白术 15 g、生黄芪 30 g、茯苓 24 g、砂仁 9 g、鸡内金 12 g、补骨脂 12 g、鸡血藤 24 g、白花蛇舌草 30 g、麦冬 18 g、蒲公英 30 g、生地黄 15 g、黄连 9 g、甘草 6 g。15 剂,水煎服,日一剂。

(三)疗效

复诊 6 次,以中药治疗为主,症状改善,无加重及复发。

(四)按语

腹中结块,固定而不移,痛有定处,如针刺针扎者为积。病机为气血阻滞不畅,瘀而成积。治宜祛瘀软坚散结,拟化积方加减:蜈蚣、莪术、鸡血藤、当归等活血化瘀、软坚散结,生黄芪、炒白术、茯苓、西洋参等健脾益气,清半夏、蒲公英、白花蛇舌草等清热解毒散结,全方共奏祛瘀软坚散结兼以扶正之效。胃积之"瘀毒内结"型,当从活血化瘀软坚散结治之,并同用扶正之品,补气以生血、行血,血行则瘀自除,综合治疗可获疗效。

第六节 肝癌

一、疏肝健脾、化痰散结治疗肝积

（一）诊治要点

中医诊断：（病名）肝积，（证候）肝郁脾虚、痰瘀互结

西医诊断：原发性肝癌

治　　法：疏肝健脾、化痰散结

方　　药：肝积方加减

（二）诊疗经过

安某某，男，45岁。原发性肝癌并多发转移半月余。

初诊（2012－03－04）：患者2月时因左下肢放射性麻木于当地医院就诊，行强化CT示：①肝脏占位性病变，考虑巨块结节型肝癌并肝内多发转移，门脉右支癌栓形成，腹膜后肿大淋巴结转移，双肺多发转移癌；②右肾囊肿；③少量腹水（2012－02－15滨州医学院附属医院）。AFP具体不详，患者有慢性乙肝病史10余年，确诊后未行任何治疗。患者现乏力，皮肤目睛黄染不明显，左下肢放射性麻木，右下肢肌肉萎缩，食欲尚可，睡眠一般，小便频，大便三四日一行，色黑，成形，近一个月体重下降5千克左右。舌质暗红，苔薄黄，脉弦细。初步诊断：中医诊断：肝积（肝郁脾虚、痰瘀互结）；西医诊断：原发性肝癌并多发转移。治宜疏肝健脾、化痰散结。拟肝积方加减：黄芪30 g、党参24 g、清半夏9 g、茯苓24 g、炒白术15 g、白花蛇舌草24 g、猫爪草9 g、柴胡12 g、田基黄30 g、郁金15 g、黄芩12 g、蒲公英30 g、桂枝9 g、干姜9 g、山药15 g、黄精24 g、炒三仙各12 g、甘草6 g。14剂，水煎服，日一剂。

二诊（2012－03－21）：服药平妥，乏力减轻，左下肢放射性麻木，纳可，眠时差，小便调，大便两日一行，舌质暗红，苔薄黄，脉弦细。方药：上方去干姜，加炒枣仁30 g。14剂，水煎服，日一剂。

三诊（2012－04－12）：服药平妥，患者乏力明显减轻，时右下腹痛，无腹胀，左下肢麻木有改善，纳眠可，大便日三次，成形，小便正常。舌质暗红，苔薄黄，脉弦细。方药：初诊方加山萸肉15 g、五味子9 g、乌梅18 g。14剂，水煎服，日一剂。

四诊(2012－05－04):服药平妥,患者乏力明显减轻,左下肢麻木有改善,无腹胀腹痛,纳眠可,大便日二次,成形,小便正常。舌质暗红,苔薄黄,脉弦细。方药:黄芪30 g、党参24 g、清半夏9 g、茯苓24 g、炒白术15 g、白花蛇舌草24 g、猫爪草9 g、柴胡12 g、田基黄30 g、郁金15 g、桂枝9 g、干姜9 g、五味子9 g、乌梅18 g、山药15 g、黄精24 g、炒三仙各12 g、甘草6 g。14剂,水煎服,日一剂。

(三)疗效

调整治疗4次,病情稳定,症状改善,继续中药治疗。

(四)按语

原发性肝癌是消化系统常见恶性肿瘤。乙肝病毒、丙肝病毒感染是其主要致病因素之一。中医认为肝癌的发生与感受湿热邪毒,致邪毒内蕴,加之七情内伤、饮食不节、嗜酒过度,致正气虚损,邪气乘袭,蕴结于肝,肝气郁结,气机受阻,血腥不畅,痰瘀互结,形成痞块,而成肝癌。本病为本虚标实之证,本患者有慢性乙肝病史十余年,又发现肝脏巨块结节型占位,中医诊断"肝积",证属肝郁脾虚、痰瘀互结。患者中年男性,素体脾虚,加之性格急躁易怒,情志不常,导致肝气郁结,横逆犯脾,脾气更虚。脾虚失运,无力行气行血,则气滞血瘀;脾虚失运,无力行津,则痰湿内生,痰瘀互结,发为本病,舌脉俱为佐证。临床多采用"疏肝健脾、化痰散结"法治疗,方以肝积方为基础加减。生黄芪、党参不仅补益脾肺之气,并能养阴生津;炒白术、茯苓、清半夏以健脾燥湿、化痰散结,助脾运化水液,水液运化则可使聚集之湿痰消散;白花蛇舌草、猫爪草、蒲公英以清热解毒散结;蜈蚣、全蝎、三棱、莪术活血化瘀散结;加山楂、神曲、麦芽以消食化滞,增进食欲;加柴胡、田基黄疏肝理气、除湿退黄;甘草补脾益气,缓急解毒。"肝积"之肝郁脾虚、痰瘀互结型,以疏肝健脾、化痰散结之法,扶正祛邪同用、标本兼治,可获疗效。

二、疏肝理气、解毒散结治疗肝积

(一)诊治要点

中医诊断:(病名)肝积,(证候)肝郁脾虚、痰瘀互结

西医诊断:原发性肝癌介入术后

治　　法:疏肝理气、解毒散结

方　　药:化积方加减

（二）诊疗经过

缪某某，女，67 岁。原发性肝癌 1 年余，介入治疗 3 次。

初诊（2009－05－12）：患者发现乙肝病毒携带（大三阳）病史 20 余年。于 2008 年 1 月因肝区疼痛就诊，行腹部彩色 B 超及强化 CT 示肝占位，肿瘤标志物甲胎蛋白（AFP）441 ng/ml，诊为肝癌，后行 TACE 术治疗 3 次。于 2008 年 8 月 25 日复查：CT 示：①肝癌介入后改变；②肝囊肿；③胆囊炎；④胆总管轻度扩张。肿瘤标志物示：甲胎蛋白 105．01 ng/ml、癌胚抗原：1．33 ng/ml。肝功示：丙酮酸氨基转移酶 48 u/L、天门冬氨酸氨基转移酶 43．1 u/L、碱性磷酸酶 147 u/L。后未行特殊治疗。就诊时患者无肝区疼痛，偶腹胀，口干口苦，无咳嗽，纳眠可，二便调，舌暗红，体胖大，苔黄厚，脉弦细。初步诊断：中医诊断：肝积（肝郁脾虚、痰瘀互结）；西医诊断：原发性肝癌；肝囊肿；胆囊炎。治宜疏肝理气、解毒散结。拟肝积方加减：生黄芪 30 g、炒白术 15 g、茯苓 24 g、白花蛇舌草 30 g、蜈蚣 2 条、猫爪草 12 g、党参 24 g、清半夏 12 g、柴胡 12 g、田基黄 30 g、郁金 12 g、莪术 6 g、白芍 9 g、菟丝子 30 g、枸杞子 24 g、乌药 12 g、厚朴 12 g、甘草 6 g。15 剂，水煎服，日一剂。

二诊（2009－06－02）：服药平妥，偶腹胀，口苦，纳眠可，二便调，舌红暗，苔黄，脉细。方药：上方加黄芩 12 g、龙胆草 12 g。30 剂，水煎服，日一剂。

三诊：（2009－07－05）：服药后症状减轻，无腹痛，无肝区疼痛，纳可，眠差，二便调。舌红暗，苔黄，脉弦细。方药：上方加炒枣仁 30 g、合欢皮 30 g。15 剂，水煎服，日一剂。

四诊（2009－07－22）：患者多食后自觉腹胀，无肝区疼痛，口干口苦，双下肢酸软，纳眠可，二便调。舌淡红，苔黄，脉弦细。理化检查：AFP 84．11 ng/ml，ALT 58 U/L，AST 97 U/L。患者症状基本稳定，AFP 较前降低，谷丙转氨酶、谷草转氨酶较前增加，继以健脾疏肝理气、解毒散结为主，加金钱草、茵陈、虎杖等清热解毒、利胆退黄以保肝。方药：生黄芪 30 g、炒白术 15 g、茯苓 24 g、白花蛇舌草 30 g、猫爪草 12 g、党参 24 g、厚朴 12 g、清半夏 12 g、柴胡 12 g、田基黄 30 g、莪术 6 g、白芍 9 g、菟丝子 30 g、枸杞子 24 g、乌药 12 g、茵陈 18 g、金钱草 12 g、五味子 9 g、甘草 6 g。20 剂，水煎服，日一剂。

五诊（2009－08－14）：无明显不适，口苦减轻，体力可，纳眠可，二便调。舌淡红，苔薄黄，脉弦细。理化检查：CT 示：①肝癌介入后改变，较前病灶缩小；

②肝囊肿;③胆囊炎。方药:上方加水红花子 12 g。15 剂,水煎服,日一剂。

六诊(2010-01-01):坚持服用中药,先后行 5 次介入治疗,现末次介入治疗后 10 天,肝区不痛,无腹胀,无发热,偶嗝气,纳眠可,二便调。舌淡红,苔薄黄,脉沉细。复查 AFP 66.08 ng/ml。症状减轻,AFP 继续下降,继以健脾疏肝,解毒散结为主,方药:生黄芪 30 g、炒白术 15 g、茯苓 24 g、白花蛇舌草 30 g、猫爪草 12 g、党参 24 g、陈皮 12 g、清半夏 12 g、柴胡 12 g、田基黄 30 g、莪术 6 g、白芍 9 g、厚朴 12 g、乌药 12 g、菟丝子 30 g、枸杞子 24 g、甘草 6 g。15 剂,水煎服,日一剂。

(三)疗效

调整治疗 6 次,症状明显改善,体重增加,肿瘤标志物 AFP 逐步降低,继续服中药治疗。

(四)按语

肝积的主要表现是腹内结块,病机为肝脾不调,气、血正常运行失畅,以致气滞、血瘀、湿聚于腹中而成"肝积"。本案证属"肝郁脾虚、痰瘀互结"。患者乙肝病毒携带多年,肝失疏泄,气机宣降失常,瘀毒内阻于中焦,气机不降,故腹胀,津液不布,故口干,水谷精微不能化生气血,机体失于濡养故乏力,舌脉为佐证。该患者肝癌病史一年余,并行 3 次介入治疗,正气邪盛,中医治疗从整体出发,攻补兼施,扶正祛邪,治法疏肝理气、解毒散结同时兼顾健益脾胃,方选肝积方加减,生黄芪与党参可益气健脾,炒白术、茯苓、清半夏、陈皮以健脾燥湿、化痰散结,脾主运化水液,水液运化则可使聚集之湿痰消散;白花蛇舌草、猫爪草以清热解毒、散结消肿,柴胡、田基黄疏肝解郁、利湿退黄,共奏疏肝理气、解毒散结之功。病症同治,获得疗效。

三、疏肝健脾、行气散结治疗肝积

(一)诊治要点

中医诊断:(病名)肝积,(证候)气滞血瘀

西医诊断:肝癌介入术后

治　　法:疏肝健脾、行气散结

方　　药:肝积方加减

(二)诊疗经过

田某某,男,46 岁。肝癌介入术后半月。

初诊(2010－06－23):患者因肝区疼痛,恶心,食欲差,明显消瘦于2009年5月27日于外院行腹部强化CT示:肝右叶病变并右侧肾上腺占位,考虑肝癌并右侧肾上腺转移可能性大。患者有乙肝病毒携带病史近20年,饮酒时10余年。生化:丙酮酸氨基转移酶70.1 u/L,天门冬氨酸氨基转移酶57.2 u/L,转肽酶340.7 u/L,直接胆红素14.3 μmol/L。甲胎蛋白>1 210 ng/ml。6月2日行介入治疗,术后患者自感症状无改善,就诊时患者精神差,消瘦,肝区疼痛,下肢水肿,乏力,无发热,纳差,睡眠质量差,二便调,舌质黯,苔黄,脉弦。初步诊断:中医诊断:肝积(气滞血瘀);西医诊断:肝癌介入术后。中医诊断“肝积”,证属“气滞血瘀型”。治宜疏肝健脾、行气散结,拟肝积方加减:生黄芪30 g、炒白术15 g、茯苓24 g、清半夏12 g、白花蛇舌草30 g、猫爪草12 g、党参24 g、柴胡12 g、田基黄30 g、莪术6 g、茵陈18 g、泽泻30 g、猪苓30 g、厚朴12 g、水红花子12 g、炒三仙12 g、甘草6 g。10剂,水煎服,日一剂。

二诊(2010－07－05):服药平妥,患者肝区疼痛较前减轻,下肢水肿减轻,食欲较前稍改善,眠差,二便调,舌质黯,苔黄,脉弦。方药:上方加炒枣仁30 g。14剂,水煎服,日一剂。

三诊(2010－07－20):服药平妥,患者肝区隐痛、下肢水肿减轻,无发热,纳眠可,二便调。舌黯,苔白,脉弦。理化检查:血生化:丙酮酸氨基转移酶46.1 u/L,天门冬氨酸氨基转移酶34.2 u/L,转肽酶256.7 u/L,直接胆红素10.3 μmol/L,甲胎蛋白>803 ng/ml。方药:生黄芪30 g、炒白术15 g、茯苓24 g、清半夏12 g、白花蛇舌草30 g、猫爪草12 g、补骨脂15 g、炒三仙12 g、蜈蚣2条、党参24 g、柴胡12 g、田基黄30 g、板蓝根24 g、莪术6 g、茵陈18 g、泽泻30 g、猪苓30 g、厚朴12 g、水红花子12 g、炒枣仁30 g、甘草6 g。14剂,水煎服,日一剂。

四诊(2010－08－11):服药平妥,患者肝区疼痛明显减轻,下肢轻度水肿,纳眠可,二便调。舌黯,苔白,脉弦。理化检查:血生化:丙酮酸氨基转移酶41.5 u/L,天门冬氨酸氨基转移酶30.0 u/L,转肽酶219.4 u/L,直接胆红素10.0 μmol/L,甲胎蛋白694 ng/ml。方药:生黄芪30 g、炒白术15 g、茯苓24 g、清半夏12 g、白花蛇舌草30 g、猫爪草12 g、党参24 g、柴胡12 g、田基黄30 g、元胡24 g、莪术6 g、茵陈18 g、厚朴12 g、猪苓30 g、水红花子12 g、炒枣仁30 g、甘草6 g。14剂,水煎服,日一剂。

五诊(2010－08－30):服药平妥,患者肝区疼痛明显减轻,下肢无水肿,纳眠可,二便调。舌黯,苔白,脉弦。方药:上方去猪苓,14剂,水煎服,日一剂。

(三)疗效

调整治疗5次,症状改善,体重平稳,继续以中药维持治疗。

(四)按语

患者有乙型肝炎病毒携带史20余年,嗜酒,发病以右胁痛,或胁下肿块,腹胀纳少及水肿征候为主要表现,甲胎蛋白1 210 ng/ml。强化CT示肝右叶病变并右侧肾上腺占位,西医诊断为原发性肝癌。肝癌的病因除与HBV病毒感染有关外,嗜酒、吸烟、饮水食物污染等均有协同致癌作用。中医属“肝积”范畴,证属气滞血瘀。患者平素情志不畅,肝气郁滞,又饮食不节,嗜酒过度,久则致气滞、血瘀、湿聚,蓄于腹中,日久成积。不通则痛则觉肝区疼痛;肝气犯胃,致脾胃运化传导失司,则恶心,食欲差。久病及肾,肾虚不能化水,则下肢水肿,舌脉俱为佐证。治以疏肝健脾、行气散结。本案是肝癌介入术后,肝区疼痛,双下肢水肿,食欲不振。运用现代医学治疗后效不佳,中医从肝脾调理,加之活血化瘀行气利水,往往获效。

第七节　肠癌

一、益气健脾、解毒散结治疗肠积

(一)诊治要点

中医诊断:(病名)肠积,(证候)脾气亏虚、瘀毒内结

西医诊断:结肠腺癌

治　　法:益气健脾、解毒散结

方　　药:化积方加减

(二)诊疗经过

李某,女,75岁。诊为结肠癌1月。

初诊(2006－09－02):患者1个月前因“下腹疼痛,时大便带血2个月”,在外院经纤维结肠镜并活检,诊为乙状结肠腺癌,上腹部强化CT示肝脏多发转移瘤。患者拒绝行手术及放化疗。现感乏力,纳差,偶腹痛,间有便血,口干,眠可,小便调。查体:患者神志清,精神可,自主体位,查体合作。全身皮肤黏膜

无黄染及出血点，浅表淋巴结未及肿大，颈软，气管居中，甲状腺无肿大。心肺听诊无异常。腹软，肝脾肋下未及，左下腹可触及一个 3 cm×3 cm 质硬包块，触之痛，固定不移，双肾区无叩击痛，双下肢无浮肿，舌质红绛，有裂纹，苔薄黄，脉弦细。血常规：白细胞 9.84×10^9/L、血红蛋白 66 g/L、血小板 41×10^9/L；肝功：ALT 68 u/L、AS T72 u/L、γ－GT103 u/L。初步诊断：中医诊断：肠积（脾气亏虚，瘀毒内结），西医诊断：结肠腺癌并肝转移。治宜益气健脾、解毒散结。方以化积方加减：生黄芪 30 g、炒白术 15 g、茯苓 24 g、仙鹤草 30 g、鱼骨 15 g、地榆 15 g、蒲公英 30 g、白花蛇舌草 30 g、蜈蚣 2 条、砂仁 9 g、炒三仙各 12 g、黄连 12 g、石见穿 12 g、党参 24 g、补骨脂 12 g、刘寄奴 12 g、八月札 15 g、甘草 6 g。7 剂，水煎服，日一剂。

二诊（2006－09－09）：服药平妥，无腹痛，无便血，时头晕，口干口苦，纳差，体力较前增加，二便调，舌质红，无苔，脉细。方药：上方加麦冬 18 g。20 剂，水煎服，日一剂。

三诊（2006－10－28）：口干减轻，腹痛不显，纳眠可，大便不成形，无脓血，日三四次。舌质红绛，无苔，脉弦细。方药：初诊方加白蔻仁 12 g、芦根 24 g。20 剂，水煎服，日一剂。

四诊（2006－11－18）：近日腹痛，痛时腹部起鼓包，口干，口腔疼痛，纳食一般，三日未行大便。舌质红，无苔，脉弦。方药：初诊方加莪术 12 g、土贝母 12 g、当归 15 g。20 剂，水煎服，日一剂。

五诊（2006－12－23）：时有腹痛，腹胀，嗝气，纳差，口干，咽痛，不发热，大便时带鲜血，日 1 次。舌质红绛，无苔，脉弦细。方药：初诊方加沙参 30 g、莪术 12 g、清半夏 12 g、白蔻仁 12 g。20 剂，水煎服，日一剂。

六诊（2007－01－14）：嗝气较前减轻，纳眠可，便前腹痛，大便正常。舌质红，苔少，脉弦。方药：初诊方加代赭石 24 g、莪术 12 g、清半夏 12 g、沙参 30 g。20 剂，水煎服，日一剂。

七诊（2007－02－24）：近日偶有腹痛，大便时带鲜血，量不多，不成形，日三四次，纳可，口干较前减轻，舌质红，苔少，脉弦细。方药：初诊方加沙参 30 g、莪术 12 g、茜草 15 g、三七粉 3 g（冲）。20 剂，水煎服，日一剂。

（三）疗效

调整治疗 7 次，患者病情稳定，症状改善，继续中药治疗中。

（四）按语

大肠癌是常见的消化道恶性肿瘤，以排便习惯与粪便性状改变，或便血、腹痛，肛门坠痛，里急后重，甚至腹内积块，消瘦为主要临床表现。属于中医“积证”“锁肛痔”范畴。中医认为，素体虚弱，脾胃功能不足是产生本病的病机关键，而饮食不节或饮食不洁，情志暴急、感受外邪则为发病外因，内外合邪，而发本病。而本虚标实为其特点，本虚多为脾胃虚弱或脾肾两虚，标实多属湿热、瘀毒为患。本患者年老体弱，脾气亏虚，运化失常，故纳差，气虚水谷精微不化，无以濡养肌肤，故乏力，气滞血瘀，不通则痛，故腹痛，邪毒损伤肠道脉络，血液不循常道，故便血。中医辨证属“脾气亏虚、瘀毒内结”，治以益气健脾、解毒散结，拟化积方加减，生黄芪、炒白术、茯苓益气健脾，脾健则气血生；蒲公英、白花蛇舌草、蜈蚣、刘寄奴、八月札等清热解毒、软坚散结；仙鹤草、地榆收敛止血；诸药合用，共奏益气健脾、解毒散结之效，脾胃健运，则气血得以化生，诸证得减。

二、滋阴润肠、养血活血治疗肠积

（一）诊治要点

中医诊断：（病名）肠积，（证候）阴虚血瘀

西医诊断：结肠癌术后伴盆腔转移

治　　法：滋阴润肠、养血活血

方　　药：化积方加减

（二）诊疗经过

纪某，男，64岁。结肠癌术后2年余，化疗10周期。

初诊（2009－11－10）：患者2年前因腹胀腹痛、大便习惯改变，便秘腹泻时有交替就诊我院，腹部CT考虑结肠癌，纤维结肠镜加活检诊为结肠癌。逐行手术切除，术后病理示结肠低分化腺癌（T3NIMO）。行FOLFOX方案联合化疗10周期。半年前复查CEA示：64.14 ng/ml，腹部强化CT复查发现腹盆腔淋巴结转移。现患者肛周疼痛，大便带血，时感乏力，纳可，眠差，小便正常。舌红，苔少，脉细。初步诊断：中医诊断：肠积（阴虚血瘀）；西医诊断：结肠癌术后并盆腔转移。治宜滋阴润肠、养血活血。方以化积方加减：生黄芪30 g、太子参30 g、炒白术15 g、白花蛇舌草30 g、猫爪草12 g、当归15 g、鸡血藤24 g、清半夏12 g、乌药12 g、红藤24 g、槐花12 g、菟丝子30 g、枸杞子24 g、麦冬18 g、桃仁12 g、炒枣仁30 g、甘草6 g。7剂，水煎服，日一剂。

二诊(2009－11－19)：服药平妥，现患者肛周疼痛，大便稀、带血，日两次，体力可，纳可，眠差，舌红，苔少，脉细。方药：上方乌药18 g、生龙牡各30 g、白芍15 g、椿根皮18 g。7剂，水煎服，日一剂。

三诊(2009－11－28)：现患者疼痛较前减轻，大便时带血、成形，日一次。体力可，纳眠可，小便调，舌红，苔少，脉细。方药：初诊方加白芍15 g、元胡24 g。14剂，水煎服，日一剂。

四诊(2009－12－16)：服药平妥，现患者肛门疼痛较前明显减轻，大便带血基本消失，体力可，纳眠可。舌红，苔薄白，脉细。方药：生黄芪30 g、太子参30 g、炒白术15 g、茯苓24 g、白花蛇舌草30 g 、猫爪草12 g、党参24 g、当归15 g、清半夏12 g、乌药12 g、红藤24 g、菟丝子30 g、枸杞子24 g、白芍15 g、炒山药24 g、甘草6 g。30剂，水煎服，日一剂。

(三)疗效

调整治疗4次，患者病情稳定，症状改善，肿瘤标志物及影像学检查未见明显进展，患者生活治量较高，继续中药治疗中。

(四)按语

综合脉症，四诊合参，本病例属中医学“肠积”范畴，证属阴虚血瘀，患者年老久病，使阴精伤耗，以致阴虚火旺，破血妄行而致出血；阴亏火旺，灼伤脉络则疼痛；肾水虚衰，不能上济于心，心肾不交，心失所养，心神不安则眠差；舌脉俱为佐证。故以滋阴润肠，养血活血加用扶正之品治之。方中生黄芪、炒白术、太子参等益气养阴健脾，脾健则气血生；清半夏、白花蛇舌草、猫爪草解毒散结；当归、鸡血藤养血活血；乌药、红藤配伍活血止痛，乃肠积治疗之要药；槐花止血；麦冬、菟丝子、枸杞子滋阴，全方共奏滋阴润肠、养血活血之效。结直肠癌病程中，每见虚实夹杂，而病程晚期，则常见脾肾阴阳气血亏虚，治疗中应辨证为主，权衡轻重，根据病情变化辨证论治，每可获效。

三、清热利湿、解毒散结治疗肠积

(一)诊治要点

中医诊断：(病名)肠积，(证候)湿热蕴结

西医诊断：直肠癌术后

治　　法：清热利湿、解毒散结

方　　药：化积方加减

（二）诊疗经过

白某，女，58 岁。直肠癌术后 8 月余，化疗 6 周期后。

初诊（2012－04－27）：患者 8 个月前因腹泻、时有腹痛、大便带血就诊，纤维结肠镜示直肠占位，活检诊为腺癌。胸腹部强化 CT 未发现肺、肝、腹腔淋巴结转移。于外院行直肠癌根治术，术后病理示直肠中分化腺癌（T3N1M0）。术后行 6 周期化疗，具体方案不详。现患者乏力，大便每日三四次、不成形、不带血，肛门部时有灼热感坠痛不适，纳眠可，小便调，近期体重平稳。舌质红，苔黄腻，脉细。初步诊断：中医诊断：肠积（湿热蕴结）；西医诊断：直肠癌术后。治宜清热利湿、解毒散结。方选化积方加减：生黄芪 30 g、炒白术 15 g、茯苓 24 g、清半夏 12 g、白花蛇舌草 30 g、猫爪草 12 g、陈皮 12 g、党参 24 g、砂仁 9 g、薏苡仁 30 g、乌药 12 g、红藤 12 g、椿根皮 18 g、五味子 9 g、干姜 9 g、甘草 6 g。7 剂，水煎服，日一剂。

二诊（2012－05－06）：服药平妥，现患者乏力，大便每日三四次，不成形，纳眠可，小便调。舌质红，苔黄厚，脉细。方药：上方加黄连 9 g、补骨脂 15 g、佩兰 12 g。7 剂，水煎服，日一剂。

三诊（2012－05－15）：服药平妥，患者现感乏力减轻，大便每日二三次，略成形，纳眠可，小便调。舌质红，苔黄，脉细。方药：上方去佩兰，加白芍 9 g。水煎服日一剂，连服 7 剂。

四诊（2012－05－23）：服药平妥，患者现乏力明显减轻，大便每日两次，成形，纳眠可，小便调。舌质红，苔黄，脉细。方药以生黄芪 30 g、炒白术 15 g、茯苓 24 g、清半夏 12 g、白花蛇舌草 30 g、猫爪草 12 g、党参 24 g、砂仁 9 g、薏苡仁 30 g、乌药 12 g、红藤 12 g、椿根皮 18 g、五味子 9 g、干姜 9 g、黄连 9 g、甘草 6 g。14 剂，水煎服日一剂。

五诊（2012－06－11）：服药平妥，患者现乏力不明显，大便成形、日 1 次，纳眠可，小便调。舌质红，苔薄白，脉细。方药以上方继服。14 剂，水煎服日一剂。

（三）疗效

调整治疗 5 次，症状改善，效果显著。

（四）按语

本患者系直肠癌术后化疗后，本虚标实，脾胃虚弱为本，湿热蕴结为标。患者老年女性，年老体弱，先天禀赋不足，后天嗜食肥甘厚味，导致脾胃受损，运化失职，水湿不化，熏蒸日久，致湿热内生，毒邪蕴结肠道，结而为肿，故而大便频、坠、痛，舌脉俱为佐证综合脉症。临床多采用“清热利湿、解毒散结”法治疗同时，注意健脾固本，方以化积方为基础加减。生黄芪、党参大补元气；炒白术、茯苓、砂仁、薏苡仁、陈皮以健脾燥湿、化痰散结；清半夏、白花蛇舌草、猫爪草以清热解毒，散结消肿；乌药、红藤清热解毒、活血化瘀止痛，后者为治疗肠积之要药；椿根皮、五味子、干姜、黄连清热燥湿、收敛止泻。全方共奏清热利湿、解毒散结之效。故“肠积”之湿热蕴结型，多以清热利湿、解毒散结之法，扶正祛邪同用、标本兼治，多可获效。

四、健脾温肾、化痰散结治疗肠积

（一）诊治要点

中医诊断：（病名）肠积，（证候）脾肾双亏、痰瘀互结

西医诊断：大肠癌

治　　法：健脾温肾、化痰散结

方　　药：化积方加减

（二）诊疗经过

王某某，男，76 岁。大肠癌根治术后 1 年余，术后未行放化疗。

初诊（2013－05－10）：患者因“腹痛腹泻、进行性消瘦 2 月余”于外院就诊，纤维结肠镜加活检确诊为乙状结肠肠癌。于 2012 年 2 月行大肠癌根治术治，术后病理低分化腺癌，部分黏液腺癌成分（T3N0M0）。术后未行放化疗。患者现自感乏力，无发热，偶尔咳嗽，痰量少，纳眠可，大便每日四五次，不成形，不带血，小便频、腰膝酸痛，苔黄，脉弦细。初步诊断：中医诊断：肠积（脾肾双亏、痰瘀互结）；西医诊断：大肠癌术后。治宜健脾温肾、化痰散结。拟用化积方加减：黄芪 30 g、清半夏 9 g、茯苓 24 g、炒白术 15 g、白花蛇舌草 24 g、猫爪草 18 g、炒三仙各 12 g、蜈蚣 2 条、党参 24 g、黄芩 12 g、蒲公英 30 g、薏苡仁 30 g、乌药 12 g、红藤 24 g、菟丝子 30 g、枸杞子 24 g、土茯苓 24 g、鱼骨 9 g、紫花地丁 15 g、白蔻仁 9 g、白芍 9 g、覆盆子 12 g、甘草 6 g。14 剂，水煎服，日一剂。

二诊（2013－05－28）：服药平妥，现患者无腹胀腹痛，无咳嗽，咽喉干燥，纳眠可，大便每日二三次，成形，不带血，小便调，双眼视物模糊。苔黄，脉弦。方药：上方加菊花 12 g、玄参 18 g、芦根 30 g。15 剂，水煎服，日一剂。

三诊(2013－06－15)：服药平妥，患者无腹胀，纳眠可，大便每日两次，成形，不带血，尿频，双眼视物清晰。苔黄，脉细。方药：初诊方加山萸肉15 g、沙苑子24 g。30剂，水煎服，日一剂。

四诊(2013－07－18)：服药平妥，患者无腹胀，纳眠可，大便每日两次，成形，不带血，尿频，苔黄，脉细。方药：黄芪30 g、清半夏9 g、茯苓24 g、炒白术15 g、白花蛇舌草24 g、猫爪草18 g、炒三仙各12 g、党参24 g、蒲公英30 g、薏苡仁30 g、乌药12 g、红藤24 g、菟丝子30 g、枸杞子24 g、鱼骨9 g、白芍9 g、山萸肉15 g、干姜9 g、甘草6 g。30剂，水煎服，日一剂。

(三)疗效

调整治疗4次，症状改善，显效。

(四)按语

本患者老年男性，素体脾肾虚弱，脾虚失运，无力运化水液，则痰湿内停；脾虚失运，运化乏力，则大便次数多；肾虚则固涩不利，小便频多，舌脉俱为佐证。综合脉症，四诊合参，本病当属中医学“肠积”范畴，证属脾肾双亏、痰瘀互结。临床多采用“健脾温肾、化痰散结”法治疗，方以化积方为基础加减。生黄芪、党参补益脾肺之气，肺与大肠相表里；炒白术、茯苓、砂仁、薏苡仁以健脾燥湿、化痰散结，脾主运化水液，水液运化则可使聚集之湿痰消散；清半夏、白花蛇舌草、猫爪草、土茯苓清热解毒、散结消肿；加菟丝子、枸杞子滋阴补肾；紫花地丁清热解毒；乌药温阳散寒，红藤活血祛瘀止痛，二药常配伍应用；鱼骨治疗泛酸、呃逆；白蔻理气宽中；白芍养血敛阴；覆盆子收敛固涩。全方共奏健脾温肾、化痰散结之效。故“肠积”之脾肾双亏、痰瘀互结型，多以健脾温肾、化痰散结之法，扶正祛邪同用、标本兼治可获疗效。

五、益气养血、解毒散结治疗肠积

(一)诊治要点

中医诊断：(病名)肠积，(证候)正虚瘀结

西医诊断：直肠癌中分化腺癌多发转移

治　　法：益气养血、解毒散结

方　　药：化积方加减

(二)诊疗经过

孙某，男，65岁。直肠癌并肝转移姑息术后9月余，介入治疗2次。

初诊(2008－09－28):患者于2006年12月因便血、消瘦就诊,纤维结肠镜并活检诊为直肠癌,上腹部强化CT示多发肝脏转移,后于外院行直肠癌姑息术,术后病理为直肠中分化腺癌。行TACE术治疗2次。2007年6月复查CT示:①符合肝脏多发转移瘤CT表现;②左肾囊肿。ECT示:多发性骨异常放射性浓聚(骨转移不能排除)。后服中药治疗,现已坚持服焦中华教授中药一年余。刻下症:患者乏力,右肩痛、活动不利,偶腹痛腹胀,纳眠可,二便调,脉弦,苔黄。初步诊断:中医:积证(正虚瘀结);西医:直肠癌并多发转移。治宜益气养血、解毒散结,拟化积方加减:柴胡12 g、田基黄30 g、莪术6 g、肿节风15 g、厚朴12 g、鸡内金15 g、炒山药24 g、桂枝12 g、干姜9 g、生黄芪30 g、炒白术15 g、茯苓24 g、清半夏12 g、白花蛇舌草30 g、当归18 g、牛膝12 g、党参24 g、甘草6 g,15剂,水煎服,日一剂。

二诊(2008－11－07):服药后效可,乏力较前减轻,右肩痛好转、仍活动不利,无腹胀腹痛,纳眠可,二便调,脉弦,苔黄。方药:上方加炙鳖甲15 g。15剂,水煎服,日一剂。

三诊(2008－11－25):服药后效可,乏力不明显,右肩痛好转,无腹胀无腹痛,仍活动不利,纳眠可,二便调,苔薄黄,脉弦。方药:上方加枸杞子30 g、菟丝子30 g。15剂,水煎服,日一剂。

四诊(2008－12－23):患者两胁胀、无疼痛,乏力不明显,无肩痛、仍活动不利,纳眠可,二便调,苔薄黄,脉弦细。方药:生黄芪30 g、炒白术15 g、茯苓24 g、白花蛇舌草30 g、党参24 g、柴胡12 g、田基黄30 g、莪术6 g、肿节风15 g、鸡内金15 g、炒山药24 g、桂枝12 g、炙鳖甲15 g、大腹皮18 g、牛膝12 g、佛手12 g、甘草6 g。15剂,水煎服,日一剂。

五诊(2009－01－16):患者两胁胀较前减轻,左乳摸到结节,右肩活动不利稍好转,纳眠可,大便每日四五次,不成形不带血,小便调,苔薄黄,脉弦细。方药:上方加干姜9 g、鱼骨12 g。15剂,水煎服,日一剂。

六诊(2009－02－03):患者两胁胀,左乳结节,乏力不明显,右肩活动不利好转,下肢无水肿,纳眠可,大便每日四五次,不成形不带血,小便调,苔薄白,脉弦细。方药:乌药12 g、生牡蛎30 g、柴胡12 g、炙鳖甲15 g、山药24 g、木香15 g、肉桂6 g、升麻15 g、五倍子9 g、桂枝12 g、肿节风15 g、鱼骨15 g、生黄芪30 g、炒白术15 g、茯苓24 g、清半夏12 g、白花蛇舌草30 g、甘草6 g。15剂,水煎服，日一剂。

七诊(2009－02－20)：患者左乳结节变小，乏力不明显，右肩活动不利好转，纳眠可，二便调，苔薄白，脉弦细。方药：上方继服。30剂，水煎服，日一剂。

八诊(2009－04－03)：患者右肩活动尚可，无其他明显不适，纳眠可，二便调，苔薄白，脉弦细。方药：生黄芪30 g、炒白术15 g、茯苓24 g、清半夏12 g、白花蛇舌草30 g、猫爪草18 g、乌药12 g、生牡蛎30 g、柴胡12 g、炙鳖甲15 g、山药24 g、桂枝12 g、肿节风15 g、鱼骨15 g、甘草6 g。30剂，水煎服，日一剂。

(三)疗效

治疗2年余，调整多次，症状改善，患者病情稳定，持续中药维持治疗中。

(四)按语

本患者为直肠癌并多发转移姑息术后患者，综合脉症，四诊合参，属中医学"积证"之正虚瘀结型，积证日久，气血衰少则见乏力，脾虚失运则大便不成形，瘀结不消，则疼痛，络脉不通故活动不利，舌脉俱为佐证。故治以益气养血、解毒散结，拟化积方加减：生牡蛎、炙鳖甲、肿节风、牛膝、莪术等活血化瘀、软坚散结，生黄芪、炒白术、茯苓党参等补益气血、扶助正气，清半夏、蒲公英、白花蛇舌草等解毒散结；柴胡、田基黄疏肝理气；厚朴、鸡内金、炒山药健脾理气等；全方共奏益气养血、解毒散结之效。根据患者病情变化，辨证论治，注重扶正祛邪同用、标本兼治，多可获疗效。

第八节　妇科肿瘤

一、解毒散结、补气养血治疗积证

(一)诊治要点

中医诊断：(病名)积证，(证候)气血亏虚、痰瘀互结

西医诊断：卵巢癌术后腹腔转移

治　　法：解毒散结、补气养血

方　　药：化积方加减

(二)诊疗经过

焦某某，女，66岁。卵巢肿瘤术后半年。

初诊(2010－03－03)：患者半年前因腹痛不适于外院就诊，查肿瘤标志物

CA125:78 u/L,妇科彩色 B 超、腹部强化 CT 诊为卵巢占位,后进行卵巢占位手术切除,术后病理示:卵巢浆液性腺癌(Ⅰb 期)。术后未进行放化疗治疗。近日复查:肿瘤标志物 CA125:89 u/L,CEA:3.4 u/L;CT 示:呈卵巢癌术后表现伴腹腔转移。现患者腹部游走性疼痛,腹胀,乏力,阴道无异常分泌物,纳眠可,二便调。舌红,苔薄白,脉弦。初步诊断:中医诊断:积证(气血亏虚、痰瘀互结);西医诊断:卵巢癌术后腹腔转移。治宜解毒散结、补气养血。化积方加减:生黄芪 30 g、炒白术 15 g、茯苓 24 g、清半夏 12 g、白花蛇舌草 30 g、蜈蚣 2 条、猫爪草 12 g、砂仁 9 g、炒三仙各 12 g、党参 24 g、桂枝 6 g、乌药 12 g、红藤 24 g、生薏苡仁 30 g、生牡蛎 30 g、刘寄奴 30 g、菟丝子 30 g、枸杞子 24 g、全蝎 9 g 、甘草 6 g。7 剂,水煎服,日一剂。并行 DP 方案联合化疗。

二诊(2010 - 03 - 11):患者腹痛较前减轻,乏力较前减轻,自觉胃胀,进食较前有好转,偶有咳嗽,无痰,无发热,眠可,二便调。舌红,苔白,脉弦。方药:上方加厚朴 12 g。14 剂,水煎服,日一剂。

三诊(2010 - 03 - 28):患者腹痛减轻,乏力减轻,无胃脘部不适感,无腹胀,纳眠可,二便调。舌红,苔薄白,脉弦细。辅助检查:CEA:2.46 u/L;CA125:21.88 u/L;CA153:10.45 u/L。血常规:正常。腹部 B 超:肝囊肿。方药以上方继服。14 剂,水煎服,日一剂。行第二周期 DP 方案联合化疗。

四诊(2010 - 04 - 15):患者现在时有小腹疼痛,痛势不甚,纳眠可,小便调,大便日行 2 次。舌红,苔薄白,脉弦细。方药:生黄芪 30 g、炒白术 15 g、茯苓 24 g、清半夏 12 g、白花蛇舌草 30 g、猫爪草 12 g、炒三仙各 12 g、党参 24 g、桂枝 6 g、莪术 6 g、乌药 12 g、红藤 24 g、生薏苡仁 30 g、菟丝子 30 g、枸杞子 24 g、全蝎 9 g 、蜈蚣 2 条、厚朴 12 g、甘草 6 g。14 剂,水煎服,日一剂。

五诊(2010 - 05 - 08):患者服药平妥,一般情况可,腹痛较前好转,乏力好转,无咳嗽,无发热,纳眠可,二便尚调。舌红,苔薄白,脉弦细。查肿瘤标志物 CEA:2.06 u/L; CA125:11.45 u/L;CA153:11.54 u/L。方药:上方加补骨脂 15 g。水煎服,日一剂。已行第三周期 DP 方案联合化疗。

六诊(2010 - 06 - 09):患者乏力,劳累后加重,小腹部疼痛明显减轻,无腹胀,纳眠尚可,二便调。舌红,苔白,脉弦。腹部 B 超:盆腔未见异常,肝脏多发囊肿。已行第四周期 DP 方案联合化疗。血常规、肝肾功能正常。方药:生黄芪 45 g、炒白术 15 g、茯苓 24 g、清半夏 12 g、白花蛇舌草 30 g、猫爪草 12 g、补骨脂 15 g、炒三仙各 12 g、党参 24 g、乌药 12 g、红藤 24 g、生薏苡仁 30 g、菟丝子 30 g、枸杞子 24 g、厚朴 12 g、桂枝 12 g、甘草 6 g。30 剂,水煎服,日一剂。已行第四周期 DP 方案联合化疗。

七诊(2010－07－11):患者服药平妥,乏力明显减轻,时有腹部疼痛,无腹胀,纳眠可,二便调。舌红,苔薄白,脉弦。查肿瘤标志物 CA125:9.32 u/L。影像学检查未发现异常。达完全缓解。已行第六周期 DP 方案联合化疗。中药继以解毒散结、补气养血为治法维持治疗:上方加元胡 24 g。30 剂,水煎服,日一剂。

(三)疗效

调整治疗 7 次,症状改善,显效。

(四)按语

卵巢癌是女性生殖系统常见的恶性肿瘤之一,多见于更年期和绝经期妇女。临床早期没有明显症状,早期诊断比较困难。常见症状为下腹部坠胀疼痛不适,可有月经紊乱及阴道流血。本例患者为卵巢癌术后复发转移患者,以中西医结合治疗,达到相辅相成,增效减毒作用。卵巢癌术后复发转移,加之化疗之药毒内侵,致正气不足、气血双亏,导致邪毒内盛,治疗以扶正祛邪为主,以黄芪、白术、茯苓、炒三仙等健脾益气散结,枸杞子、菟丝子、补骨脂滋补肝肾,配以白花蛇舌草、猫爪草清热解毒散结,乌药、红藤、刘寄奴等活血行气止痛,全蝎、蜈蚣攻毒散结、通络止痛,全方共奏解毒散结、补气养血之效。化疗配合中药,达到使化疗顺利进行,保护骨髓、增效减毒作用。

二、活血化瘀、祛痰散结治疗积证

(一)诊治要点

中医诊断:(病名)积证,(证候)痰瘀内阻

西医诊断:卵巢癌并结肠转移减灭术后

治　　法:活血化瘀、祛痰散结

方　　药:化积方加减

(二)诊疗经过

段某,女,43 岁。卵巢癌并结肠转移术后 1 年余。

初诊(2008－05－30):患者于 2007 年 3 月因腹痛伴大便带血,在外院经乙状结肠镜活检诊为结肠腺癌,于 2007 年 3 月底行手术治疗。术中发现右侧附

件区有一囊性低张力包块，未切除，术后病理示：卵巢囊腺癌（Ⅳ期），侵及大网膜，结肠转移性腺癌。术后予 TP 方案联合化疗 8 周期，末次化疗结束时间 2008 年 5 月 23 日。现患者感乏力明显，右锁骨上、腋下可触及肿大淋巴结，质硬固定，伴下腹胀痛，腰背酸痛，纳眠可，大便调。舌质暗红，苔薄黄，脉沉细。肿瘤标志物 CA125：228 u/L。初步诊断：中医诊断：积证（痰瘀内阻）；西医诊断：卵巢癌并结肠转移减灭术后复发转移。治宜活血化瘀、祛痰散结。方选自拟化积方加减：生黄芪 30 g、炒白术 15 g、茯苓 24 g、清半夏 12 g、白花蛇舌草 30 g、蜈蚣 2 条、蒲公英 30 g、刘寄奴 15 g、炒三仙各 12 g、陈皮 12 g、炮山甲 12 g、浙贝母 24 g、补骨脂 15 g、西洋参 9 g、甘草 6 g。7 剂，水煎服，日一剂。并行 DF 方案联合化疗。

二诊（2008－06－06）：患者诉体力较前略有恢复，感刀口处隐痛，无腹胀，纳眠可，二便调。舌质暗，苔薄黄，脉细。方药：上方加猫爪草 12 g。7 剂，水煎服，日一剂。

三诊（2008－06－13）：患者诉体力可，述手指关节疼痛，昼轻夜重，活动后稍舒，服消炎痛可缓解，无腹胀痛，纳眠可，二便调。舌质暗，苔薄白，脉弦细。方药：初诊方加羌活 12 g、猫爪草 12 g。7 剂，水煎服，日一剂。

四诊（2008－06－20）：患者右下肢无力，活动后气短，手指关节肿胀，晨起眼睑浮肿，无腹胀痛，纳眠可，二便调，舌质红，苔薄黄，脉弦细。复查血常规、肝肾功各指标均正常。方药：初诊方加菟丝子 30 g、枸杞子 24 g、桑枝 24 g、泽泻 30 g。14 剂，水煎服，日一剂。继以 DF 方案联合化疗。

五诊（2008－07－09）：患者已停化疗（DF 方案）1 天，现乏力甚，时右下腹隐痛，纳可，眠可，二便调。查体：右锁骨上方、右腋下淋巴结较前明显缩小，舌质红，苔薄黄，脉弦细。肿瘤标志物 CA125：78 u/L。方药：生黄芪 30 g、炒白术 15 g、茯苓 24 g、清半夏 12 g、白花蛇舌草 30 g、猫爪草 15 g、蒲公英 30 g、刘寄奴 15 g、炒三仙各 12 g、陈皮 12 g、炮山甲 12 g、浙贝母 24 g、党参 24 g、菟丝子 30 g、枸杞子 24 g、甘草 6 g。14 剂，水煎服，日一剂。继以 DF 方案联合化疗。

（三）疗效

调整治疗 5 次，部分症状改善，有效。

（四）按语

积聚往往并论，是腹内结块，或痛或胀的病症。《灵枢·百病始生》：“温气不行，凝血蕴裹而不散，津液涩渗，著而不去，而积皆成矣。”本案患者系卵巢癌晚期，已伴多发转移。综合脉症，四诊合参，本病当属中医“积证”范畴，证属“痰瘀内阻”。痰瘀郁于体内，气机不畅，不通则痛，故下腹胀痛，腰背酸痛；气机不畅，机体失于濡养，故乏力。舌脉俱为佐证。治以活血化瘀、祛痰散结。方以化积方加减，方中生黄芪、炒白术、茯苓健脾益气；陈皮、清半夏、白花蛇舌草、蒲公英解毒散结。全方共奏活血化瘀、祛痰散结之效。本案患者病情已处于癌症晚期，但患者年轻，尚耐攻伐，故中药联合化疗，增效减毒，以期获效。中医治疗当从整体出发，扶正祛邪，解毒散结，化瘀的同时兼顾健益脾胃，病症同治，获得疗效。

三、健脾疏肝、清热散结治疗积证

（一）诊治要点

中医诊断：（病名）积证，（证候）肝郁脾虚、痰瘀互结

西医诊断：子宫内膜癌

治　　法：健脾疏肝、清热散结。

方　　药：化积方加减

（二）诊疗经过

李某，女，68岁。子宫内膜癌术后20天，化疗一周期。

初诊（2011－10－15）：患者因“绝经18年后阴道不规则流血半月”于外院行宫腔镜子宫内膜诊刮，病理示：腺癌。行筋膜外子宫加双侧附件切除术加盆腔淋巴结清扫，术后病理示：宫腔低分化腺癌，部分呈肉瘤样癌（切面积6 cm×2 cm），侵达深肌层；阴道壁切线未查见癌，部分鳞状上皮伴轻至中度不典型增生；慢性宫颈炎；左侧输卵管黏膜慢性炎性乳头状增生中至重度不典型增生；左侧卵巢、右卵巢、右侧输卵管均未查见癌。左侧盆腔淋巴结11枚、右侧盆腔淋巴结9枚均未查见癌。免疫组化：CK8/18（＋）、Vim（＋）、ER（－）、PR（－）、P53（－），特殊染色PAS（＋）。现患者乏力，无腹痛，纳可，眠差，小便调，便秘，约4日一行，术后体重下降2千克左右。舌红，苔黄，脉弦细。初步诊断：中医诊断：积证（肝郁脾虚、痰瘀互结）；西医诊断：子宫内膜癌术后。治宜健脾疏肝、清热散结。拟选用化积方加减：黄芪30 g、清半夏9 g、茯苓24 g、炒白术15 g、白花蛇舌草24 g、猫爪草9 g、炒三仙各12 g、党参24 g、黄芩12 g、蒲公英30 g、麻仁12 g、桃仁12 g、柴胡12 g、郁金12 g、菟丝子30 g、枸杞子24 g、炒枣

仁 30 g、生龙牡各 30 g、夜交藤 30 g、甘草 6 g。7 剂，水煎服，日一剂。

二诊(2011－10－23)：服药平妥，患者现仍乏力、无腹痛，纳眠可，小便调，便秘，三日一行，舌红，苔黄，脉弦细。方药：上方加黄精 24 g、大黄 6 g。15 剂，水煎服，日一剂。

三诊(2011－11－09)：服药平妥，患者现乏力减轻、无腹痛，纳眠可，二便调，舌红，苔黄，脉弦细。方药：上方去大黄、夜交藤。15 剂，水煎服，日一剂。

四诊(2011－12－01)：服药平妥，患者现乏力减轻、无腹痛，纳眠可，二便调，舌红，苔黄，脉弦细。方药：黄芪 30 g、清半夏 9 g、茯苓 24 g、炒白术 15 g、白花蛇舌草 24 g、猫爪草 9 g、炒三仙各 12 g、党参 24 g、蒲公英 30 g、桃仁 12 g、柴胡 12 g、郁金 12 g、菟丝子 30 g、枸杞子 24 g、生龙牡各 30 g、黄精 24 g、甘草 6 g。15 剂，水煎服，日一剂。

(三)疗效

调整治疗 4 次，症状改善，化疗进行中，化疗不良反应能耐受。

(四)按语

子宫内膜癌是原发于子宫内膜的上皮性恶性肿瘤。中医认为本病的发生多因素体肝肾阴虚，或抑郁化热，或湿毒郁结而成。患者老年女性，性格急躁易怒，情志不常，导致肝气郁结，横逆犯脾，脾气更虚。脾虚失运，无力行气行血，则气滞血瘀；脾虚失运，无力行津液，则痰湿内生。肝气郁结，日久化热，热伤冲任，破血妄行，故阴道出血，发为本病，舌脉俱为佐证。临床多采用健脾疏肝、清热散结。选用化积方加减：生黄芪、党参补气；炒白术、茯苓、清半夏以健脾燥湿、化痰散结，脾主运化水液，水液运化则可使聚集之湿痰消散；白花蛇舌草、猫爪草、蒲公英以清热解毒，散结消肿；柴胡、郁金疏肝理气，麻仁、桃仁润肠通便，炒枣仁、生龙牡、夜交藤镇静安神，加菟丝子、枸杞子滋阴养肝，补肾益精防伤阴之弊。全方共奏健脾疏肝、清热散结之效。与化疗同用，增效减毒，保证化疗的顺利进行。

四、益气健脾、活血化瘀治疗积证

(一)诊治要点

中医诊断：(病名)积证，(证候)气虚血瘀

西医诊断：宫颈癌

治　　法：益气健脾、活血化瘀

方　　药:化积方加减

(二)诊疗经过

王某,女,39岁。宫颈癌术后6月,化疗一周期,放疗后。

初诊(2010-10-26):患者半年前因阴道不规则流血就诊于外院,宫颈细胞涂片活检示:宫颈癌,低分化腺鳞癌。行子宫全切术加左侧附件切除加盆腔淋巴结清扫加右侧卵巢移位术,术后病理为宫颈癌Ⅱa期,低分化腺鳞癌。术后化疗一周期,并行放疗。现患者乏力、尤以双下肢酸痛明显,时头痛,纳眠差,二便调,舌质暗苔白,脉细涩。初步诊断:中医诊断:积证(气虚血瘀);西医诊断:宫颈癌(Ⅱa期)。治宜益气健脾、活血化瘀,拟用化积方加减:生黄芪30 g、炒白术15 g、茯苓24 g、清半夏12 g、白花蛇舌草30 g、猫爪草12 g、陈皮12 g、党参24 g、乌药12 g、红藤24 g、薏苡仁30 g、刘寄奴12 g、菟丝子30 g、枸杞子24 g、川牛膝15 g、川芎12 g、五味子9 g、炒枣仁30 g、生龙牡各30 g、甘草6 g。7剂,水煎服,日一剂。

二诊(2010-11-04):服药平妥,现患者乏力,仍时感头痛,眠差易醒,纳差有改善,二便调,舌质暗苔白,脉细涩。方药:上方加黄精24 g、牡丹皮15 g、合欢皮30 g。15剂,水煎服,日一剂。

三诊(2010-12-01):服药平妥,自诉仍感乏力,头痛减轻,失眠改善,纳可,二便调,舌质暗苔薄白,脉细。方药:上方加人参9 g。15剂,水煎服,日一剂。

四诊(2010-12-20):服药平妥,自诉乏力好转,偶头痛,纳眠可,二便调,舌质暗苔薄白,脉细。方药:生黄芪30 g、党参24 g、炒白术15 g、茯苓24 g、清半夏12 g、白花蛇舌草30 g、猫爪草12 g、人参12 g、乌药12 g、刘寄奴12 g、薏苡仁30 g、菟丝子30 g、枸杞子24 g、川牛膝15 g、川芎12 g、生龙牡各30 g、甘草6 g。15剂,水煎服,日一剂。

(三)疗效

调整治疗4次,症状改善,放化疗副反应基本消失,中药继续维持治疗中。

(四)按语

中医认为宫颈癌的发生与七情所伤、冲任损伤、肝肾阴虚、外受湿热等因素有关。手术、放化疗等治疗,更使正虚冲任失调,毒邪内结血脉瘀滞。临床多采用"疏肝健脾、活血化瘀"法治疗,方以化积方为基础加减。生黄芪、党参补气健脾;炒白术、茯苓、砂仁、薏苡仁、清半夏、陈皮以健脾燥湿、化痰散结;白花蛇舌草、猫爪草以清热解毒,散结消肿;乌药、红藤、刘寄奴、川牛膝、川芎活血化瘀,且川芎为治疗头痛之要药,炒枣仁、生龙牡可镇静安神,且后者具有软坚散结之效,并随病情变化随症加减,共奏益气健脾、活血化瘀之效。而宫颈癌的治疗,应根据病期早晚,中西结合,综合治疗,方可奏效。

五、清热解毒、化痰散结治疗积证

(一)诊治要点

中医诊断:(病名)积证,(证候)瘀毒内阻

西医诊断:宫颈鳞癌

治　　法:清热解毒、化痰散结

方　　药:化积方加减

(二)诊疗经过

张某某,女,30 岁。宫颈癌确诊半年。

初诊(2010 -05 -12):患者半年前因“阴道不规则流血”就诊,宫颈刮片细胞学检查诊为宫颈鳞癌,因病变固定侵及盆壁,未行手术,于外院行放化疗。雌二醇 19.83 mol/L,促卵泡激素 73.53 ng/mL。血常规(-),B 超:子宫后壁肌层见:实性低回声结节 2.4 cm×1.9 cm,边界欠清晰,示:子宫肌瘤。就诊时患者仍阴道不规则流血,时腹部疼痛,纳眠可,二便正常,舌质暗红,有瘀斑,苔薄黄,脉细。初步诊断:中医诊断:积证(瘀毒内阻);西医诊断:宫颈癌放化疗后。治宜清热解毒、化痰散结。拟化积方加减:生黄芪 30 g、炒白术 15 g、茯苓 24 g、清半夏 12 g、白花蛇舌草 24 g、蜈蚣 2 条、猫爪草 12 g、炒三仙各 12 g、党参 24 g、生牡蛎 30 g、菟丝子 30 g、枸杞子 24 g、益母草 30 g、石韦 30 g、苦参 12 g、蒲公英 15 g、紫花地丁 15 g、甘草 6 g。14 剂,水煎服,日一剂。

二诊(2010 -05 -27):服药后效可,患者无腹痛,易出汗,阴道不规则流血减轻,口腔溃疡,纳眠可,二便调,舌质暗红,有瘀斑,苔薄黄,脉细。方药:上方加升麻 15 g、五倍子 9 g、麦冬 18 g、五味子 9 g。14 剂,水煎服,日一剂。

三诊(2010 -06 -12):服药平妥,患者无腹痛腹胀,无汗出,阴道不规则流血明显减轻,口腔溃疡,纳眠可,排便不畅,小便调,舌质暗红,有瘀斑,苔薄黄,脉细。方药:生黄芪 30 g、炒白术 15 g、茯苓 24 g、清半夏 12 g、白花蛇舌草24 g、猫爪草 12 g、党参 24 g、生牡蛎 30 g、菟丝子 30 g、枸杞子 24 g、益母草 30 g、苦参

12 g、蒲公英 15 g、紫花地丁 15 g、炒山药 24 g、麦冬 18 g、五味子 9 g、甘草 6 g。30 剂,水煎服,日一剂。

四诊(2010-07-21):现患者无阴道出血,有黄色质稀分泌物,无腹痛,纳眠尚可,二便调,舌质暗红,瘀斑明显减轻,苔薄黄,脉细。理化检查:血常规(-),血生化(-),促卵泡激素 73.86 ng/mL。方药:上方加白芷 15 g、椿根皮 18 g。15 剂,水煎服,日一剂。

五诊(2010-08-09):现患者无阴道出血,少许黄白分泌物,无腹痛,纳眠尚可,二便调,舌暗红苔黄,脉细。方药以上方继服。15 剂,水煎服,日一剂。

(三)疗效

调整治疗 5 次,症状改善,显效。

(四)按语

中晚期宫颈癌放化疗为西医主要治疗手段。火热之邪及药毒内侵,耗气伤血,炼津成痰、瘀阻脉络。致"瘀毒内阻"。本案患者诊为宫颈癌,失去手术治疗机会,以放化疗为主治疗。经过放化疗后,患者体力较差,中医治疗从整体出发,扶正祛邪,解毒散结的同时兼顾健益脾胃,病症同治,获得疗效。

第九节　恶性淋巴瘤

一、益气健脾、化痰散结治疗恶核

(一)诊治要点

中医诊断:(病名)恶核,(证候)肝郁脾虚、痰瘀互结

西医诊断:非霍奇金淋巴瘤(B 细胞型)

治　　法:益气健脾、化痰散结

方　　药:化积方加减

(二)诊疗经过

柏某,女,29 岁。非霍奇金淋巴瘤(B 细胞型)1 年余,化疗 16 周期后。

初诊(2009-03-12):患者一年前发现左颈部淋巴结无痛性进行性肿大,活检示:非霍奇金淋巴瘤(B 细胞型)。后反复化疗 16 周期,具体方案不详。现患者乏力,无发热,颈部无疼痛,无咳嗽咳痰,纳可,眠可,大便干,小便可。浅表淋巴结不大,舌质暗红,苔薄黄,脉弦细。初步诊断:中医诊断:恶核(脾虚肝

郁、痰瘀互结);西医诊断:非霍奇金淋巴瘤(B 细胞型)。治宜益气健脾、化痰散结。自拟化积方加减:生黄芪 30 g、白花蛇舌草 30 g、炒白术 15 g、茯苓 24 g、党参 24 g、清半夏 12 g、猫爪草 12 g、陈皮 12 g、蜈蚣 2 条、菟丝子 30 g、枸杞子 24 g、生薏苡仁 30 g、生牡蛎 30 g、浙贝母 24 g、夏枯草 12 g、厚朴 12 g、山慈姑 12 g、桃仁 9 g、甘草 6 g。15 剂,水煎服,日一剂。

二诊(2009-03-27):服药平妥,现患者仍感乏力,无发热,无疼痛,无恶心呕吐,浅表淋巴结不大,纳眠可,二便调。舌质暗红,苔薄黄,脉弦细。方药:上方加黄精 24 g。15 剂,水煎服,日一剂。

三诊(2009-04-11):服药平妥,患者全身淋巴结无肿大,腹部疼痛,无胀感,肠鸣音亢进,大便干,两日一行,纳眠可,小便正常。舌质暗红,苔薄黄,脉弦细。方药:初诊方去生牡蛎,改浙贝母 30 g、加全瓜蒌 18 g、板蓝根 24 g。15 剂,水煎服,日一剂。

四诊(2009-04-26):服药平妥,现患者乏力不明显,浅表淋巴结无肿大,无发热,胸腹部无明显不适,大便不干,两日一行,小便可。舌质暗红,苔薄黄,脉弦细。方药:生黄芪 30 g、白花蛇舌草 30 g、炒白术 15 g、茯苓 24 g、党参24 g、清半夏 12 g、猫爪草 12 g、陈皮 12 g、菟丝子 30 g、枸杞子 24 g、生薏苡仁 30 g、浙贝母 30 g、夏枯草 12 g、厚朴 12 g、山慈姑 12 g、土贝母 12 g、莪术 6 g、桃仁 12 g、红花 12 g、鸡血藤 24 g、甘草 6 g。15 剂,水煎服,日一剂。

(三)疗效

调整治疗 4 次,共服药 60 剂,诸症改善,显效。

(四)按语

恶性淋巴瘤是一种起源于淋巴造血组织的实体瘤。属中医学"恶核"范畴,证属脾虚肝郁、痰瘀互结。患者青年女性,素体脾虚,加之性格急躁易怒,情志不畅,导致肝气郁结,横逆犯脾,脾气更虚。脾虚失运,无力行气行血,则气滞血瘀;脾虚失运,无力行津液,则痰湿内生。痰瘀互结于颈部,发为结节,久而耗气伤阴,故而乏力、大便干,舌脉俱为肝郁脾虚、痰瘀互结之象。故临床多采用"益气健脾、化痰散结"法治疗,方以化积方为基础加减。生黄芪、党参、炒白术、茯苓、生薏苡仁等益气健脾;清半夏、陈皮、白花蛇舌草、猫爪草以清热解毒,燥湿化痰,散结消肿;加菟丝子、枸杞子滋阴养肝,补肾益精;生牡蛎潜阳补阴,软坚散结;加夏枯草、浙贝母、山慈姑清热解毒,散结消肿。全方共奏益气健脾、化痰散结之效。

二、清热解毒、化痰散结治疗恶核

(一)诊治要点

中医诊断:(病名)恶核,(证候)痰毒内聚

西医诊断:非霍奇金淋巴瘤(T细胞型)放化疗后

治　　法:清热解毒、化痰散结

方　　药:化积方加减

(二)诊疗经过

宋某,男,19岁。诊为非霍奇金淋巴瘤9个月。

初诊(2010-04-22):患者2009年7月因"颈部淋巴结无痛性、进行性肿大,胃脘疼痛、消瘦1个月,发热1周"在外院经颈部淋巴结活检诊为:外周T细胞型NHL,免疫组化:CD45(+)、CD20(+)、CD15(+)。胸部CT:纵隔淋巴结肿大。腹部B超:脾门区副脾。骨髓象:正常骨髓象。已行CHOP方案化疗7疗程,放疗1疗程,2个月前复查胸部CT病灶变化不明显。现患者汗出较多,无发热、腹痛等症,体力可,纳眠尚可,二便调。查体:青年男性,神志清,自主体位,浅表淋巴结未触及肿大,胸骨无压痛,心肺听诊无异常,腹软,肝脾未及,未扪及包块,舌质暗,苔薄白,脉细。血常规(-)。既往体健,无烟酒嗜好。初步诊断:中医诊断:恶核(痰毒内聚);西医诊断:非霍奇金淋巴瘤(T细胞型)放化疗后。治宜清热解毒、化痰散结,拟化积方加减:全瓜蒌18 g、浙贝母24 g、陈皮12 g、清半夏12 g、猫爪草15 g、生黄芪30 g、炒白术15 g、茯苓24 g、白花蛇舌草30 g、蜈蚣2条、生牡蛎30 g、蒲公英30 g、炒三仙各12 g、甘草6 g。7剂,水煎服,日一剂。

二诊(2010-05-06):服药平妥,无发热、腹痛等症,乏力,纳可眠少,二便调,舌质淡,苔薄白,脉细。方药:上方加麦冬18 g、五味子9 g、改补骨脂24 g、茯苓30 g。14剂,水煎服,日一剂。

三诊(2010-05-20):昨日感胃脘隐痛,稍后可自行缓解,无恶心、腹泻、发热等症,纳眠好,舌质淡,苔白,脉细。方药:上方加白蔻仁12 g。14剂,水煎服,日一剂。

四诊(2010-06-11):病情稳定,无发热,体力可,纳食增加,眠少,二便调,舌质淡,苔薄白,脉细。方药:生黄芪30 g、炒白术15 g、茯苓24 g、白花蛇舌

草 30 g、浙贝母 24 g、陈皮 12 g、清半夏 12 g、猫爪草 15 g、生牡蛎 30 g、蒲公英 30 g、山慈姑 12 g、炒三仙各 12 g、甘草 6 g。14 剂，水煎服，日一剂。

（三）疗效

调整治疗 4 次，病情稳定，显效。

（四）按语

“恶核”乃病久气血不行久则为瘀，临床多以淋巴结肿大、腹痛、乏力、盗汗等多见，患者诊断符合以上特征。《灵枢》曰：“恶则邪气留止，瘀积乃成。”本病属中医学“恶核”之痰毒内聚型，病久脾虚不运，痰湿内生，久则为瘀，气虚不摄则津液外溢，可见汗出等症，舌脉俱为佐证。治疗多以清热解毒、化痰散结法为主，拟化积方加减：全瓜蒌、浙贝、陈皮化痰散结，蜈蚣、生牡蛎活血化瘀软坚散结，清半夏、公英、白花蛇舌草、猫爪草等清热解毒散结；生黄芪、炒白术、茯苓等健脾以扶助正气，全方共奏清热解毒、化痰散结之效，标本同治可获疗效。

三、疏肝健脾、化痰散结治疗恶核

（一）诊治要点

中医诊断：（病名）恶核，（证候）肝郁脾虚、痰瘀互结

西医诊断：皮肤 T 细胞恶性淋巴瘤

治　　法：疏肝健脾、化痰散结

方　　药：化积方加减

（二）诊疗经过

张某，男，50 岁。确诊皮肤恶性淋巴瘤 3 月余。

初诊（2012－11－19）：患者 3 个月前因皮肤发红、斑点，外院皮损活检病理示：（皮肤）非霍奇金淋巴瘤（T 细胞型）。于肿瘤医院 CHOP 方案化疗。现为化疗第五疗程第 1 天，患者乏力，感胃部灼热不适，无恶心呕吐，无皮肤瘙痒，无疼痛，双手指末节麻木，纳眠差，二便调，近期体重下降，舌质淡红，苔黄，脉细。初步诊断：中医诊断：恶核（肝郁脾虚、痰瘀互结）；西医诊断：（皮肤）非霍奇金淋巴瘤（T 细胞型）。治宜疏肝健脾、化痰散结。拟用化积方加减：生黄芪 30 g、清半夏 9 g、茯苓 24 g、厚朴 12 g、炒白术 15 g、白花蛇舌草 24 g、猫爪草 9 g、炒三仙各 12 g、党参 24 g、黄芩 12 g、蒲公英 30 g、山慈姑 9 g、生薏苡仁 30 g、夏枯草 12 g、天冬 18 g、五味子 9 g、菟丝子 30 g、枸杞子 24 g、柴胡 9 g、白鲜皮 45 g、甘草 6 g。10 剂，水煎服，日一剂。

二诊(2012－12－03):服药平妥,现患者胃部灼热感减轻,仍感双手麻木,纳可,眠差,舌淡红,苔黄,脉弦细。方药:上方加栀子15 g、黄连9 g、炒酸枣仁30 g、桂枝9 g。14剂,水煎服,日一剂。

三诊(2012－12－17):服药平妥,患者现仍有双手麻木感,纳眠可,舌质淡红,苔薄黄,脉细。方药:上方改桂枝15 g、加白芍24 g、川芎15 g、蜈蚣2条、全蝎9 g。14剂,水煎服,日一剂。

四诊(2013－01－17):服药平妥,患者现双手麻木感减轻,纳眠可,舌质淡红,苔薄白,脉细。方药:生黄芪30 g、清半夏9 g、茯苓24 g、炒白术15 g、白花蛇舌草24 g、猫爪草9 g、炒三仙各12 g、党参24 g、蒲公英30 g、山慈姑9 g、夏枯草12 g、菟丝子30 g、枸杞子24 g、柴胡9 g、白鲜皮45 g、桂枝15 g、蜈蚣2条、全蝎9 g、甘草6 g。14剂,水煎服,日一剂。

(三)疗效

调整治疗4次,症状改善,显效。

(四)按语

皮肤淋巴瘤起源于表皮基底细胞或毛囊外根鞘。本案患者中年男性,素体脾虚,加之性格急躁易怒,情志不常,导致肝气郁结,横逆犯脾,脾气更虚。脾虚失运,无力行气行血,则气滞血瘀;脾虚失运,无力行津液,则痰湿内生。痰瘀互结于皮肤,发为结节。本病属“恶核”范畴,证属肝郁脾虚,痰瘀互结。临床多采用“疏肝健脾、化痰散结”法治疗,方以化积方为基础加减。生黄芪、党参大补元气;炒白术、茯苓、清半夏、厚朴、生薏苡仁以健脾燥湿、化痰散结,脾主运化水液,水液运化则可使聚集之湿痰消散;白花蛇舌草、猫爪草、山慈姑、蒲公英以清热解毒,燥湿化痰,散结消肿;蜈蚣、全蝎、桂枝活血通络;炒三仙消食和胃;加菟丝子、枸杞子养阴益肾;柴胡、夏枯草疏肝,加白鲜皮祛风止痒。全方共奏疏肝健脾、化痰散结之效。扶正祛邪同用、标本兼治可获疗效。

第十节　其他实体瘤

一、健脾补肾、解毒散结治疗肾积

(一)诊治要点

中医诊断:(病名)肾积,(证候)肾虚血瘀

西医诊断:右肾癌术后

治　　法:健脾补肾、解毒散结

方　　药:自拟化积方加减

(二)诊疗经过

李某,男,44 岁。右肾癌术后半月。

初诊(2010-09-27):患者因“右腹部疼痛月余”在外院检查时发现右肾占位性病变于半月前行“右肾占位切除术”,术后病理示:肾透明细胞癌。未行化疗,予生物反应调节剂治疗。目前感乏力,气短,无腰痛、发热等症,纳眠可,二便调。舌质淡,苔薄黄,脉弦细。初步诊断:中医诊断:肾积(肾虚血瘀);西医诊断:右肾癌术后。治宜健脾补肾、解毒散结。方拟化积方加减:生黄芪 30 g、炒白术 15 g、茯苓 24 g、白花蛇舌草 30 g、蜈蚣 2 条、补骨脂 15 g、砂仁 9 g、炒三仙各 12 g、黄连 12 g、党参 24 g、蒲公英 30 g、陈皮 12 g、马鞭草 12 g、石韦 30 g、甘草 6 g。7 剂,水煎服,日一剂。

二诊(2010-10-12):患者仍感乏力,爬楼梯时尤甚,时腰痛,无咳嗽,无发热,纳食一般,二便调。舌质暗淡,苔薄白,舌体胖大,脉沉细。方药:上方加鸡血藤 30 g、山茱萸 9 g。15 剂,水煎服,日一剂。

三诊(2009-10-30):服药后体力渐增,时腰酸不适,纳食好转,二便调。舌质偏暗,苔白,舌体胖大,脉沉细。方药:上方加黄精 24 g。15 剂,水煎服,日一剂。

四诊(2010-11-16):服药效妥,无明显不适,无腰痛,无咳嗽。舌质暗淡,苔薄白。复查胸部、腰部 CT:双肺无异常,右肾缺如状态。肿瘤标志物均(-)。方药:生黄芪 30 g、炒白术 12 g、茯苓 15 g、补骨脂 12 g、杜仲 12 g、寄生 15 g、桂枝 12 g、当归 9 g、益母草 30 g、石韦 30 g、马鞭草 12 g、蜈蚣 2 条、蒲公英 30 g、陈皮 12 g、鸡内金 12 g、甘草 6 g。15 剂,水煎服,日一剂。

五诊(2010-12-01):患者术后坚持服中药治疗,未行放、化疗。目前病情稳定,未述明显不适,纳眠好,体力可,二便调。舌质淡,苔白,脉沉细。方药:上方加仙灵脾 18 g、白茅根 24 g。30 剂,水煎服,日一剂。

(三)疗效

调整治疗近 4 月,症状改善,显效。

（四）按语

肾癌最常见的临床症状是腰痛和血尿，少数患者是以腹部肿块发病。临床辅助检查可以帮助诊断。中医本病属"肾积"范畴，总属本虚标实。《医宗必读》言："积之成者，正气不足，而后邪气踞之"。正气亏虚，气虚血瘀，结而成块。故治以活血化瘀，解毒散结并兼顾健脾补肾以资先后天。方中生黄芪、炒白术、茯苓、党参等健脾益气；蜈蚣、益母草、马鞭草等活血化瘀；黄精、补骨脂健脾补肾；白花蛇舌草、蒲公英解毒散结；杜仲、寄生、桂枝补肾活血、通络止痛。全方共奏健脾补肾、解毒散结之效，扶正祛邪兼顾，获得疗效。

二、益气养阴、化痰散结治疗积证

（一）诊治要点

中医诊断：（病名）积证，（证候）气阴两亏、痰瘀互结

西医诊断：舌鳞癌

治　　法：益气养阴、化痰散结

方　　药：化积方加减

（二）诊疗经过

陈某，男，49岁。舌部肿瘤术后近半月。

初诊（2009-11-13）：患者因舌部疼痛不适，舌体肿块于2009年10月28日于口腔医院取活检确诊为舌癌，并于2009年11月3日行手术治疗，病理示：（舌）鳞状细胞癌，切线未查见癌，颈部淋巴结未查见转移癌（0/7），右颌下基本正常。术后未行放化疗。现患者舌部无疼痛，口干，乏力，无发热，纳可，眠差，二便调。舌质暗红，有瘀斑，苔黄，脉弦细。初步诊断：中医诊断：积证（气阴两亏、痰瘀互结）；西医诊断：舌癌术后。治宜益气养阴、化痰散结。方拟化积方加减：生黄芪30 g、白花蛇舌草30 g、炒白术15 g、茯苓24 g、党参24 g、砂仁9 g、清半夏12 g、猫爪草12 g、陈皮12 g、蜈蚣2条、川芎12 g、菊花12 g、僵蚕18 g、刘寄奴12 g、枸杞子24 g、菟丝子30 g、麦冬18 g、玄参18 g、炒枣仁30 g、甘草6 g。7剂，水煎服，日一剂。

二诊（2009-11-20）：服药后病症有所好转，舌部无疼痛，口干减轻，乏力较前好转，无发热，无头晕头痛，无胸闷胸痛，无腹胀腹痛，眠差，纳可，二便调。舌苔黄，舌质暗红，脉弦细。方药：上方加生龙牡各30 g。15剂，水煎服，日一剂。

三诊(2009－12－04)：服药平妥，现患者舌部无疼痛，咽喉部无不适，口干较前减轻，乏力不明显，无发热恶寒，纳可，眠尚可，二便可。舌质暗红，舌苔黄，脉弦细。方药：上方加知母 12 g。15 剂，水煎服，日一剂。

四诊(2009－12－19)：服药效可，现患者神志清，精神好，舌部无疼痛，咽喉部无不适，乏力不明显，口干不明显，纳眠可，二便可。舌质暗红，舌苔黄，脉弦细。方药：生黄芪 30 g、白花蛇舌草 30 g、炒白术 15 g、茯苓 24 g、党参 24 g、陈皮 12 g、清半夏 12 g、猫爪草 12 g、川芎 12 g、菊花 12 g、刘寄奴 12 g、枸杞子 24 g、菟丝子 30 g、生薏苡仁 30 g、麦冬 18 g、甘草 6 g。15 剂，水煎服，日一剂。

（三）疗效

调整治疗 4 次，共服药 52 剂，诸证改善，显效。

（四）按语

舌癌特点为突出舌体的肿物，形如豆粒而质硬，或舌体巨大不规则溃疡。属于中医学之“积证”范畴，证属气阴两亏、痰瘀互结。患者已年近半百，阴气自半，加之调护失宜，耗伤气血，故气血津液俱亏。气虚则无力行血，血聚为瘀，气虚则无力行津液，津液聚为痰湿，浊痰与瘀血在体内互结而成积。营阴不足不能上承故见口干，气血俱虚故见乏力，痰瘀互结成积见舌部肿块，阴虚内热、血瘀化热、热扰心神故见眠差，舌脉佐证。治疗法当益气养阴、化痰散结。方以化积方加减，其中生黄芪与党参既可益气养阴，又可补益后天之本，使得气血津液生化有源；炒白术、茯苓、砂仁、清半夏、陈皮以健脾燥湿、化痰散结，脾主运化水液，水液运化则可使聚集之湿痰消散；白花蛇舌草、猫爪草、黄连以清热解毒、散结消肿；并加川芎、僵蚕、刘寄奴以活血化瘀、散结消肿；麦冬、玄参、知母益气养阴生津；枸杞子、菟丝子以补肾益精、滋阴养肝。全方共奏益气养阴、化痰散结之效。

三、清热解毒、化瘀散结治疗积证

（一）诊治要点

中医诊断：（病名）积证，（证候）热毒瘀结

西医诊断：壶腹周围癌术后化疗后

治　　法：清热解毒、化瘀散结

方　　药：化积方加减

（二）诊疗经过

邵某，男，68岁。壶腹周围癌术后1年半余。

初诊（2011－07－22）：患者2010年12月因“上腹隐痛，消瘦伴黄疸2个月”就诊外院，经腹部强化CT诊为“壶腹周围占位”，2011年1月行手术切除，术后病理：壶腹周围息肉型中－高分化腺癌，肿块切面1.0 cm×0.8 cm，侵及胰腺周围组织，未侵及周围淋巴结。术后予DLF化疗6周期，末次化疗结束时间2011年6月。复查腹部CT、上消钡透，均未见肿瘤复发转移。现患者感上腹部胀，口干，无恶心、黄疸、发热等症，纳可，小便频，大便调。舌质红，苔薄黄，脉弦细。初步诊断：中医诊断：积证（热毒瘀结）；西医诊断：壶腹周围癌术后化疗后。治宜清热解毒、化瘀散结。方拟化积方加减：柴胡12 g、莪术12 g、田基黄30 g、清半夏12 g、鸡内金12 g、生黄芪30 g、炒白术15 g、茯苓24 g、蒲公英30 g、白花蛇舌草30 g、蜈蚣2条、黄连12 g、砂仁9 g、炒三仙各12 g、穿山甲12 g、补骨脂15 g、麦冬18 g、陈皮12 g、西洋参6 g、甘草6 g。14剂，水煎服，日一剂。

二诊（2011－08－09）：仍感口干，胃脘胀闷不舒，纳眠可，体力可，夜尿频，大便调，舌质红，苔白腻，脉弦细。CEA：3.5 ng/ml，CA－199：70.9 u/ml。方药：上方加荔枝核18 g。14剂，水煎服，日一剂。

三诊（2011－08－25）：胃脘胀闷较前减轻，刀口处隐痛，纳眠可，大便偏干。舌质红，苔薄黄，脉弦细。方药：初诊方加白芍12 g。14剂，水煎服，日一剂。

四诊（2011－08－10）：病情稳定，感口干，腹胀减轻，体力增加，纳眠可，大便干。舌质红，苔薄黄，脉弦。方药：初诊方加石斛12 g、当归15 g。14剂，水煎服，日一剂。

（三）疗效

调整治疗4次，病情稳定，症状改善，中药继续治疗中。

（四）按语

本病当属中医学“积证”范畴，证属“热毒瘀结”。患者热毒郁于体内，气机不畅，水液不得运化，气停则血瘀，留而成积，故发为本病。故治以清热解毒、化瘀散结。方以化积方加减，柴胡、莪术理气活血化瘀；白花蛇舌草、蒲公英、田基黄、清半夏清热解毒散结；生黄芪、炒白术、茯苓健脾益气；蜈蚣、穿山甲软坚散结。全方共奏清热解毒、化瘀散结之效。本案患者年老，且为术后、化疗后，患者脾胃亏虚，免疫功能低下，中医治疗从整体出发，扶正祛邪，解毒散结化瘀的同时兼顾健脾益胃，病症同治，获得疗效。

四、活血止痛、化痰散结治疗积证

（一）诊治要点

中医诊断：（病名）积证，（证候）痰瘀互结

西医诊断：第四脑室毛细胞型细胞瘤术后

治　　法：活血止痛、化痰散结

方　　药：化积方加减

（二）诊疗经过

王某某，女，9岁。第四脑室毛细胞型星型细胞瘤术后5月。

初诊（2013－09－27）：患者2013年8月因头痛、恶心、呕吐，就诊于齐鲁医院，诊断为脑积水，后行“脑室脑池造瘘术”、“脑室体外引流术”，病理诊为第四脑室毛细胞型细胞瘤。现症见：头痛，纳一般，偏食，眠可，二便调，视力、听力正常，四肢活动可，舌暗红，苔薄白，脉细。初步诊断：中医诊断：脑瘤（痰瘀互结）；西医诊断：第四脑室毛细胞型细胞瘤术后。治宜活血止痛、化痰散结。拟用化积方加减：生黄芪15 g、川芎9 g、炒白术12 g、菊花9 g、僵蚕12 g、川牛膝9 g、胆南星9 g、茯苓15 g、泽泻30 g、桂枝6 g、枸杞子15 g、党参12 g、白茅根24 g、全蝎6 g、白蔻仁6 g、炒三仙各5 g、山慈姑6 g、甘草6 g。15剂，水煎服，日一剂。

二诊（2013－11－19）：患者现头痛明显减轻，无恶心呕吐，体力可，纳眠可，大便可，小便黄。一般情况可。方药：上方加白花蛇舌草12 g。15剂，水煎服，日一剂。

三诊（2013－12－06）：服药平妥，诸症好转，纳眠可，二便调。方药以上方继服。15剂，水煎服，日一剂。

（三）疗效

调整治疗3次，症状改善，患儿顺从性好，继续中药治疗中。

（四）按语

毛细胞型星形细胞瘤是好发于儿童的肿瘤，分别占大脑和小脑星形细胞瘤的10%和85%。中医学认为毛细胞型星型细胞瘤与先天禀赋、正气内虚、痰瘀

互结有关，为本虚标实之证。本病属“脑瘤”范畴，证属痰瘀互结。临床多采用“益气健脾、化痰散结”法治疗，方以化积方为基础加减。生黄芪、党参大补元气；炒白术、茯苓、泽泻、白蔻仁以健脾燥湿、化痰散结，脾主运化水液，水液运化则可使聚集之湿痰消散；白花蛇舌草、菊花、山慈姑、僵蚕等以清热解毒，燥湿化痰，散结消肿；全蝎、僵蚕、川牛膝、桂枝活血通络止痛；加枸杞子滋阴养肝，补肾益精；炒三仙益胃健脾；全方共奏活血止痛、化痰散结之效。故“脑瘤”之痰瘀互结型，多以化痰散结之法，兼以益气健脾，扶正祛邪同用、标本兼治可获疗效。

五、益气养阴、解毒散结治疗积证

（一）诊治要点

中医诊断：（病名）积证，（证候）气阴亏虚、瘀毒内结

西医诊断：口咽癌

治　　法：益气养阴、解毒散结

方　　药：化积方加减

（二）诊疗经过

孙某，男，57 岁。口咽癌行扩大切除术后 1 年余，局部复发放疗后，多周期化疗后。

初诊（2012－04－01）：患者 2010 年 6 月因进食时咽腭部疼痛不适，抗生素治疗无效，后行右侧口咽肿物活检，病理示：右咽鳞状细胞癌，遂于 2010 年 6 月 13 日行右侧口咽癌扩大切除加右侧颈淋巴结清扫加左前臂皮瓣修复加气管切开术，术后病理示：右咽鳞状细胞癌，面积 4 cm×2.5 cm，累及腮腺组织、肌肉组织、扁桃体组织及骨组织，送检前、后切缘未查见癌，淋巴结未查见癌。术后行放疗，2011 年 8 月，又发现右颌下及颈部淋巴结肿大，淋巴结活检示转移性低分化鳞癌。又行放疗并多周期联合化疗。就诊时患者口咽干，无咽痒，有痰难咯出，乏力，进食流质饮食（右侧牙齿缺如），眠差，梦魇多，二便调，舌质红绛，苔黄腻，脉数，近期体重平稳。初步诊断：中医诊断：积证（气阴亏虚、瘀毒内结）；西医诊断：口咽癌术后复发放化疗后。治宜益气养阴、解毒散结，拟方化积方加减：黄芪 30 g、清半夏 9 g、茯苓 24 g、白术 15 g、白花蛇舌草 24 g、猫爪草 9 g、炒三仙各 12 g、党参 24 g、黄芩 12 g、蒲公英 30 g、川芎 12 g、菊花 12 g、僵蚕 18 g、麦冬 18 g、玄参 18 g、芦根 30 g、菟丝子 30 g、枸杞子 24 g、酸枣仁30 g、煅龙牡各 30 g、甘草 6 g。7 剂，水煎服，日一剂。

二诊(2012－04－08):服药平妥,现患者口干症状消失,有痰不易咳出,胃部反酸,仅进食流质食物,眠差多梦,二便调,乏力改善,舌质红,苔薄黄,脉弦。方药:上方加鱼骨 9 g、合欢皮 30 g。7 剂,水煎服,日一剂。

三诊(2012－04－15):服药平妥,患者现仍有少量痰,胃酸减轻,眠差好转,二便调,乏力改善,舌质淡红,苔薄黄,脉细。方药:黄芪 30 g、清半夏 9 g、茯苓 24 g、白术 15 g、白花蛇舌草 24 g、炒三仙各 12 g、党参 24 g、蒲公英 30 g、川芎 12 g、菊花 12 g、僵蚕 18 g、麦冬 18 g、玄参 18 g、全瓜蒌 18 g、浙贝母 30 g、鱼骨 15 g、菟丝子 30 g、枸杞子 24 g、酸枣仁 30 g、煅龙牡各 30 g、甘草 6 g。7 剂,水煎服,日一剂。

四诊(2012－04－23):服药平妥,现患者乏力明显改善,少量白痰,无泛酸,纳眠可,二便调,舌质淡红,苔薄黄,脉细。方药:上方继服。15 剂,水煎服,日一剂。

(三)疗效

调整治疗 4 次,症状改善,未出现新病灶,病情稳定,间断服中药维持治疗。

(四)按语

口咽癌是发生于软腭、腭扁桃体、舌根、会厌周围及咽壁等部位的恶性肿瘤。本病属"积证"范畴,证属气阴亏虚、瘀毒内结。患者中年男性,素体脾胃亏虚,加之性格急躁易怒,情志不常,导致肝气郁结,横逆犯脾,脾气更虚。脾虚失运,无力行气行血,则气滞血瘀;脾虚失运,无力行津液,则痰湿内生。痰瘀互结于口咽部,发为结节,病后又经手术、反复放化疗等有创治疗,热毒炽盛,耗伤阴津,致气阴俱损,瘀毒内结。临床多采用"益气养阴、清热解毒、化痰散结"法治疗,方以化积方为基础加减。生黄芪、党参、炒白术、茯苓等健脾益气扶助正气,清半夏、白花蛇舌草、猫爪草、瓜蒌、浙贝母以清热解毒,燥湿化痰,散结消肿;炒三仙消食和胃;加菟丝子、枸杞子滋阴益肾,补肾益精;加煅龙牡软坚散结,配合酸枣仁养心安神;麦冬、玄参益气养阴。全方共奏益气养阴、清热解毒、化痰散结之效。扶正祛邪同用、标本兼治可获疗效。

六、解毒化湿、健脾益肾治疗积证

(一)诊治要点

中医诊断:(病名)积证,(证候)湿热蕴毒、脾肾双亏

西医诊断:①膀胱浸润性上皮细胞癌;②输尿管上皮细胞癌

治　　法：解毒化湿、健脾益肾

方　　药：化积方加减

（二）诊疗经过

王某某，女，60岁。膀胱癌并右输尿管癌2年余，化疗2周期后。

初诊（2012－04－01）：患者因间断性肉眼血尿，右下肢浮肿于2012年3月就诊于外院，进一步检查行尿常规、CT、MRI、ECT、膀胱镜加活检，诊为：①膀胱低分化上皮细胞癌；②输尿管上皮细胞癌。未行手术。化疗2周期，具体方案不详。患者现右下肢浮肿加重，疼痛，腹部胀痛，纳可，眠差，大便难，小便调，四肢乏力，活动后加重，苔黄，脉细。初步诊断：中医诊断：积证（湿热蕴毒、脾肾双亏）；西医诊断：①膀胱癌；②输尿管癌。治宜解毒化湿、健脾益肾。方用化积方加减：黄芪30 g、清半夏9 g、茯苓24 g、炒白术15 g、白花蛇舌草24 g、猫爪草9 g、炒三仙各12 g、补骨脂15 g、益母草30 g、石韦30 g、乌药12 g、红藤24 g、川牛膝15 g、菟丝子30 g、枸杞子24 g、泽泻30 g、全蝎9 g、猪苓30 g、车前草30 g、莪术6 g、白蔻9 g。7剂，水煎服，日一剂。

二诊（2012－04－10）：现患者右下肢浮肿减轻，出现右下肢疼痛，腰部疼痛，无腹痛，四肢乏力明显，食欲欠佳，眠可，大便难，无血尿，苔黄，脉细。方药：上方加独活15 g、檀香6 g。7剂，水煎服，日一剂。

三诊（2012－04－18）：服药平妥，患者腰部、下肢疼痛，右下肢轻度水肿，乏力，纳眠可，二便调，苔黄，脉细。方药：上方加仙鹤草30 g、三七粉3 g（冲）。10剂，水煎服，日一剂。

四诊（2012－05－04）：服药平妥，患者腰部及下肢疼痛减轻，乏力有所改善，下肢无水肿，纳眠可，二便调，苔薄白，脉细。方药：黄芪30 g、清半夏9 g、茯苓24 g、炒白术15 g、白花蛇舌草24 g、猫爪草9 g、炒三仙各12 g、益母草30 g、石韦30 g、乌药12 g、红藤24 g、川牛膝15 g、菟丝子30 g、枸杞子24 g、全蝎9 g、莪术6 g、桂枝9 g、独活15 g、檀香6 g、甘草6 g。10剂，水煎服，日一剂。

（三）疗效

调整治疗4次，症状改善，血尿及腰痛等主要症状明显减轻，继续中药治疗中。

（四）按语

膀胱癌是指发生在膀胱黏膜上的恶性肿瘤，是泌尿系统最常见的恶性肿瘤。中医学认为膀胱癌发病与邪气侵犯、正气内虚、温热蕴结、痰瘀留滞有关。本案患者老年女性，素体脾肾虚弱，脾为后天之本，肾为先天之本，脾虚失运，无力行气行血，气滞血瘀，不痛则通；脾肾虚脱，肢体失于濡养，则四肢乏力；脾虚失运，无力行津液，肾虚不能蒸花水液，则肢体浮肿。舌脉俱为佐证。综合脉症，四诊合参，本病当属中医学“积证”范畴，证属湿热蕴毒、脾肾双亏。临床多采用“解毒化湿、健脾益肾”法治疗，方以化积方为基础加减。生黄芪、党参、炒白术、茯苓等健脾益气；清半夏、白花蛇舌草、猫爪草、蒲公英等以清热解毒、化痰散结；乌药、红藤、川牛膝、全蝎、莪术活血通络止痛；益母草、泽泻、猪苓、车前草、石韦利水消肿；枸杞子润而滋补、兼能退热，菟丝子补而不峻、温而不燥，二者均为平补阴阳之品，乃补益之良药；诸药合用，共奏解毒化湿、健脾益肾之功。扶正祛邪同用，标本兼治可获疗效。

七、健脾利湿、活血止痛治疗积证

（一）诊治要点

中医诊断：（病名）积证，（证候）脾虚湿盛、瘀血内结

西医诊断：输尿管癌

治　　法：健脾利湿、活血止痛

方　　药：化积方加减

（二）诊疗经过

黄某，男，71 岁。输尿管癌术后 3 月余。

初诊（2012 - 12 - 17）：患者 3 个月前因突发无痛性血尿于外院经腹部强化 CT 确诊为“输尿管占位”，后行手术，病理示输尿管浸润性上皮癌。术后给予局部灌注治疗。现小腹疼痛，时有尿频、尿急、淋漓不尽，乏力，纳眠可，大便调，舌淡苔白，脉濡滑。初步诊断：中医诊断：积证（脾虚湿盛、瘀血内结）；西医诊断：输尿管癌。治宜健脾利湿、活血止痛。拟用化积方加减：石韦 30 g、川牛膝 15 g、白茅根 30 g、菟丝子 30 g、枸杞子 24 g、薏苡仁 30 g、白鲜皮 45 g、川楝子 15 g、白豆蔻 9 g、当归 18 g、炒白术 15 g、茯苓 12 g、莪术 12 g、三棱 9 g、黄芪 30 g、党参 24 g、甘草 6 g。7 剂，水煎服，日一剂。

二诊（2012 - 12 - 25）：服药平妥，患者小腹时疼痛，乏力好转，纳眠可，偶见血尿，淋漓不尽，大便调，舌淡苔白，脉濡滑。舌淡苔薄黄，脉弦。方药：上方加佛手 9 g。15 剂，水煎服，日一剂。

三诊(2013－01－12):服药平妥,患者无腹胀腹痛,乏力明显好转,无血尿,无淋漓不尽之症,偶头晕,纳眠可,大便调,舌红苔白,脉弦。方药:上方加莪术6 g、川芎12 g。15剂,水煎服,日一剂。

四诊(2013－02－01):服药平妥,患者轻乏力,无血尿,无淋漓不尽之症,纳眠可,大便调,舌红苔白,脉弦。方药以上方继服。15剂,水煎服,日一剂。

(三)疗效

调整治疗4次,症状改善,显效。

(四)按语

输尿管癌是一种起源于输尿管上皮的恶性肿瘤。本病人证属脾虚湿盛、瘀血内结。临床多采用"健脾利湿、活血止痛"法治疗,方以化积方为基础加减。生黄芪、党参益气;炒白术、茯苓、薏苡仁、白豆蔻等健脾利湿;白鲜皮、川楝子清热解毒燥湿;石韦、川牛膝、莪术、三棱活血化瘀散结;当归养血活血;加菟丝子、枸杞子滋阴补肾。全方共奏健脾利湿、活血止痛之效,扶正祛邪同用,标本兼治可获疗效。

八、益气健脾、化痰散结治疗积证

(一)诊治要点

中医诊断:(病名)积证,(证候)脾气亏虚、痰瘀互结

西医诊断:胆管癌术后肝转移

治　　法:健脾益气、化痰散结

方　　药:化积方加减

(二)诊疗经过

米某,男,76岁。胆管癌术后1年余,6周期化疗后。

初诊(2013－03－25):患者1年前因身目黄染就诊,右胁部不适,进行性消瘦,行CT诊为胆管癌,后行手术治疗,术后行6周期化疗(含吉西他滨方案,具体不详),末次化疗时间为2012年08月20日。患者现症见:遍身疼痛,全身乏力,身目轻度黄染,纳差,眠差,大便干,四五日一行,小便调,体重近期平稳。舌质淡红,苔黄,脉细,标肿瘤志物CEA、CA－199明显增高,腹部强化CT示胆管癌术后多发肝转移。初步诊断:中医诊断:积证(脾气亏虚、痰瘀互结);西医诊断:胆管癌术后肝转移。治宜益气健脾、化痰散结,拟化积方加减:柴胡15 g、田基黄30 g、黄芪30 g、莪术9 g、浙贝母12 g、川牛膝12 g、菟丝子30 g、枸杞子

24 g、白蔻仁 9 g、当归 18 g、乌药 12 g、红藤 24 g、茯苓 24 g、清半夏 12 g、白花蛇舌草 30 g、猫爪草 12 g、厚朴 12 g、生牡蛎 30 g、夏枯草 12 g、砂仁 9 g、生薏苡仁 30 g、甘草 6 g。7 剂,水煎服,日一剂。

二诊(2013－04－08):服药平妥,现患者仍有胸痛、腹痛、腰痛,乏力,身目轻度黄染,纳差有所改善,眠差,大便干,四五日一行,小便调,体力差,舌质淡红,苔黄,脉细。方药:上方加杭白芍 24 g、元胡 30 g、全蝎 9 g、桂枝 9 g、炒枣仁 30 g。7 剂,水煎服,日一剂。

三诊(2013－04－15):服药平妥,现患者仍有胸痛、腹痛、腰痛,乏力,身目黄染减轻,纳眠差均改善,大便干两日一行,小便调,舌质淡红,苔黄,脉细。方药:上方改莪术 12 g、加炒莱菔子 24 g。7 剂,水煎服,日一剂。

四诊(2013－04－24):服药平妥,现患者乏力好转,身目黄染明显减轻,疼痛改善不明显,纳眠尚可,二便调,舌质淡红,苔黄,脉细。方药:柴胡 15 g、田基黄 30 g、黄芪 30 g、莪术 12 g、浙贝母 12 g、川牛膝 12 g、菟丝子 30 g、枸杞子 24 g、当归 18 g、乌药 12 g、红藤 24 g、清半夏 12 g、白花蛇舌草 30 g、猫爪草 12 g、生牡蛎 30 g、夏枯草 9 g、生薏苡仁 30 g、白芍 24 g、元胡 30 g、全蝎 9 g、桂枝 9 g、甘草 6 g。14 剂,水煎服,日一剂。

(三)疗效

调整治疗 4 次,部分症状改善,继续中药辨证治疗中。

(四)按语

胆管癌是指原发于左右肝管汇合部至胆总管下端的肝外胆管恶性肿瘤。本案患者男性,年过半百,阳气衰弱,气虚则无力运化,津液聚集成痰,痰湿中阻以困脾,脾气更虚。脾虚失运,无力行气行血,则气滞血瘀;脾虚失运,无力行津液,则痰湿内生。痰瘀互结于腹部,发为本病,舌脉俱为佐证。本病属“积证”“黄疸”等范畴,证属脾气亏虚、痰瘀互结。临床多采用“益气健脾、化痰散结”法治疗。黄芪补益脾肺之气;莪术、当归、川牛膝活血补血,补血而不瘀滞,活血而不伤阴;柴胡、田基黄疏肝行气、利湿退黄;浙贝母化痰散结;莱菔子、白蔻仁理气和胃,增强食欲;菟丝子、枸杞子滋阴养肝,补肾益精;元胡、桂枝、全蝎活血通络止痛。全方共奏健脾益气、化痰散结之效。标本兼治可获疗效。

九、清热利湿、健脾益肾治疗积证

（一）诊治要点

中医诊断：（病名）积证，（证候）湿热蕴结

西医诊断：左肾上腺癌术后并骨转移

治　　法：清热利湿、健脾益肾

方　　药：化积方加减

（二）诊疗经过

刘某某，男，65岁。左肾上腺肿瘤术后2年，化疗6周期，放疗25次。

初诊（2013－09－03）：患者2年前因左侧腰痛于当地医院就诊，行强化CT确诊，行手术治疗，术中病理示左肾上腺癌（皮质腺癌）。术后化疗6周期（方案不详），并行放疗。患者半月前出现肾区痛，行CT、MRI示肾积水，ECT示骨转移。现患者手术刀口处针刺样痛，腰痛，周身乏力，食欲差，眠可，小便频，淋漓不尽，大便调，体重近期略下降。舌质黯，苔黄腻，脉滑。初步诊断：中医诊断：积证（湿热蕴结）；西医诊断：左肾上腺癌术后并骨转移。治宜清热利湿、健脾益肾。拟用化积方加减：生黄芪30 g、炒白术15 g、茯苓24 g、清半夏9 g、白花蛇舌草24 g、猫爪草9 g、党参24 g、蒲公英30 g、黄芩12 g、补骨脂9 g、炒三仙各12 g、益母草30 g、石韦30 g、菟丝子30 g、桂枝6 g、肉桂6 g、甘草6 g。7剂，水煎服，日一剂。

二诊（2013－09－20）：服药平妥，患者腰痛减轻，尿色正常，现行导尿治疗，纳差，乏力，大便不成形。苔黄腻，脉滑。方药：上方加五味子9 g、干姜9 g、黄柏12 g、知母15 g。14剂，水煎服，日一剂。

三诊（2013－10－08）：服药平妥，效果明显，现患者腰痛、尿痛、尿频减轻，无血尿，纳略差，乏力减轻，大便不成形。舌质暗红，苔黄，脉弦细。方药：初诊方加黄柏12 g、知母15 g、仙鹤草30 g、白茅根30 g。14剂，水煎服，日一剂。

四诊（2013－10－27）：服药平妥，现患者腰痛、尿痛、尿频明显减轻，无血尿，纳眠可，轻乏力，大便正常。舌质黯，苔黄，脉细。方药：生黄芪30 g、炒白术15 g、茯苓24 g、清半夏9 g、白花蛇舌草24 g、猫爪草9 g、党参24 g、蒲公英30 g、黄芩12 g、炒三仙各12 g、益母草30 g、石韦30 g、菟丝子30 g、枸杞子24 g、桂枝6 g、黄柏12 g、知母15 g、白茅根30 g、甘草6 g。14剂，水煎服，日一剂。

（三）疗效

调整治疗 4 次，症状改善，显效。

（四）按语

肾上腺癌是发生在肾上腺部位的恶性肿瘤。中医学认为本病可归结为肾精不足，湿热、瘀毒蕴结于腰府，阴不敛阳，阴阳失调所致。本病具有“本虚标实”、“虚实夹杂”的病理特点，本案患者系老年男性，素体脾肾亏虚，脾虚失运，无力行气行血，则气滞血瘀；脾虚失运，无力行津液，则痰湿内生。肾虚则肾不纳气，固涩失职，则出现小便频，淋漓不尽。脾失运化，无以运化食物精微，则食欲不振。湿瘀日久化热，结于病处，发为结节，久而为病。本病属于中医“积证”范畴，辨证湿热蕴结。宜采用“清热利湿、健脾益肾”法治疗，方以化积方为基础，生黄芪、党参大补元气；炒白术、茯苓、清半夏以健脾燥湿、化痰散结；白花蛇舌草、猫爪草、蒲公英以清热解毒、燥湿化痰、散结消肿；桂枝通络止痛；加山楂、神曲、麦芽以消食化滞，增进食欲；益母草、石韦利水通淋，黄柏、知母、菟丝子、枸杞子清热滋阴补肾。全方共奏清热利湿、健脾益肾之效。扶正祛邪同用、标本兼治可获疗效。

十、健脾和中、燥湿消痞治疗积证

（一）诊治要点

中医诊断：（病名）积证，（证候）脾虚湿阻

西医诊断：胰腺癌术后

治　　法：健脾和中、燥湿消痞

方　　药：化积方加减

（二）诊疗经过

王某某，男，69 岁。胰腺癌术后 3 月余，未行放、化疗。

初诊（2013－02－25）：患者于 2012 年 11 月 19 日因“反复发热伴皮肤黄染”就诊，腹部强化 CT 诊断胰头占位。于 11 月 27 日行胰腺癌姑息术“肝占位切除加胆囊切除加胆肠吻合术”，术后未行放、化疗。就诊时患者自感右下腹轻度疼痛，偶腹胀，乏力，纳眠可，小便调，大便偏干，近期体重平稳。舌质红，苔黄，脉弦滑，目睛黄染。初步诊断：中医诊断：积证（脾虚湿阻）；西医诊断：胰腺癌姑息术后。治宜健脾和中、燥湿消痞。拟用化积方加减：生黄芪 30 g、炒白术 15 g、茯苓 24 g、陈皮 12 g、清半夏 9 g、白芍 15 g、白花蛇舌草 30 g、柴胡 15 g、田

基黄 15 g、元胡 24 g、乌药 15 g、炒三仙 15 g、莪术 15 g、甘草 6 g。7 剂，水煎服，日一剂。

二诊(2013－03－09)：服药平妥，现患者腹部刀口有麻木感，无腹痛、腹胀，乏力，纳眠可，小便疼痛，无灼热感，大便调。舌质红，苔黄，脉弦滑，目睛黄染。方药：上方改白芍 18 g、加金钱草 24 g、生牡蛎 30 g、人参 9 g。14 剂，水煎服，日一剂。

三诊(2013－04－01)：服药平妥，现患者乏力，腹部刀口有麻木感，无腹痛、腹胀，纳眠可，小便疼痛减轻，大便调。舌质红，苔黄，脉弦滑，目睛黄染。方药：生黄芪 30 g、人参 9 g、炒白术 15 g、茯苓 24 g、清半夏 9 g、白芍 15 g、白花蛇舌草 30 g、柴胡 15 g、田基黄 15 g、元胡 24 g、乌药 15 g、炒三仙 15 g、莪术 15 g、全蝎 9 g、金钱草 30 g、威灵仙 15 g、皂角刺 24 g、桂枝 9 g、甘草 6 g。14 剂，水煎服，日一剂。

四诊(2013－04－19)：服药平妥，现患者乏力减轻，腹部刀口处麻木感消失，无腹痛、腹胀，纳眠可，二便调。舌质红，苔黄，脉弦滑，目睛黄染较前减轻，身无黄染。方药：上方继服。14 剂，水煎服，日一剂。

（三）疗效

调整治疗 4 次，部分症状改善，病情稳定，有效。

（四）按语

胰腺癌是消化系统恶性程序最高的肿瘤之一，进展快，预后差。其基本病机为脾胃亏虚、痰瘀互结，在治疗中强调必定扶正与祛邪兼顾，用药特点只有谨守病机，扶正首健脾、祛邪重痰瘀，才能获得良效。中医学认为胰腺癌与风、寒、火、湿、躁以及七情内伤、饮食不调、年老体虚、脾肾亏虚有关。本案患者老年男性，素体脾虚，水湿困滞，郁久化热，湿热蕴结，日久成毒，脾胃湿热熏蒸肝胆可见黄疸；情志郁怒，肝气郁结，致脾失运化，结胸膈痛，形成肝脾瘀结，故而右下腹疼痛，舌脉俱为佐证。本病属“积证”范畴，证属脾虚湿阻。临床多采用“健脾和中、燥湿消痞”法治疗，方以化积方为基础加减。黄芪、人参大补元气；炒白术、茯苓、清半夏、陈皮以健脾燥湿、化痰散结；白芍柔肝缓急止痛；元胡、乌药行气止痛；白花蛇舌草、生牡蛎解毒散结；柴胡、田基黄、金钱草利湿退黄；皂角刺、桂枝、全蝎通络止痛；加山楂、神曲、麦芽以消食化滞，增进食欲。全方共奏健脾和中、燥湿消痞之效。扶正祛邪同用标本兼治可获效。

第十一节　再生障碍性贫血

一、温中健脾兼以补肾治疗虚劳

(一)诊治要点

中医诊断:(病名)虚劳,(证候)脾阳虚

西医诊断:慢性再生障碍性贫血

治　　法:温中健脾兼以补肾

方　　药:益血方加减

(二)诊疗经过

范某,男,52岁。诊为再生障碍性贫血2年。

初诊(2003－01－17):2001年5月患者因“乏力,皮肤紫癜”在外院经血象、骨髓检查诊为再生障碍性贫血,予康力龙、田可等药治疗后,血象较治疗前增高,已坚持服焦中华教授的中药半年。目前患者感乏力,心慌心烦,不发热,口干,纳可,肠鸣,大便偏稀,无出血倾向。查体:中年男性,神志清,重度贫血貌,浅表淋巴结未触及肿大,皮肤黏膜无出血,胸骨无压痛,双肺听诊无异常,腹软,肝脾胁下未及,心率90次/分,律整,心尖区可闻及3/6级收缩期杂音,双肾区无叩击痛,双下肢无浮肿,舌质淡,苔白腻,脉弦细。血常规:白细胞$2.2\times10^9/L$,血红蛋白42 g/L,血小板$29\times10^9/L$。初步诊断:中医诊断:虚劳(脾阳虚),西医:慢性再生障碍性贫血。综合脉症,四诊合参,本病属中医学“虚劳”之脾阳虚型,久病邪气过盛,脏气损伤,耗伤气血阴阳,加之病后失于调养,后天之本失养,致髓精亏损,气虚血亏,症见乏力、心慌等症,脾虚不运可见大便稀,舌脉俱为佐证。治宜温中健脾兼以补肾,拟益血方加减:菟丝子30 g、枸杞子24 g、生黄芪30 g、炒白术15 g、茯苓24 g、连翘30 g、仙鹤草45 g、藕节45 g、炒枣仁30 g、砂仁9 g、炒三仙各12 g、绞股蓝15 g、干姜9 g、鸡血藤15 g、熟附子30 g(先煎)、鹿角胶10 g(烊化)、三七粉3 g(冲)。30剂,水煎服,日一剂。

二诊(2003－03－21):坚持服用中药,近两月未再输血,无出血,无发热,感乏力、偶心慌,盗汗,纳眠可,大便时干时稀。舌淡,苔白,脉细。血常规:白细胞$2.9\times10^9/L$,血红蛋白57 g/L,血小板$39\times10^9/L$。方药:上方改熟附子45 g(先煎),加太子参30 g、补骨脂24 g。30剂,水煎服,日一剂。

三诊（2003－05－16）：坚持服用中药，现感乏力明显，无发热，无出血，纳可，大便偏稀。舌淡，苔薄白，脉细。血常规：白细胞 3.2×10^9/L，血红蛋白 52 g/L，血小板 41×10^9/L。方药：上方改熟附子 55 g（先煎）。30 剂，水煎服，日一剂。

四诊（2003－07－04）：坚持服用中药，半月前因鼻衄量多，HBG 降至 25 g/L，入院治疗，现感乏力，无明显出血倾向，不发热，大便稀，日二三次。舌淡，苔薄黄，脉弦大。方药：生黄芪 30 g、炒白术 15 g、菟丝子 30 g、枸杞子 24 g、茯苓 24 g、连翘 18 g、仙鹤草 45 g、藕节 45 g、砂仁 9 g、炒三仙各 12 g、绞股蓝 15 g、女贞子 24 g、旱莲草 30 g、党参 24 g、补骨脂 24 g、干姜 9 g、肉桂 6 g、熟附子 35 g（先煎）、鹿角胶 10 g（烊化）、三七粉 3 g（冲）、甘草 6 g。30 剂，水煎服，日一剂。

五诊（2003－10－10）：服药平妥，诸症减轻，不发热，无出血，纳可，二便调，舌质淡，边有齿痕，苔少，脉细。血常规：白细胞 2.8×10^9/L，血红蛋白 51 g/L，血小板 48×10^9/L。方药：上方改熟附子 55 g（先煎），30 剂，水煎服，日一剂。

六诊（2004－01－09）：坚持服中药，无出血，无发热，体力增，纳可，二便调，舌淡，苔薄白，脉细。血常规：白细胞 3.5×10^9/L，血红蛋白 71 g/L，血小板 39×10^9/L。方药：生黄芪 30 g、炒白术 15 g、茯苓 24 g、菟丝子 30 g、枸杞子 24 g、连翘 18 g、仙鹤草 45 g、藕节 45 g、砂仁 9 g、鸡血藤 15 g、炒三仙各 12 g、绞股蓝 15 g、党参 24 g、补骨脂 24 g、肉桂 6 g、熟附子 65 g（先煎）、鹿角胶 10 g（烊化）、三七粉 3 g（冲）、甘草 6 g。30 剂，水煎服，日一剂。

七诊（2004－05－21）：坚持服中药，无发热、出血倾向，稍感乏力，纳眠可，二便调，舌淡，苔薄白，脉细。血常规：白细胞 8.07×10^9/L，血红蛋白 88 g/L，血小板 41×10^9/L，TNF 26.23 pg/ml。方药：上方加牡丹皮 30 g、升麻 15 g。30 剂，水煎服，日一剂。

（三）疗效

调整治疗一年余，症状改善，显效。

（四）按语

虚劳又称虚损，是以脏腑亏损，气血阴阳虚衰，久虚不复成劳为主要病机，以五脏虚证为主要临床表现的多种慢性虚弱症候的总称。临床多以发热、乏力、出血等症状多见，患者诊断符合以上特征。《医宗必读》强调了脾肾在虚劳中的重要性，故治以温中健脾兼以补肾，拟益血方加减：生黄芪、炒白术、茯苓、党参益气健脾，脾健则气血生，仙鹤草、藕节、三七粉等止血，肉桂、鹿角胶、补骨脂等温补阳气，菟丝子、枸杞子、女贞子、旱莲草滋阴补肾；大剂量熟附子先煎大助阳气，全方共奏温中健脾兼以补肾之效。脾为后天之本，故从温中健脾兼以补肾着手，辨证施治可获疗效。

二、补益气血、健脾益肾治疗虚劳

（一）诊治要点

中医诊断：（病名）虚劳，（证候）脾肾阳虚

西医诊断：慢性再生障碍性贫血

治　　法：补益气血、健脾益肾

方　　药：益血方加减

（二）诊疗经过

杨某，男，65岁。诊为慢性再障17年。

初诊（2005-06-03）：患者1986年5月查体时发现外周血三系细胞轻度减低，后经骨髓穿刺诊为“再生障碍性贫血”。予中西医结合治疗，病情尚稳定。2000年8月因病情加重，外周血三系细胞重度减低，在本院住院治疗，予环孢素、康力龙、输血等对症支持治疗，病情改善不显。出院后坚持服用焦中华教授中药，现血红蛋白已升至69 g/L，血小板升至42.5×10^9/L。目前患者无出血，有时低热，乏力，面部时有瘙痒，纳可，眠差，二便调。查体：神清，面色萎黄，皮肤黏膜无出血点，浅表淋巴结未触及肿大，心肺（-），腹软，肝脾肋下未触及，双肾区无叩击痛，舌质淡，体胖，苔薄白，脉细。血常规：白细胞1.51×10^9/L，血红蛋白69 g/L，血小板42.5×10^9/L。初步诊断：中医：虚劳（脾肾阳虚），西医：慢性再生障碍性贫血。治宜补益气血、健脾益肾，拟益血方加减：生黄芪30 g、炒白术15 g、茯苓24 g、菟丝子30 g、枸杞子24 g、仙鹤草45 g、藕节45 g、女贞子24 g、旱莲草30 g、鸡血藤15 g、连翘18 g、砂仁15 g、炒三仙各12 g、仙灵脾15 g、党参24 g、炒枣仁30 g、地龙12 g、熟附子36 g（先煎）、肉桂6 g、鹿角胶20 g（烊化）、三七粉3 g（冲）、甘草6 g。20剂，水煎服，日一剂。

二诊（2005-06-28）：无发热，下肢皮肤有少许紫斑，纳可，二便调。舌质淡，苔薄黄，脉弦细。血常规：白细胞1.55×10^9/L，血红蛋白83 g/L，血小板

$35\times10^9/L$。方药：上方加牡丹皮15 g。20剂，水煎服，日一剂。

三诊(2005－07－26)：现患者皮肤有出血斑，无齿衄，无鼻衄，不发热，纳可，二便调。舌质淡，苔薄黄，脉弦细。血常规：白细胞$1.7\times10^9/L$，血红蛋白68 g/L，血小板$37\times10^9/L$。方药：初诊方加小蓟24 g、卷柏15 g。30剂，水煎服，日一剂。

四诊(2005－09－02)：体温正常，无出血倾向，纳可，二便正常。舌质淡，苔黄厚，脉弦。血常规：白细胞$2.7\times10^9/L$，血红蛋白70 g/L，血小板$39\times10^9/L$。方药：生黄芪30 g、炒白术15 g、茯苓24 g、菟丝子30 g、枸杞子24 g、仙鹤草30 g、藕节45 g、女贞子24 g、旱莲草30 g、连翘24 g、鸡血藤15 g、党参24 g、仙灵脾15 g、茜草15 g、砂仁9 g、炒三仙各12 g、陈皮12 g、鹿角胶20 g(烊化)、三七粉3 g(冲)、甘草6 g。30剂，水煎服，日一剂。

五诊(2005－10－14)：目前无明显出血症状，不发热，纳食可，二便调，舌质淡，苔薄黄，脉细。血常规：白细胞$2.7\times10^9/L$，血红蛋白77 g/L，血小板$34\times10^9/L$。方药：上方加熟附子36 g(先煎)、肉桂6 g。30剂，水煎服，日一剂。

六诊(2005－12－09)：患者无出血，无发热，纳可，下肢发痒，无皮疹，二便调，舌质淡，苔小黄，脉弦细。血常规：白细胞$3.6\times10^9/L$，血红蛋白81 g/L，血小板$46\times10^9/L$。方药：上方加当归15 g、牡丹皮18 g、改熟附子60 g(先煎)，30剂，水煎服，日一剂。

七诊(2006－05－26)：半年来坚持服中药，目前无明显出血症状，自述手足心热，体温正常，纳眠可，二便调，舌质淡，苔薄白，脉沉缓。血常规：白细胞$3.56\times10^9/L$，血红蛋白91 g/L，血小板$43\times10^9/L$。方药：菟丝子30 g、枸杞子24 g、生黄芪30 g、炒白术15 g、茯苓24 g、仙鹤草30 g、藕节45 g、女贞子24 g、旱莲草30 g、连翘18 g、鸡血藤15 g、党参24 g、仙灵脾15 g、茜草15 g、炒三仙各12 g、桂枝6 g、鹿角胶20 g(烊化)、三七粉3 g(冲)、熟附子100 g(先煎)、甘草6 g。30剂，水煎服，日一剂。

(三)疗效

服药一年余，先后调整治疗7次，症状改善，三系逐渐升高，显效。

(四)按语

本病属中医学“虚劳”之脾肾阳虚型。久病邪气过剩，脏气损伤，耗伤气血阴阳，正气短时难以恢复，加之病后失于调养，每易发展成虚劳。治以补脾益肾，拟益血方加减：生黄芪、炒白术、茯苓、党参、菟丝子、枸杞子、女贞子补益气血，气血生则脾肾健，仙鹤草、藕节、鸡血藤、三七粉、茜草等止血补血，肉桂、鹿角胶、补骨脂等补益阳气，大剂量熟附子先煎大助阳气，全方共奏补益气血、健脾益肾之效。肾为先天之本，脾为后天之本，补脾益肾，先后天同补，气血生则促使正气恢复，其中加止血与活血化瘀药取其瘀血不去、新血不生之意，疗效更加。

三、健脾补肾、益气温阳法治疗虚劳

（一）诊治要点

中医诊断：（病名）虚劳，（证候）脾肾阳虚

西医诊断：再生障碍性贫血

治　　法：健脾补肾、益气温阳

方　　药：益血方加减

（二）诊疗经过

王某某，女，46 岁。再生障碍性贫血 9 年。

初诊（2014－03－25）：患者 2005 年 12 月因“乏力，皮肤出现紫癜”就诊，行骨髓穿刺细胞学检查确诊为慢性再生障碍性贫血，用康力龙、环孢素等药治疗一年余，血常规恢复正常。2012 年复查血小板降低，服用环孢素治疗 2 年，并口服中药，中西医结合治疗。2014 年 3 月 24 日查血常规示：白细胞 $4.23\times10^{9}/L$，红细胞 $2.76\times10^{12}/L$，血红蛋白 88 g/L，血小板 $60\times10^{9}/L$。就诊时患者感乏力，全身无出血点，无发热，纳眠可，二便调。舌体淡胖，苔白，脉细。初步诊断：中医诊断：虚劳（脾肾阳虚）；西医诊断：再生障碍性贫血。治宜健脾补肾、益气温阳。拟益血方加减：生黄芪 45 g、党参 30 g、炒白术 15 g、茯苓 30 g、白蔻 9 g、补骨脂 15 g、炒三仙各 12 g、绞股蓝 15 g、益母草 24 g、马齿苋 30 g、山萸肉 15 g、地锦草 12 g、菟丝子 30 g、枸杞子 24 g、甘草 6 g。15 剂，水煎服，日一剂。

二诊（2014－04－15）：服药平妥，无明显不适，大便每日三四次，质稀，小便频，舌质红，苔薄黄，脉细。复查血常规：白细胞 $4.27\times10^{9}/L$，血红蛋白 95 g/L，血小板 $87\times10^{9}/L$。方药：上方加薏苡仁 30 g、干姜 9 g、覆盆子 12 g。15 剂，水煎服，日一剂。

三诊(2014－05－10):服药平妥,无明显不适,纳眠可,二便调,舌质红,苔薄黄,脉细。复查血常规:白细胞 $4.67\times10^9/L$,血红蛋白 115 g/L,血小板 $103\times10^9/L$。方药:生黄芪 45 g、党参 30 g、炒白术 15 g、茯苓 30 g、补骨脂 15 g、炒三仙各 12 g、绞股蓝 15 g、益母草 24 g、马齿苋 30 g、山萸肉 15 g、菟丝子 30 g、枸杞子 24 g、地锦草 12 g、薏苡仁 30 g、干姜 9 g、甘草 6 g。15 剂,水煎服,日一剂。

四诊(2014－05－30):服药平妥,无明显不适,纳眠可,二便调,舌质红,苔薄黄,脉细。复查血常规:白细胞 $4.35\times10^9/L$,血红蛋白 116 g/L,血小板 $109\times10^9/L$。方药:上方继服。15 剂,水煎服,日一剂。

(三)疗效

调整治疗 4 次,症状及指标改善,显效。

(四)按语

再障的发病病机为"脾胃亏损、其本在肾、兼有瘀血",临床辨证分型以肾阳虚、肾阴虚、肾阴阳两虚三型为主,治疗以健脾益肾、补益气血,重在补肾,兼以活血为主,以达温元生精、滋生气血、去瘀生新的目的。本病当属"虚劳"范畴,证属脾肾阳虚。患者中年女性,素体脾肾虚弱,脾为后天之本,气血生化之源,肾为先天之根本,受五脏六腑之精气而藏之,肾主骨生髓,精能化血,精足则血旺,故肾之功能强弱与否,直接影响精血的化生。气血亏虚所致之五脏六腑、四肢百脉失于濡养而出现诸虚劳损之症,肾虚则身体乏力,脾虚则统摄无力而出血,舌脉俱为佐证。临床常用健脾补肾、益气温阳法治疗,方以益血方加减,黄芪、党参、白术、茯苓健脾益气;补骨脂、山萸肉、干姜温补肾阳;焦山楂、麸神曲、炒麦芽消食以健脾胃;益母草、地锦草、马齿苋以防出血;菟丝子、枸杞子滋阴补肾。诸药合用,共奏健脾补肾、益气温阳之功。故"虚劳"之脾肾阳虚,多用健脾补肾、益气温阳之法,扶正则邪祛,标本兼治可获疗效。

四、健脾补肾、养血止血治疗虚劳

(一)诊治要点

中医诊断:(病名)虚劳,(证候)脾肾两虚

西医诊断:慢性再生障碍性贫血

治　　法:健脾补肾、养血止血

方　　药:益血方加减

（二）诊疗经过

王某，男，50岁。诊为再生障碍性贫血2年余。

初诊（2009-03-11）：患者于2006年7月25日查体血常规示三系减低，进一步骨髓穿刺细胞学检查诊为再生障碍性贫血，给予环孢素、康立龙治疗，效果可。检查示：CD8+：35.40、CD4/CD8：0.9；血常规示：白细胞 $2.29\times10^{9}/L$，红细胞 $1.90\times10^{12}/L$，血红蛋白72 g/L，血小板 $7\times10^{9}/L$。就诊时症见：乏力，面色苍白，咳嗽伴少量白痰，无发热，无腹痛腹胀，无出血点，纳差，眠可，二便调。舌质淡红，苔薄白，脉细。初步诊断：中医诊断：虚劳（脾肾两虚）；西医诊断：再生障碍性贫血。法当健脾补肾、养血止血。方选归脾汤加减，自拟益血方加减：生黄芪30 g、炒白术12 g、茯苓15 g、菟丝子24 g、枸杞子24 g、仙鹤草15 g、牡丹皮15 g、藕节30 g、白茅根30 g、连翘15 g、大小蓟各12 g、厚朴12 g、旱莲草12 g、党参15 g、补骨脂12 g、炒三仙各12 g、阿胶6 g（烊化）、三七粉2 g（冲）、甘草6 g。30剂，水煎服，日一剂。

二诊（2009-04-10）：服药平妥，现患者无发热，偶有干咳，伴极少量黏痰，食欲差，无腹胀腹痛，时感乏力，无出血点，眠可，二便尚可。舌质淡红，苔薄黄，脉细。血常规示：白细胞 $2.42\times10^{9}/L$，红细胞 $2.04\times10^{12}/L$，血红蛋白78 g/L，血小板 $16\times10^{9}/L$。方药：上方加人参9 g、浙贝母24 g、炒三仙各12 g。30剂，水煎服，日一剂。

三诊（2009-05-10）：服药平妥，现患者体力大增，食欲差，纳少，无咳嗽咳痰，无发热，无出血点，眠可，二便调。舌质淡红，苔薄黄，脉细。血常规示：白细胞 $2.45\times10^{9}/L$，红细胞 $2.24\times10^{12}/L$，血红蛋白80 g/L，血小板 $25\times10^{9}/L$。方药：上方加白豆蔻12 g。30剂，水煎服，日一剂。

四诊（2009-06-09）：服药平妥，现患者偶感右下腹痛，无发热，无咳嗽咳痰，体力尚可，纳眠可，二便调。舌质淡红，苔薄白，脉细。血常规示：白细胞 $2.99\times10^{9}/L$，红细胞 $2.37\times10^{12}/L$，血红蛋白84 g/L，血小板 $39\times10^{9}/L$。方药：生黄芪30 g、炒白术12 g、茯苓15 g、菟丝子24 g、枸杞子24 g、仙鹤草15 g、牡丹皮15 g、藕节30 g、白茅根30 g、连翘15 g、大小蓟各12 g、旱莲草12 g、党参15 g、炒山药24 g、乌药9 g、田基黄24 g、补骨脂12 g、炒三仙各12 g、阿胶6 g（烊化）、三七粉2 g（冲）、甘草6 g。30剂，水煎服，日一剂。

（三）疗效

调整治疗4个月，症状及指标均改善，中西医结合持续维持治疗中。

（四）按语

慢性再生障碍性贫血起病缓慢，以贫血为主要临床表现，出血多限于皮肤黏膜，且不严重，可并发感染，但常以呼吸道为主，容易控制。患者符合以上特征。患者先天禀赋不足，长期调养失宜，脾胃失运，化源不足，发为本病。《医宗必读》曰“夫人之虚……而独举脾肾，水为万物之元，土为万物之母，二藏安和，一身皆治，百疾不生”，强调了脾肾在虚劳中的重要性，故治以健脾补肾、养血止血，拟益血方加减，方中生黄芪、炒白术、茯苓、党参等健脾益气，脾健则气血生；菟丝子、枸杞子、补骨脂等滋阴补肾；仙鹤草、藕节、三七粉、阿胶、牡丹皮、大小蓟、白茅根等防止补益之药过热，凉血止血；全方共奏健脾补肾、养血止血之效。

第十二节　白血病

一、健脾益肾、清热解毒治疗虚劳

（一）诊治要点

中医诊断：（病名）虚劳，（证候）脾肾亏虚

西医诊断：慢性粒细胞白血病（慢性期）

治　　法：健脾益肾、清热解毒

方　　药：化积方加减

（二）诊疗经过

吕某，男，51岁。慢性粒细胞白血病3年。

初诊（2006-05-24）：患者2003年12月因“乏力、腹胀、低热”就诊外院，血象示：白细胞$168\times10^9/L$，血红蛋白128 g/L，血小板$586\times10^9/L$。腹部彩色B超示脾脏明显肿大。骨髓象示：增生极度活跃，粒系：原加早5%，中、晚幼粒及杆状核比值明显增高。考虑为慢性粒细胞白血病（慢性期）。予羟基脲、干扰素治疗2个月，外周血象降至正常，后羟基脲小剂量维持治疗，病情稳定。目前患者感乏力，胃脘胀满不适，时疼痛，无发热、恶心、出血倾向，纳眠可，二便调。目前服羟基脲0.5 g/d。查体：皮肤黏膜无黄染、出血点，浅表淋巴结未触

及肿大，心肺听诊无异常，腹软，肝脾肋下未及，双肾区无叩击痛，双下肢无浮肿，舌质暗红，苔薄白，脉弦细。辅助检查：血常规示：白细胞 6.66×10^9/L，血红蛋白 151 g/L，血小板 148×10^9/L。外周血片：中幼粒3%、晚幼粒4%，肝功：ALT56 u/L，AST47 u/L，GGT60 u/L，TBIL 41.84 umol/L；B 超示：脾厚 4.6 cm。初步诊断：中医诊断：虚劳（脾肾亏虚），西医诊断：慢性粒细胞白血病（慢性期）。治宜健脾益肾、清热解毒，拟化积方加减：生黄芪 30 g、炒白术 15 g、茯苓 30 g、清半夏 12 g、莪术 12 g、蒲公英 30 g、冬凌草 15 g、白花蛇舌草 30 g、黄精 30 g、枸杞子 24 g、菟丝子 30 g、砂仁 12 g、炒三仙各 12 g、石见穿 12 g、党参 24 g、厚朴 15 g、八月札 15 g、甘草 6 g。7 剂，水煎服，日一剂。

二诊（2006－06－06）：服药后胃脘疼痛较前减轻，无发热，无出血，乏力好转，纳眠可，二便调，舌质暗，苔薄白，脉弦细。血常规示：白细胞 6.47×10^9/L，血红蛋白 150 g/L，血小板 130×10^9/L。外周血片：中性 67%，淋巴 30%，中幼粒 3%。方药：上方加田基黄 30 g。14 剂。水煎服，日一剂。

三诊（2006－06－27）：偶胃脘疼痛不适，咽痛口干，无发热，无出血，乏力好转，纳眠可，二便调，舌质偏红，苔薄黄，脉弦细。血常规示：白细胞 8.67×10^9/L，血红蛋白 146 g/L，血小板 151×10^9/L。外周血片：中幼粒 3%，幼单 1%，中性 72%。方药：上方加益母草 30 g、石韦 30 g、金钱草 15 g。14 剂，水煎服，日一剂。

四诊（2006－07－18）：患者仍乏力，出汗不多，不发热，胃脘时有隐痛，纳眠可，大便偏稀，日 2 次，舌质偏暗，苔薄白，脉弦细。血常规示：白细胞 7.69×10^9/L，血红蛋白 149 g/L，血小板 151×10^9/L。外周血片：中性 77%，淋巴 18%，中幼粒 2%，异型淋巴细胞 2%。肝功：ALT 103 u/L，AST 68 u/L，GGT 74 u/L，TBIL 28.23 umol/L；B 超示：脂肪肝、肝囊肿、肝脾肿大。方药：生黄芪 30 g、炒白术 15 g、茯苓 30 g、清半夏 12 g、蒲公英 30 g、冬凌草 15 g、白花蛇舌草 30 g、厚朴 12 g、黄精 30 g、枸杞子 24 g、菟丝子 30 g、炒三仙各 12 g、石见穿 12 g、党参 24 g、补骨脂 15 g、八月札 15 g、田基黄 30 g、五味子 9 g、生薏苡仁 30 g、黄连12 g、干姜 9 g、甘草 6 g。14 剂，水煎服，日一剂。

五诊（2006－08－11）：现患者体力增，时咳，不发热，偶胃脘不适，纳眠可，二便调，舌质暗红，苔薄白，脉弦细。血常规示：白细胞 12.64×10^9/L，血红蛋白 161 g/L，血小板 177×10^9/L。外周血片：晚幼 1%。肝功：ALT 95 u/L，

AST 69 u/L,GGT 92 u/L,TBIC 26.43 umol/L,LDH 276 u/L。方药:柴胡 12 g、田基黄 30 g、生黄芪 30 g、清半夏 12 g、莪术 12 g、炒白术 15 g、茯苓 30 g、冬凌草 15 g、败酱草 15 g、五味子 9 g、砂仁 9 g、葛根 24 g、茵陈 18 g、党参 24 g、八月札 15 g、炒三仙各 12 g、桂枝 12 g、甘草 6 g。14 剂,水煎服,日一剂。

(三)疗效

调整治疗 5 次,症状指标均改善,显效。

(四)按语

慢性粒细胞白血病(慢性期)亦属虚劳范畴,由于其肝脾淋巴结肿大尤其常见巨脾达盆腔,故亦可归于"积证"。综合本案患者脉症,四诊合参,当属中医"虚劳"之脾肾亏虚型。大病久病后,脏气损伤,耗伤气血阴阳,正气短时难以恢复,加之病后失之调养,每易发展成劳。虚则乏力,久之无力行血,血滞成瘀,不通则痛,舌脉俱为佐证。《医宗必读》强调了脾肾在虚劳中的重要性,故治以健脾益肾,拟化积方加减:生黄芪、炒白术、茯苓、党参补益气血,气血生则脾肾健,并加用清半夏、蒲公英、白花蛇舌草、莪术、冬凌草、石见穿、八月札等清热解毒,并根据患者病情变化施以加减方药,全方共奏补脾益肾兼以清热解毒之效。肾为先天之本,脾为后天之本,补脾益肾先后天同补促使正气恢复,加清热解毒、活血化瘀祛邪,标本兼治更获良效。

二、益气养血、滋阴补肾治疗虚劳

(一)诊治要点

中医诊断:(病名)虚劳,(证候)气阴亏虚

西医诊断:急性非淋巴细胞白血病(M2a)CR 期。

治　　法:益气养血、滋阴补肾

方　　药:化积方加减

(二)诊疗经过

彭某某,女,43 岁。诊为急性非淋巴细胞白血病 3 月余。

初诊(2009-06-23):患者 3 个月前因流涕,鼻塞,咳嗽于外院就诊,查外周血三系细胞异常,骨髓细胞学检查诊为急性非淋巴细胞白血病(M2a),化疗 3 周期(DA 方案)。就诊时症见:患者时发热,乏力,纳眠可,二便调,舌淡红,苔少,脉细。理化检查:血常规:白细胞 $6.4\times10^9/L$;血红蛋白 94 g/L;血小板 $233\times10^9/L$。骨髓细胞学检查达完全缓解。诊断:中医诊断:虚劳(气阴亏

虚);西医诊断:急性非淋巴细胞白血病(M2a)CR 期。治宜益气养血、滋阴补肾。拟化积方加减:生黄芪 30 g、炒白术 15 g、茯苓 24 g、清半夏 12 g、白花蛇舌草 30 g、猫爪草 12 g、补骨脂 15 g、炒三仙 12 g、党参 24 g、当归 12 g、菟丝子 30 g、枸杞子 24 g、麦冬 30 g、玄参 12 g、甘草 6 g。7 剂,水煎服,日一剂。

二诊(2009-06-30):服药后效可,患者偶有发热,乏力,纳眠可,二便调。舌质淡红,苔白,脉细弱。方药:上方加绞股蓝 15 g、人参 9 g。7 剂,水煎服,日一剂。

三诊(2009-07-07):服药后效可,乏力好转,近三天无发热,纳眠可,二便调,舌淡红,苔白,脉细。理化检查:血常规:白细胞 5.4×10^9/L,血红蛋白 100 g/L,血小板 230×10^9/L。方药:上方继服。14 剂,水煎服,日一剂。

四诊(2009-07-24):服药后效可,乏力明显好转,无发热,纳眠可,二便调,舌淡红,苔白,脉细。理化检查:白细胞 5.2×10^9/L,血红蛋白 109 g/L,血小板 230×10^9/L。方药:人参 9 g、生黄芪 30 g、炒白术 15 g、茯苓 24 g、清半夏 12 g、白花蛇舌草 30 g、猫爪草 12 g、补骨脂 15 g、炒三仙 12 g、党参 24 g、当归 12 g、菟丝子 30 g、枸杞子 24 g、黄精 30 g、绞股蓝 15 g、甘草 6 g。14 剂,水煎服,日一剂。

(三)疗效

调整治疗 4 次,症状改善,显效。

(四)按语

急性白血病是血液系统最常见恶性肿瘤,临床常见四大症状——发烧、贫血、出血和浸润表现。本症为急性非淋巴细胞白血病(M2a)缓解期,应属"虚劳"范畴,证属气阴亏虚。患者平素调护失宜,脾失健运,致气血生化不足,久劳不复则生本病,气血不足不能濡养肌体,则乏力。根据"衰者补之","损者益之","劳者温之"原则,治以益气养血滋阴补肾,并扶正祛邪同用、标本兼治同施,从而获效。白血病治疗强调中西医结合,化疗为主,中药为辅,不可不知。

第十三节　紫癜

一、益气摄血治疗血证

（一）诊治要点

中医诊断：（病名）血证，（证候）气不摄血

西医诊断：特发性血小板减少性紫癜

治　　法：益气摄血

方　　药：止血方加减

（二）诊疗经过

王某，男，83岁。特发性血小板减少性紫癜1月余。

初诊（2004－03－26）：患者于2004年2月因咽腭部肿块欲行手术，当时查血常规示：血小板 $9\times10^9/L$，骨髓穿刺细胞学检查，诊为特发性血小板减少性紫癜。予丙球、泼尼松等治疗半月后血小板升至 $154\times10^9/L$，出院。近10余天复查血小板降至 $43\times10^9/L$，目前服泼尼松40 mg/d，患者无发热，无出血倾向，体力可，纳眠可，二便调。查体：老年男性，神志清，皮肤黏膜无黄染、出血点，浅表淋巴结未触及肿大，心肺听诊无异常，腹软，肝脾肋下未及，双肾区无叩击痛，双下肢无浮肿，舌质红，苔薄黄，脉弦细。血常规示：白细胞 $9.37\times10^9/L$，血红蛋白143 g/L、血小板 $43\times10^9/L$。初步诊断：中医诊断：血证（气不摄血）；西医诊断：原发性血小板减少性紫癜。治宜补气摄血，拟止血方加减：生地黄24 g、牡丹皮30 g、仙鹤草30 g、藕节45 g、生黄芪24 g、炒白术15 g、茯苓24 g、女贞子24 g、旱莲草30 g、黄连12 g、茜草15 g、陈皮12 g、三七粉3 g（冲）、甘草6 g。7剂，水煎服，日一剂。口服强的松40 mg/d。

二诊（2004－04－02）：现患者无明显出血，无发热，纳眠可，大便稍干，苔薄黄，脉弦细。血常规示：白细胞 $10.37\times10^9/L$，血红蛋白149 g/L，血小板 $45\times10^9/L$。方药：上方加加白茅根30 g、升麻15 g。7剂，水煎服，日一剂。泼尼松40 mg/d继服。

三诊（2004－04－09）：现患者无出血，无发热，纳眠可，二便调，苔薄黄，脉弦。血常规示：白细胞 $10.96\times10^9/L$，血红蛋白148 g/L，血小板 $76\times10^9/L$。方药：初诊方加清半夏12 g、升麻15 g。14剂，水煎服，日一剂。泼尼松

40 mg/d继服。

四诊(2004－04－23):现患者无出血,无发热,纳可,眠差,大便干,尿频,舌质偏暗,苔腻,脉弦。血常规示:白细胞 $8.93\times10^9/L$,血红蛋白 149 g/L、血小板 $78\times10^9/L$。方药:生地黄 24 g、牡丹皮 30 g、仙鹤草 30 g、藕节 45 g、生黄芪 24 g、炒白术 15 g、茯苓 24 g、女贞子 24 g、旱莲草 30 g、当归 15 g、升麻 15 g、沙苑子 15 g、茜草 15 g、陈皮 12 g、三七粉 3 g(冲)、甘草 6 g。14 剂,水煎服,日一剂。泼尼松 30 mg/d 继服。

五诊(2004－05－21):现患者无出血,无发热,多汗,纳眠可,二便调,舌质暗,苔腻,脉细。血常规示:血小板 $109\times10^9/L$。方药:上方加白茅根 30 g。30 剂,水煎服,日一剂。泼尼松 15 mg/d 继服。

(三)疗效

前后治疗 5 次,患者病情稳定,显效。

(四)按语

凡血液不循常道,或上溢于口鼻诸窍,或下泄于前后二阴,或渗出于肌肤,所形成的一类出血性疾病,即为血证。多以发热、出血、乏力为主要在症状,血常规检查、骨髓细胞学检查及血小板相关抗体检测等可帮助诊断。综合脉症,四诊合参,本病属中医学"血证"之气不摄血型,《景岳全书》认为:"损者多由于气,气伤则血无以存。"患者久病正气亏需,气虚不摄,血溢脉外而出血,可见出血、乏力等。故以补气摄血法治疗血证。拟止血方加减:生地黄、牡丹皮、仙鹤草、茜草、三七粉、藕节凉血止血,生黄芪、炒白术、茯苓补气健脾,全方共奏补气摄血之效。气为血之帅,血为气之母,且气能生血、行血、摄血,二者关系密切,气虚不摄则血溢脉外,故从补气为着眼点,补气以摄血可获疗。

二、补气摄血、凉血止血治疗血证

(一)诊治要点

中医诊断:血证(气虚不摄、热盛迫血)

西医诊断:特发性血小板减少性紫癜

治　　法:补气摄血、凉血止血

方　　药:止血方加减

(二)诊疗经过

吴某,女,3 岁。血小板减少性紫癜 10 月余。

初诊(2012－08－04)：患者10月前因下肢出血点就诊，查血常规血小板67×10^9/L，余均阴性，进一步骨髓穿刺检查诊为特发性血小板减少性紫癜。患者现下肢体散在出血点，无牙龈出血，无鼻出血，纳眠可，二便调，体重平稳。舌红，苔黄，脉细。血常规示血小板54×10^9/L。初步诊断：中医诊断：血证(气虚不摄、热盛迫血)；西医诊断：特发性血小板减少性紫癜。治疗以补气摄血、凉血止血为主，拟用止血方加减：生黄芪12 g、仙鹤草12 g、炒白术9 g、白茅根15 g、茯苓12 g、藕节15 g、生地黄9 g、牡丹皮9 g、小蓟9 g、茜草9 g、旱莲草12 g、蒲公英12 g、补骨脂6 g、党参9 g、炒三仙各3 g、干姜6 g、三七粉1 g(冲)、甘草6 g。14剂，水煎服，日一剂。

二诊(2012－08－21)：服药平妥，现患者下肢出血点减少，晨起鼻塞，纳眠可，二便调。舌红，苔黄，脉细。血常规血小板60×10^9/L。方药：上方加苍术6 g、黄柏6 g。14剂，水煎服，日一剂。

三诊(2012－09－10)：服药平妥，现患者下肢少许散在出血点，纳眠可，二便调。舌红，苔黄，脉细。血常规血小板81×10^9/L。方药：生黄芪12 g、仙鹤草12 g、炒白术9 g、白茅根15 g、茯苓12 g、藕节15 g、生地黄6 g、牡丹皮9 g、小蓟9 g、茜草9 g、旱莲草12 g、蒲公英12 g、党参9 g、炒三仙各3 g、苍术6 g、黄柏6 g、三七粉1 g(冲)、甘草6 g。14剂，水煎服，日一剂。

四诊(2012－09－28)：服药平妥，现患者下肢无出血点，纳眠可，二便调。舌红，苔黄，脉细。血常规血小板97×10^9/L。方药以上方继服。14剂，水煎服，日一剂。

(三)疗效

调整治疗4次，症状改善，显效。

(四)按语

血液不循常道，或上溢于口鼻诸窍，或下泄于前后二阴，或渗出于肌肤，所形成的出血性疾病，统称血证。多以发热，出血，乏力为主要在症状，血常规检查、骨髓细胞学检查、血小板抗体检测等有助诊断。

特发性血小板减少性紫癜亦称原发性血小板减少性紫癜(简称ITP)。本病是血液系统最常见的出血性疾病，成多见于青年女性及儿童。综合脉症本病当属中医学“血证”范畴，辨证为气虚不摄、热盛迫血。对于小儿ITP的治疗，强调究其源、针对病因，治疗时应谨守病机、辨病位、加减变通、并灵活运用活血止血凉血之法，多可奏效。拟止血方加减：生地黄、牡丹皮、仙鹤草、茜草、三七粉 、藕节凉血止血，生黄芪、炒白术、茯苓补气健脾，全方共奏补气摄血、凉血止血之效。气为血之帅，血为气之母，且气能生血、行血、摄血，二者关系密切，气虚不摄则血溢脉外，故从补气为着眼点，补气以摄血以治本，并施以凉血止血之品以治标，标本兼治可获疗效。

三、清热解毒、凉血止血治疗血证

（一）诊治要点

中医诊断：（病名）血证，（证候）热伤血络

西医诊断：过敏性紫癜

治　　法：清热解毒，凉血止血

方　　药：止血方加减

（二）诊疗经过

王某，男，15 岁。诊为过敏性紫癜 3 月。

初诊（2003－02－04）：3 个月前患者因“对称分布、成批出现的下肢皮肤紫癜 3 天”不伴鼻衄、齿衄、腹痛、关节痛等症，在外院查血常规、骨髓均正常，二便常规正常。按“过敏性紫癜”诊治，予泼尼松、维生素 C 等治疗，仍反复出现皮肤紫癜，以双下肢伸侧多见，对称分布，伴瘙痒，无发热，无腹痛，纳眠可，二便调。既往体健，否认药物及食物过敏史。查体：少年男性，神志清，精神可，自主体位，双下肢散在皮肤紫癜，高出皮面，压之褪色，对称分布，咽部轻度充血，扁桃体不大，心肺听诊无异常，腹软，无压痛及反跳，肝脾肋下未及，双肾区无叩击痛，舌质红，苔薄黄，脉细。血常规：白细胞 $7.1\times10^9/L$，血红蛋白 152 g/L，血小板 $248\times10^9/L$。初步诊断：中医诊断：血证（热伤血络），西医诊断：过敏性紫癜。治宜清热解毒、凉血止血，拟止血方加减：生地黄 15 g、牡丹皮 15 g、赤芍 15 g、地龙 15 g、地肤子 15 g、苦参 12 g、蝉蜕 15 g、炒白术 15 g、金银花 30 g、茯苓 30 g、生黄芪 30 g、白鲜皮 30 g、陈皮 12 g、仙鹤草 30 g、白茅根 30 g、甘草 6 g。7 剂，水煎服，日一剂。

二诊（2003－02－18）：服药平妥，近半月发作 1 次皮肤紫癜，已消退，诉五心烦热，口干，头晕，无发热，纳眠可，二便调。舌质红，苔薄黄，脉细。尿常规（－）。方药：上方加五味子 9 g。14 剂，水煎服，日一剂。

三诊（2003－03－05）：患者无皮肤紫癜，偶腹痛，无恶心，口干，心烦，乏

力,纳眠可,二便调,舌质红,少苔,脉细。血常规(-),大便常规加OB(-),尿常规(-)。方药:上方加麦冬15 g、炒山药24 g。14剂,水煎服,日一剂。

四诊(2003-05-09):患者双上肢散在红色皮疹,轻度腰痛,不发热,无腹痛,纳眠可,二便调,舌质淡,苔薄白,脉细。血常规(-),尿常规(-)。方药:生地黄15 g、牡丹皮15 g、赤芍15 g、地龙15 g、地肤子15 g、蝉蜕15 g、炒白术15 g、金银花30 g、茯苓30 g、生黄芪30 g、白鲜皮30 g、仙灵脾15 g、仙鹤草30 g、白茅根30 g、砂仁9 g、炒三仙各12 g、甘草6 g。14剂,水煎服,日一剂。

五诊(2003-06-03):患者双上肢少许针尖样出血点,偶有腹痛,无发热,舌质红,苔薄黄,脉细。血常规(-),尿常规(-),过敏源测试:多种物质过敏。方药:上方加益母草30 g、石韦30 g。14剂,水煎服,日一剂。

六诊(2003-06-28):患者出血点消失,无腹痛,无发热,舌质红,苔薄黄,脉细。方药:上方继服。14剂,水煎服,日一剂。

(三)疗效

调整治疗5次,病情稳定,显效。

(四)按语

过敏性紫癜一种侵犯皮肤和其他器官细小动脉和毛细血管的过敏性血管炎,常伴腹痛、关节痛和肾损害,但血小板不减少。中医学认为本病多由气血虚弱,风邪外袭,脾胃湿热,血脉瘀滞为该病总病机,在应用中医诊治过程中,首当明病机,审证候,辨虚实。本症属“血证”之热伤血络型。《景岳全书》认为:“盖动者多由于火,火盛则迫血妄行”。邪毒侵袭热伤血络、火热熏灼迫使血溢脉外而引起出血。宜清热解毒、凉血止血治疗,同时本病出血常伴有风疹、瘙痒等风邪侵袭症状,以方药止血散为主方加减:生地黄、牡丹皮、赤芍、仙鹤草凉血止血,金银花、白茅根、地肤子、苦参、蝉蜕、白鲜皮清热解毒抗过敏,炒白术、茯苓、生黄芪补益以摄血,全方共奏清热解毒、凉血止血之效。血证之热伤血络当从清热解毒、凉血止血为主,并加用补益气血药同治可获疗效。

四、清热解毒、凉血止血治疗血证

(一)诊治要点

中医诊断:(病名)血证,(证候)热盛迫血

西医诊断:①过敏性紫癜;②紫癜肾

治　　法:清热解毒、凉血止血

方　　药：止血方加减

（二）诊疗经过

魏某某，男 51 岁。过敏性紫癜 2 月余。

初诊（2013－02－25）：患者 2 个月前因饮酒、食海鲜后双下肢散在出现血点，无关节痛，无腹痛，口服开瑞坦、泼尼松片等治疗，效一般。患者 2 天前劳累后双下肢又出现少量出血点，无关节痛，时有腹痛，腰痛。血常规、骨髓穿刺、B超、过敏源测试等进一步检查确诊为过敏性紫癜、紫癜肾。为求进一步中西医结合治疗来本院门诊。就诊时症见：患者双下肢散在少量针尖样出血点，时有腹痛，偶有腰痛，无关节痛，体力可，纳眠可，二便调。舌质淡红，苔薄黄，脉细。辅助检查：尿常规：潜血（＋＋＋），蛋白（＋＋）。血常规：白细胞 5.5×10^9/L，血红蛋白 170 g/L，血小板 151×10^9/L。初步诊断：中医诊断：血证（热盛迫血）；西医诊断：①过敏性紫癜；②紫癜肾。治宜清热解毒、凉血止血。止血方加减：荆芥 12 g、防风 9 g、生黄芪 30 g、赤芍 15 g、炒白术 15 g、蒲公英 30 g、茯苓 30 g、地龙 15 g、党参 12 g、仙鹤草 30 g、白茅根 30 g、蝉蜕 30 g、厚朴 12 g、藕节 45 g、炒三仙各 12 g、鱼骨 9 g、益母草 30 g、石韦 30 g、甘草 6 g。15 剂，水煎服，日一剂。

二诊（2013－03－12）：患者现无明显出血点，关节偶痛，无发热，无腹痛，偶腰痛，纳眠可，二便调，体力可，近期体重平稳。辅检：尿常规：潜血（＋＋＋）。舌质红，苔薄黄，脉细。方药：上方加小蓟 30 g、生地黄 15 g、三七粉 3 g（冲）。15 剂，水煎服，日一剂。

三诊（2013－04－01）：服药平妥，患者一般情况良好，全身无出血点，腰痛、关节痛明显减轻，尿常规示：潜血（＋＋），尿蛋白（＋），纳眠可，二便调，体力可。舌质红，苔薄黄，脉弦细。方药：上方继服。15 剂，水煎服，日一剂。

四诊（2013－04－18）：服药平妥，现患者一般情况良好，全身无出血点，腰痛明显减轻，尿常规示：潜血（＋＋），尿蛋白（－），纳眠可，二便调，体力可。舌质红，苔薄黄，脉细。方药：荆芥 12 g、防风 9 g、生黄芪 30 g、赤芍 15 g、炒白术 15 g、蒲公英 30 g、茯苓 30 g、党参 12 g、仙鹤草 30 g、白茅根 30 g、蝉蜕 30 g、藕节 45 g、炒三仙各 12 g、小蓟 30 g、生地黄 15 g、三七粉 3 g（冲）、甘草 6 g。15 剂，水煎服，日一剂。

（三）疗效

调整治疗4次，症状改善，显效。

（四）按语

本证属热盛动血，迫血妄行，与上例之不同在于同时发生了肾出血，即临床所谓 的"紫癜肾"，增加了治疗难度。治疗仍采用"清热解毒、凉血止血"法治疗，方以止血方为基础加减。用荆芥、防风、蝉蜕发表散风透疹；生黄芪、炒白术、茯苓、党参、厚朴健脾益气，赤芍、白茅根、藕节以凉血止血，蒲公英、仙鹤草以清热解毒，炒三仙增进食欲，甘草调和诸药，全方共奏清热解毒、凉血止血之效。故"血证"之热盛迫血型，多以清热解毒、凉血止血之法，扶正祛邪同用、标本兼治可获疗效。

第十四节　其他血液病

一、补益气血、活血化瘀治疗瘀积

（一）诊治要点

中医诊断：（病名）瘀积，（证候）气虚血瘀

西医诊断：原发性血小板增多症

治　　法：补益气血、活血化瘀

方　　药：化积方加减

（二）诊疗经过

刘某，女，49岁。诊为原发性血小板增多症3月。

初诊（2010－09－15）：2010年6月患者因"心前区疼痛7小时"在外院急诊时经心电图诊为急性心肌梗死，行冠脉支架术时发现外周血血小板$>1\,000\times10^9/L$，术后多次复查血常规均示PLT均明显增高，骨髓象示：增生活跃，三系比值均增高，MAP阳性率64%，积分80分，诊为原发性血小板增多症。予羟基脲、干扰素治疗后，血小板降至$330\times10^9/L$，但停药后血小板即上升，目前服羟基脲0.5～1.0 g/d，感乏力明显，纳差，进食后胃脘疼痛，轻度腹胀，时心慌、头发麻，口苦，二便调。查体：中年女性，神志清，自主体位，查体合作。皮肤黏膜无黄染、出血点，浅表淋巴结未触及肿大，胸骨无压痛，心肺听诊无异常，腹软，肝肋下未及，脾肋下4 cm、质韧、无压痛，双肾区无叩击痛，移动

性浊音(－),双下肢无浮肿,舌质偏暗,苔白腻,脉弦细。血常规示:白细胞 $5.25\times10^9/L$,血红蛋白 118 g/L,血小板 $588\times10^9/L$。初步诊断:中医诊断:瘀积(气虚血瘀),西医诊断:原发性血小板增多症。治宜补益气血、活血化瘀,拟化积方加减:川芎 15 g、川牛膝 24 g、生黄芪 30 g、砂仁 9 g、桃仁 15 g、红花 15 g、土鳖虫 15 g、炒白术 15 g、莪术 12 g、清半夏 12 g、茯苓 30 g、白花蛇舌草 30 g、蜈蚣 2 条、鱼骨 15 g、冬凌草 15 g、党参 24 g、八月札 15 g、水蛭 2 g(冲)、炒三仙各 12 g、甘草 6 g。7 剂,水煎服,日一剂。

二诊(2010－09－22):服药平妥,注射干扰素后感周身肌肉酸楚不适,心慌,胃脘隐痛、进食后尤甚,体力较前好转,纳眠可,二便调。舌质暗,苔薄黄,脉细。方药:上方加桂枝 12 g,14 剂,水煎服,日一剂。

三诊(2010－10－10):已停用干扰素,诉腹胀,胃脘隐痛,无头晕心慌,纳眠尚可,二便调,舌质暗,苔薄黄,脉细。血常规示:白细胞 $5.5\times10^9/L$,血红蛋白 120 g/L,血小板 $393\times10^9/L$。钡餐示:①胃下垂;②胃窦炎;③十二指肠球炎。方药:初诊方加黄芩 12 g、薏苡仁 30 g。14 剂,水煎服,日一剂。

四诊(2010－10－31):患者乏力不明显,进食后胃脘胀闷,时隐痛,活动后头晕,背痛,无肢体麻木,体力可,纳眠可,大便偏稀。血常规示:白细胞 $4.33\times10^9/L$,血红蛋白 126 g/L,血小板 $365\times10^9/L$。心脏彩超示:①左室节段性运动不良;②二尖瓣反流(轻度)。方药:生黄芪 30 g、炒白术 15 g、茯苓 30 g、清半夏 12 g、川芎 15 g、川牛膝 24 g、土鳖虫 15 g、莪术 12 g、白花蛇舌草 30 g、蜈蚣 2 条、鱼骨 15 g、冬凌草 15 g、党参 24 g、八月札 15 g、水蛭 2 g(冲)、厚朴 12 g、炒莱菔子 18 g、当归 9 g、炒三仙各 12 g、甘草 6 g。14 剂,水煎服,日一剂。

(三)疗效

调整治疗 4 次,症状、指标改善,显效。

(四)按语

原发性血小板增多症是临床少见的骨髓增生性疾病,主要是因骨髓产血小板增多,导致血液呈现“瘀滞”状态,中医辨证属气血通行不畅,久而为瘀。临床多以乏力、腹痛、腹块为常见症状。本案即为手术后大伤元气,气虚不能温运经络,无力推动血行,久而瘀滞而发病。治以补益气血,活血化瘀为主,用化积方加减:川芎、川牛膝、桃仁、红花、土鳖虫、莪术、蜈蚣、冬凌草、水蛭、八月札活血化瘀;生黄芪、砂仁、炒白术、党参、茯苓等益气健脾,脾健则气血生;并予白花蛇舌草、清半夏清热解毒,全方共奏补益气血、活血化瘀之效。扶正祛邪同用,标本兼治可得疗效。

二、清热解毒、凉血止血治疗血证

(一)诊治要点

中医诊断:(病名)血证,(证候)血热妄行

西医诊断:血小板减少症

治　　法:清热解毒、凉血止血

方　　药:止血方加减

(二)诊疗经过

杨某,男,3 岁。发现皮肤瘀斑 3 月余。

初诊(2009－09－08):患者于 3 个月前因双下肢以及耳后皮肤出现瘀斑,在菏泽市立医院骨髓穿刺确诊为血小板减少症,后服用泼尼松治疗,停用时间 2009 年 8 月 12 日,血常规:血小板 $86.0\times10^9/L$,白细胞 $6.5\times10^9/L$,血红蛋白 124 g/L。现患者仍有皮肤瘀斑,以双下肢膝关节以下为重,纳差,眠可,二便调。舌质红,苔薄黄,脉细。初步诊断:中医诊断:血证(血热妄行);西医诊断:血小板减少症。患者感受外邪,热邪损伤脉络,迫血妄行,导致血溢脉外导致出血,病久则成皮肤瘀斑。治宜清热解毒、凉血止血。方选止血方加减:生黄芪 12 g、炒白术 12 g、茯苓 12 g、绞股蓝 12 g、地锦草 6 g、炒三仙各 6 g、藕节 30 g、仙鹤草 15 g、牡丹皮 12 g、白茅根 30 g、大小蓟各 12 g、茜草 9 g、旱莲草 12 g、厚朴 6 g、补骨脂 12 g、三七粉 2 g(冲)、甘草 6 g。15 剂,水煎服,日一剂。

二诊(2009－09－22):患者皮肤无瘀斑,无明显出血倾向,近日感冒,鼻流清涕,偶有咳嗽,无发热,纳眠可,二便调。舌质红,苔黄,脉细。血常规:血小板 $160\times10^9/L$,白细胞 $11.15\times10^9/L$,血红蛋白 130 g/L。方药:上方加金银花 12 g、连翘 12 g。30 剂,水煎服,日一剂。嘱避风寒。

三诊(2009－10－17):患者后背部有紫斑,无其他明显出血倾向,现仍有鼻流清涕,无咳嗽,无发热,纳眠可,大便略稀,日行三四次,小便调。舌质红,苔白,脉细。血常规:血小板 $146\times10^9/L$,白细胞 $7.57\times10^9/L$,血红蛋白121 g/L。方药:生黄芪 12 g、炒白术 12 g、茯苓 12 g、绞股蓝 12 g、炒三仙各 6 g、藕节 30 g、仙鹤草 15 g、牡丹皮 12 g、白茅根 30 g、大小蓟各 12 g、茜草 12 g、旱莲草 12 g、补骨脂 12 g、连翘 12 g、三七粉 2 g(冲)、干姜 6 g、甘草 6 g。30 剂,水煎服,日

一剂。

四诊(2009－11－24):患者后背部紫斑消失,全身未再出现新的出血点,纳眠可,大便质稀,日行三四次,大便时无腹痛,小便调。舌质红,苔白,脉细。方药:上方加炒山药15 g、五味子9 g、卷柏12 g。30剂,水煎服,日一剂。

(三)疗效

调整治疗近3个月,症状指标改善,显效。

(四)按语

血小板减少症是指由于血小板数量减少或者功能减退导致出血。典型的出血倾向为皮肤黏膜的出血,如皮肤多发性的瘀斑,多见于小腿部,鼻腔、牙龈出血等表现。患者仅有皮肤的瘀斑,无鼻腔和牙龈的出血。证属血热妄行,因感受外邪,热邪损伤脉络,迫血妄行,导致血溢脉外导致出血,病久则成皮肤瘀斑。法当清热解毒、凉血止血。方选止血方加减,方中大小蓟、茜草、白茅根、三七粉清热凉血止血,绞股蓝、板蓝根、连翘清热解毒消瘀,生黄芪、炒白术、炒三仙补气健脾生血,补骨脂补肾,肾主骨生髓,全方共奏清热解毒、凉血止血之功。扶正祛邪同用,标本兼治可获效。

第五章　医论集萃

第一节　论肺积方治疗肺癌

肺癌又称支气管肺癌，属于中医学肺积范畴，是由于饮食失调、劳倦过度等致正气先虚，邪毒乘虚而入所致。由于邪毒的干扰，脾脏失去了正常生理功能，致宣降失司，津液输布不利，壅结为痰，气机不畅，血滞为瘀，痰瘀交阻，阻塞经路，久而成积。这是因虚而得病，因虚而致实，虚为病之本，实为病之标，虚是全身性的，实为局部性的，是本虚标实之证。据此病机当健脾益气、清热解毒、化痰散结为主，以攻补兼施、标本同治。结合临床拟肺积方，用之疗效显著。

一、方药组成与分析

肺积方则黄芪、炒白术、茯苓、西洋参（或太子参）、全瓜蒌、清半夏、浙贝母、山药、薏苡仁、白花蛇舌草、重楼、炙百部、八月札、皂角刺、陈皮、甘草组成。此方的用药特点可概括为以下几个方面。

（一）以健脾益气药为主

肺癌其病虽然在肺，但与脾的关系密切。首先，肺与脾在生理上是相生关系，肺属金，脾属土，按五行生克关系，则土能生金，脾为肺之母。其次肺主气，既主呼吸之气，又主一身之气，而脾为气血生化之源。其三，脾与肺共同参与水液代谢。在病理上肺与脾亦常互相影响：当脾气虚损时，脾土不能生养肺金，则可导致肺气不足，在临床上出现诸多肺脾气虚之证，如《脾胃论》所说："肺金受邪，由脾胃虚弱不能生肺，乃所生受病也"。在津液输布和代谢方面，如脾虚失运，水液停滞，则聚而生痰、成饮，影响肺的宣降，所谓："脾为生痰之源，肺为贮痰之器"。肺病多由脾胃生，本病之本在脾，故治疗以补脾为先，即"培土生金"，使肺金之气得生，痰湿得化，邪毒得祛。否则一味攻伐，使脾气更伤，肺气更虚，邪毒难祛，病自难愈。健脾益气中黄芪最为常用，此药乃补气药之长，既可内补脏腑之气，又能益卫固表，宜生用，生用力专，取其益气托毒之功，其常用量在 30 g 左右，最大可用至 90 g。而炙黄芪滋腻厚补，易壅滞助邪，西洋参性凉而补，茯苓、白术善健脾胃，为后天资生之要药，二者补中益气，营运中州，诸脏得利，气虚得补。现代药理研究，炒白术具有反突变作用并兼有抑制某些肿瘤细胞转移的作用；茯苓具有反突变作用。薏苡仁甘平味淡主入中焦，山药则味甘归脾，色白入肺，液浓入肾，能滋润血脉，固摄气化，性平可以常用多服。

（二）祛痰贯穿整个治疗过程

肺癌的发病机制与痰有关，肺癌的种种病状亦痰之为患，如咳嗽、咯痰、喘憋为痰湿壅肺，肺癌淋巴结转移为痰核流窜皮下肌肤，肺癌脑转移为痰浊蒙蔽清窍。因此，在肺癌治疗中离不开治痰，治痰药中首选瓜蒌，此药清肺热化痰散结，《本草衍义补遗》曰："栝蒌实，《本草》言治胸痹，以味甘行润，甘能补肺，润能降气。胸有痰者，以肺受火逼，失降下之令，今得甘缓润下之为助，则痰自降，宜其为治嗽之要药也"。常用量 30 ~ 60 g，对脾胃虚寒，大便溏薄者适当减量。半夏燥湿化痰，降逆止喘，消痞散结，宜选用生半夏为佳，因其药力峻猛（目前因药源问题，常用清半夏）。另外，皂角刺亦为常用之品，尤在泾谓："皂角味辛入肺，除痰之力最猛"。其用量亦较大，一般用在 30 ~ 60 g。炙百部微温不燥，能润肺降气、消痰止咳，为肺家止咳之要药。

（三）结合现代药理研究

选择具有抗癌作用的药物，做到了一药多用。如重楼既能清热解毒散结，现代药理研究对肺癌细胞亦有抑制作用。八月札既能理气散结，又能抗癌。

（四）注意各种兼症的治疗

在辨证的基础上随症加减。①阴虚明显加麦冬、天冬。邪毒外侵蕴肺化热，大热刑金，耗伤阴液，临床可见：咳嗽无痰或痰少而黏，口干，低热，舌红或绛，少苔或光剥无苔，脉细数。天冬甘苦大寒，滋阴清热之力较强，"润燥滋阴，消金降火"（《本草纲目》）；麦冬味甘微寒，润燥补阴而不黏腻，能养阴润肺，益胃生津，上二味紧扣病机，为养阴清肺之常用药，肺为娇脏，喜润恶燥，燥则肺叶上举而咳逆，甘润可使肺叶不举，肺气自降，清肺之令得行。②伴水肿、胸水、腹水加泽泻、葶苈子、猪苓。肺为水之上源，主肃降而通调水道，脾主运化水湿，肺癌患者往往脾虚湿阻，脾失健运，肺失通调，影响津液的代谢而出现水湿停滞，潴留体内。临床可见:喘嗽痰多,胸闷气短,乏力,纳呆,腹胀,大便溏薄,浮肿,查及胸水或腹水,舌淡胖有齿印,脉濡缓或濡滑。猪苓气味淡薄,专注渗泄,为除湿利水之要药;泽泻气寒味甘而淡,能泻火渗湿利小便。《本草求真》谓猪苓:“合泽泻同用,则润滑适均,而无偏颇之患矣”。二药相配,利水渗湿泄热功效显著。葶苈子有泻肺平喘、行水消肿之功,长于有胸水者。③伴咯血加仙鹤草、白茅根、三七粉。肺癌咯血之因以阴虚者为多,阴虚火动,灼伤肺络,迫血妄行所致。临床可见:咳嗽痰中带血,口干,低热,五心烦热,舌红绛少苔,脉细数。此时当以滋阴降火、清金宁络为首务。仙鹤草性味偏于微苦而凉,不仅为凉血止血之良药,也是一味补虚之佳品,故后人有“仙鹤草药用赛人参”之说,本品又名“石打穿”,因能祛瘀散结,善于攻坚而得名,在治疗肿瘤上也确有疗效,本品长期大剂量服用无不良反应。三七粉一药,张锡纯誉为“止血之圣药”。白茅根为凉血止血之佳品。

综观此处方用药,多为平常之药,极少大毒大攻之品,攻而不过。补而不腻。临床疗效较好。这是因为辨证准确,选药精当,并且抓住了肺癌本虚标实的特点。

二、病案举例

王某,男,64岁,2000年3月9日初诊。患者因阵发性干咳,时痰中带有血丝半年,声音嘶哑半月于外院经纤维支气管镜检查为左肺癌并胸水,病理为鳞癌Ⅱ级。因患者有冠心病及糖尿病病史,拒绝其他治疗而来就诊。刻下:咳嗽,吐白黏痰量多,胸闷气短,饮水呛咳,声音嘶哑,乏力,纳差,大便稀,每天二三次,舌红苔黄微腻,脉弦滑。查见老年男性,面色萎黄,形体消瘦,精神不振,左肺呼吸音低,辨证为肺脾气虚,痰毒蕴结,治以健脾益气扶正、化痰解毒散结,以肺积方加减:黄芪30 g、炒白术15 g、茯苓24 g、西洋参24 g、全瓜蒌30 g、浙贝母24 g、清半夏12 g、山药15 g、薏苡仁30 g、白花蛇舌草30 g、重楼30 g、炙百部15 g、炙麻黄12 g、板蓝根24 g、陈皮12 g、甘草6 g。15剂,水煎服,日一剂。复诊时咳嗽憋气减轻,纳食有所增加,余症同前,续服月余后,咳嗽明显减轻,偶吐少量白黏痰,无饮水呛咳,纳食已复正常,精神明显好转,体重渐增,拍片示胸水较前减少,继续以此方为主加减治疗半年,仅偶有咳嗽,余正常,以此方为主配成丸药间断服用。

第二节　论肺癌骨转移

焦中华教授从医四十余载，潜心致力于恶性肿瘤的临床研究，经验丰富，尤其对晚期肺癌合并骨转移，出现剧烈疼痛，难以忍受者，用药有其独到之处，且每获良效，现将焦中华教授的临证经验介绍如下。

一、病因病机

（一）正气亏虚乃肺癌骨转移的发病基础

焦中华教授认为，肺癌骨转移的发生乃内、外多种因素相互作用的结果，内因多为脏腑气血亏损，正气不足，外因多为余邪未尽，复因七情内伤、饮食不节，而致痰凝、毒聚、瘀阻于筋骨，久则聚结成积，发生癌肿。患者行肿瘤切除手术及放、化疗后，机体正气损伤较大，若癌瘤得以根除，人体正气逐渐恢复，抵抗力增强，则毒邪难以复发为患，疾病趋于痊愈。若癌瘤未能尽除，继续戕伐正气，损及肝肾，则肝不能主筋而藏血，肾不能主骨而生髓，筋骨失养，骨枯髓虚，脉络不畅，瘀阻筋骨，复因癌瘤旁窜，痰毒蕴结，腐蚀骨骼，而聚结成瘤。对于少数以骨转移疼痛为首发症状，肺部症状不明显的患者，焦中华教授认为，此多因平素劳倦内伤、饮食失宜，损及脾胃，气血生化乏源，致肾失所养，肾精亏虚，复因外感邪毒，郁久化热，毒热熏蒸，经络痹阻而作痛。由此可见，正气亏虚乃肺癌骨转移发生的先决条件。

（二）痰毒凝聚在肺癌骨转移中贯穿始终

焦中华教授认为，在肺癌骨转移的形成过程中，痰浊、毒邪贯穿始终。在不同的病程阶段，痰浊、毒邪又有轻重之分。骨转移早期，毒邪为患，郁久化热，毒热熏蒸于骨骼，癌瘤渐成，临床多见病变局部间歇性疼痛，逐渐加重，或肿胀灼痛，局部皮温升高。骨转移中期，肺脾气虚，不能托毒外出，毒邪旁窜，脾失运化，水湿内停，聚而生痰，痰性胶着，痰毒互结，阻碍气机，血壅不流，凝血蕴里，着于全身骨骼，可见病变局部肿胀或肿块，软硬不等，疼痛，或破溃流液，功能障碍，伴乏力、困倦、浮肿等症状。骨转移晚期，正气亏损更甚，累及肾阴，肾精亏虚，骨失所养，痰、毒、血瘀结于骨骼，腐骨蚀髓，而致骨枯易折，变生剧痛，或肿块坚硬，固定不移，痛如针刺或刀割。然疾病之发展，复杂多变，临床各期证候，又每多兼杂，虚中有实，实中有虚，虚实夹杂，应辨别标本虚实，实则治标，缓则治本，对症下药，方可药到病除。

（三）瘀血阻络是肺癌骨转移形成的重要因素

焦中华教授认为，在肺癌骨转移的过程中，瘀血既为重要的病理产物，又是进一步加重骨转移，导致剧烈疼痛的重要因素。久病不愈，肺肾气虚，无力推动血液运行，血行瘀滞，复因痰毒为患，而致痰、毒、瘀浊相互凝结，痹阻筋脉，筋骨失养，而致不通则痛。又因瘀血不去，新血不生，局部血供不良，化疗药物效差，肿瘤局部血管增生，癌瘤逐渐增大，出现局部痛如针刺或刀割，痛处不移，拒按，入夜更甚，舌质紫黯，或有瘀斑，脉多细涩或弦涩。

二、辨证施治

（一）辨证与辨病相结合扶正与祛邪兼顾

焦中华教授认为，在肺癌骨转移的发生、发展过程中，始终正气亏损为本，痰毒瘀阻为标，病情逐步由浅入深，由轻至重，故在治疗时应扶正祛邪，标本兼顾。病之早期，病变多较局限，局部间歇性疼痛，行动如常，一般情况尚好，此期正气尚足，邪气未盛，治宜祛邪为主，兼以扶正。病之中期，邪气渐盛，病变部位疼痛加剧，行动受限，伴乏力、纳差、痰多等症，此期为正虚邪实，治宜攻补兼施。病之末期，正气更虚，损及肾之阴阳，出现骨枯髓虚，骨质疏松，常易并发骨折而加重疼痛，甚则导致截瘫，此期为邪盛正衰，治宜补虚为主，兼以祛邪。

（二）辨病定方随症加减

焦中华教授认为，正气虚损以脾胃虚弱更为重要，临证用药之时，尤其重视培补后天之本，认为脾土得安，脾气升发，方能转输津液，散精于肺，肺金得生，宣发肃降正常，则气道通畅，体内外气体得以交换。此正如李东垣所强调的脾气升发，则元气充沛，人体始有生生之机。

自拟肺癌方加减治疗肺癌骨转移，药用：全瓜蒌、浙贝母、清半夏、白花蛇舌草、蚤休、生黄芪、炒白术、茯苓、太子参、砂仁、炒三仙、蜈蚣、地龙、陈皮、甘草。方中全瓜蒌、浙贝母、清半夏、白花蛇舌草、蚤休清热解毒、化瘀散结；蜈蚣、地龙祛风通络止痛；生黄芪、炒白术、茯苓、太子参、甘草健脾益气；配砂仁、炒三仙、陈皮理气和胃，化食消积，既可改善患者食欲，又可促进补益药物的吸收。

纵观全方，扶正与祛邪并重，胃纳得以改善，气血生化有源，脏腑功能逐渐恢复，机体抵抗力增强，则正盛邪退，肿瘤生长得到控制。现代药理亦证实，补益药物具有促进细胞免疫功能、增强骨髓造血功能、抑制肿瘤生长、清除有害自由基、抑制脂质过氧化反应等作用。

若阴虚明显,可酌加麦冬、沙参、石斛、玉竹、天花粉、五味子以益气养阴;气虚甚,重用黄芪、茯苓,改用人参以大补元气,补肺健脾;久病损及肾中阴阳,偏阳虚,酌加杜仲、淫羊藿、补骨脂、菟丝子、桑寄生、肉桂、桂枝、续断以温肾壮阳,强筋健骨;偏阴虚,酌加黄精、女贞子、枸杞子、生地黄、何首乌以滋补肝肾,养血生髓;放、化疗后白细胞减少,可选枸杞子、菟丝子、补骨脂、鸡血藤、阿胶以平补肝肾,养血生髓;兼有胸水,憋喘明显,酌加炒葶苈子、桑白皮、泽泻、猪苓、薏苡仁以泻肺平喘,健脾利水;兼发热,加鱼腥草、板蓝根以清热解毒,化痰排脓;兼咯血,酌加仙鹤草、白茅根、侧柏叶、三七粉以凉血止血。

对于骨痛剧烈,难以忍受者,焦中华教授喜用全蝎、蜈蚣、僵蚕等虫类药物,盖因虫类药物搜剔穿透,直达病所,使毒去痰消,酌配活血通络药,如川牛膝、延胡索、威灵仙、桂枝、鸡血藤等,则可瘀积得化,经络畅通,疼痛缓解。临床所见,肺癌骨转移患者,应用肺癌方加减治疗后,全身况状明显改善,骨痛大大减轻,生存质量提高,生存期明显延长。

三、病案举例

陶某,女,65 岁。2002 年6 月初诊。2002 年2 月,因右下肢间歇性疼痛,逐渐加重,伴头痛、视物不清 2 个月,在外院就诊,经 CT、纤支镜检查诊为右肺癌并颅脑多发转移瘤,病理: 中低分化腺癌;ECT 全身骨骼扫描示:多发骨转移。行化疗 3 周期及头颅放疗 1 疗程后,头痛明显减轻,视物不清较前明显改善,但仍感右下肢痛甚,行走不利,且肩、背、腰多处疼痛不适,难以忍受,夜间尤甚,影响睡眠,时咳嗽、吐白黏痰,全身乏力,纳差,刻下症见:面色晦暗,形体消瘦,精神不振,表情痛苦,右锁骨上可触及一个 1 cm×1.5 cm 大小的淋巴结,质硬、无压痛,右肺呼吸音低,第 5 前肋、第 7 后肋、T11、L4 椎体、右股骨中段压痛明显,舌质暗红,苔白腻,脉弦涩。焦中华教授辨病为肺积,辨证为肺脾气虚、瘀毒阻络,治以健脾益气、解毒散结、活血通络止痛,拟肺癌方加减: 全瓜蒌 30 g、浙贝母 24 g、清半夏 12 g、白花蛇舌草 24 g、蒲公英 15 g、生黄芪 30 g、炒白术15 g、茯苓 24 g、砂仁 9 g、炒三仙各 12 g、蜈蚣 3 条、僵蚕 18 g、全蝎 9 g、川牛膝 24 g、桂枝 12 g、杭白芍 24 g、元胡 30 g、补骨脂 15 g、甘草 6 g。3 剂后骨痛大减,行走便利,纳食改善,体力较前增加,咯吐黄痰,无头痛、发热等症,舌苔黄,脉弦细,嘱上方加炙麻黄 12 g、生石膏 30 g、地龙 12 g、白豆蔻 12 g,继服 10 剂。咳嗽渐轻,咯少量白痰,骨痛不显,体重渐增,嘱上方去白豆蔻、杭白芍、元胡、炙麻黄、生石膏,继服30剂,后随症加减治疗,效佳。

第三节　论化积方治疗肿瘤

一、化积方组成及方义

化积方由黄芪、党参、炒白术、茯苓、陈皮、清半夏、砂仁、白花蛇舌草、猫爪草、蜈蚣、黄连、甘草组成。方中用参、芪、术、苓甘温以补脾益气健胃和中;黄连、白花蛇舌草清解癌毒郁热,并能活血消积;半夏、猫爪草辛温以开痰散结,蜈蚣搜剔筋骨间邪气以通络止痛,陈皮、砂仁健胃和中,甘草调和诸药。诸药相配,寒热相济,辛开苦降,补气和中,则邪去正复,诸证悉平。

二、临床应用

(一)肺癌

处方:黄芪30 g、党参21 g、炒白术15 g、茯苓21 g、全瓜蒌21 g、浙贝母21 g、猫爪草12 g、白花蛇舌草30 g、陈皮12 g、清半夏12 g、地龙12 g、蜈蚣2条、鸡内金24 g、砂仁12 g、甘草6 g。焦中华教授认为,治疗肺癌离不开治痰,治痰药应首选瓜蒌,以清肺热、化痰散结,《本草衍义补遗》曰:“栝楼实,《本草》言治胸痹,以味甘行润,甘能补肺,润能降气。胸有痰者,以肺受火逼,失降下之令,今得甘缓润下之为助,则痰自降,宜其为治嗽之要药也。”肺癌其病位在肺,但与脾的关系密切。首先,肺与脾在生理上是相生关系,肺属金,脾属土,土能生金,脾为肺之母;其次,肺主气,既主呼吸之气,又主一身之气,而脾为气血生化之源;其三,脾与肺共同参与水液代谢。在病理上,肺与脾亦常互相影响。当脾气虚损时,脾土不能生养肺金,则可导致肺气不足,临床出现诸多肺脾气虚之证,如《脾胃论》所说:“肺金受邪,由脾胃虚弱不能生肺,乃所生受病也”。在津液输布和代谢方面,如脾虚失运,水液停滞,则聚而生痰、成饮,影响肺的宣降,所谓“脾为生痰之源,肺为贮痰之器”。肺病多由脾胃生,本病之本在脾,故治疗以补脾为先,即“培土生金”,使肺金之气得生,痰湿得化,邪毒得去;否则,一味攻伐,使脾气更伤,肺气更虚,邪毒难祛,病自难愈。另外,焦中华教授指出,肺癌气阴两虚型常见,治疗宜扶正祛邪、标本兼顾,注重益气养阴,喜用沙参、麦冬等。

（二）乳腺癌

处方：黄芪 30 g、炒白术 15 g、茯苓 24 g、清半夏 12 g、漏芦 30 g、白芷 15 g、蒲公英 30 g、白花蛇舌草 30 g、炮穿山甲 12 g、蜈蚣 2 条、山慈姑 18 g、土贝母 12 g、石见穿 12 g、甘草 6 g。焦中华教授治疗乳腺癌时注重在补正扶本、调和冲任的前提下，配伍清热解毒、化痰散结、活血化瘀之品。焦中华教授认为，乳腺癌多发于中年女性，此类患者或因情志不舒、抑郁恼怒，或忧思伤脾，而致肝气郁结不畅，肝失疏泄，横逆犯脾，脾虚失于健运，而内生痰浊，阻滞经络，聚结成块。故选药时宜用疏肝健脾和胃之剂以补益正气。用党参、炒白术、茯苓、陈皮、黄芪，药力平衡缓和，随证酌情运用，补养而不碍脾胃；加柴胡以疏肝木条达之性；酌加补骨脂、枸杞子、菟丝子平补肝肾，则补而不腻，湿而不燥。对于肿瘤术后，或接受放化疗的患者，扶正培本以提高免疫力、减轻放化疗反应、促进机体功能恢复，保证治疗过程的顺利进行，防止肿瘤的复发和转移显得尤为重要。乳腺癌发展过程中，常因肝气郁结，气机阻滞，痰浊、瘀血内生，经络阻塞，郁久化热成毒，或冲任失调，气血亏损，痰浊内生，阻滞气机及血行，导致久而成积。尽管涉及肝、脾、胃等经络及脏器，病机错综复杂，但以痰浊、血瘀、热毒为主。故治疗时常配伍清热解毒、化痰散结、活血消积之品。清热解毒药常用漏芦、山慈姑、土贝母、白芷、蒲公英、白花蛇舌草；化痰散结药常用清半夏、皂角刺、生牡蛎、猫爪草；活血化瘀药常用穿山甲、王不留行、鸡血藤、八月札、虎杖。

（三）食管癌

焦中华教授在治疗时强调健脾理气、养阴润燥以治其本，同时根据患者的体质、年龄等因素，结合不同临床证型，以化积方为基础，并选加和胃降逆、化痰消瘀、软坚散结、清热解毒之品以治其标。常用方药：黄芪 30 g、炒白术 12 g、茯苓 24 g、清半夏 12 g、代赭石 24 g、旋覆花 12 g、白花蛇舌草 30 g、蜈蚣 2 条、鸡内金 24 g、蒲公英 30 g、土贝母 12 g、炒三仙各 12 g、砂仁 9 g、石见穿 12 g、甘草 6 g。食管癌多有津亏血燥、阴损及阳的病理改变，临证即使见有呕吐痰涎、量多等痰湿偏盛的表现，也不宜过用木香、苍术、香附等香燥走窜之品，以免耗气伤阴；宜选用炒白术、猪苓、茯苓、薏苡仁、白扁豆、陈皮、半夏等性温平和之剂。而在选用养阴药物时则多用沙参、麦冬、玉竹、石斛、芦根、炒山药等清润和降之剂，不宜过用熟地黄、阿胶等滋腻厚味之品，以妨碍胃。时时顾胃气、护津液，才是治本之法。正如《医宗必读》所谓“此证之所以疑难者，方欲健脾理痰，恐燥剂有妨于津液；方欲养血生津，恐润剂有碍于中州”。溃疡型食管癌常易侵透食管壁而造成穿孔，并发食管支气管瘘、纵隔脓肿、肺炎、肺脓肿及主动脉穿孔大出血，故对此类型患者，活血破血类药慎用或不用，以免加重病情，变证丛生。食管癌放化疗后，常见口咽干燥、乏力、纳差、胸骨后隐隐作痛、舌红、少苔、脉弦细等胃阴亏虚之证，用药时宜以养阴生津、健脾和胃为主，少佐活血解毒、化痰散结之品，以免苦寒败胃。食管癌患者胃气已伤，饮食难下，甚则汤水不入，故煎服中药汤剂时宜煎取浓汁，多次少量饮服；恶心、呕吐者，煎药时可放入 4 ~ 5 片生姜，或服药前先服少量生姜汁以和胃止呕。

（四）胃癌、肠癌

焦中华教授认为，胃癌、肠癌在治疗上有相兼之处，但又因部位不同，治疗当同中有异。焦中华教授常以化积方为基础加减化裁用药，结合临床辨证论治，拟以益气健脾、活血止痛为法的基础方治疗胃癌、肠癌。方药：黄芪 30 g、党参 24 g、莪术 9 g、乌药 12 g、炒白术 15 g、茯苓 24 g、薏苡仁 30 g、白花蛇舌草 30 g、红藤 12 g、山药 24 g、鸡内金 24 g、炒三仙各 12 g、蜈蚣 2 条、全蝎 9 g、厚朴 12 g、甘草 6 g。脾与胃关系密切，存在着不同于一般脏腑关系的气化结构，脾之与胃，一脏一腑，胃归六腑而属阳，脾归五脏而属阴，且脾胃皆属五行之土，故分而言之，则脾为阴土，胃为阳土，一阴一阳，属性不同而又有着不同的生理特性。脾体阴而用阳，性湿而善升，喜燥而恶湿；胃体阳而用阴，性燥而善降，喜润而恶燥。因此，两者在深层上存在着阴阳互助、燥湿相济、升降相因的密切关系。补脾不忘健胃，《本草正》云：“山药能健脾补虚，滋精固肾，治诸虚百损，疗五劳七伤。”鸡内金消食健胃，薏苡仁能健脾和胃，在治疗胃积肠积药中加入诸类药既能补其本身之虚又能促进药物更好地吸收。《灵枢 · 百病始生》以胃肠积证为例，阐述了离经之血与肠外津液搏结、日久成积的病理变化：“肠胃之络伤，则血溢于肠外，肠外有寒，汁沫与血相搏，则并合凝聚不得散，而积成矣”。而石瘕、血瘕等病证更是和瘀血密切相关。因此，瘀血为积证形成的重要病理因素之一。为此，虽然活血药长期服用难免伤正，临床上还应适当加入。焦中华教授常用蜈蚣、全蝎、莪术、红藤等活血化瘀药以达到通之、散之的目的。

（五）肝癌

焦中华教授在肝癌治疗中重视健脾疏肝、理气和胃。中焦脾土充沛，则肝有所藏，木气冲和条达，不致遏郁而生他病。此即“见肝之病，知肝传脾，当先实脾”之意。虽然肝癌发病乃正虚之后，痰、气、瘀、毒互结于肝，久而成积所致，但欲消其积，必借脾胃气旺，方可渐渐消磨开散，以收平复之功，如一味专用克消之品，则脾胃之气愈弱，后天之气益亏，旧病不去，而新疾复至。常用方药：黄芪 30 g、炒白术 12 g、茯苓 24 g、党参 24 g、柴胡 12 g、田基黄 30 g、茵陈 30 g、八月札 15 g、莪术 12 g、陈皮 12 g、砂仁 12 g、白花蛇舌草 30 g、炒三仙各 12 g、甘草 6 g。肝为刚脏，体阴而用阳，治疗时应顺其条达之性，适其柔润之体。疏肝之药可用柴胡、佛手、八月札、郁金、紫苏梗、生麦芽等。其中，柴胡善达少阳木气，能顺肝之性，使之不郁，并可振举脾中清阳，使清阳敷布，于顽土中疏理滞气；八月札疏肝理气、活血止痛，兼能除烦利尿，厚肠胃，令人能食；郁金药性轻扬，体轻气窜而上行下达，能散郁滞，顺逆气，为血中之气药；生麦芽有甲木生发之气，能疏理肝气，又能消积化坚。临证可酌加二三味，以疏解肝郁、调畅气机。柔肝之法不外养肝血、益肝阴、滋肾水、养胃阴。常选用当归、白芍、枸杞子、生地黄、麦冬、石斛、黄精、百合、知母、木瓜、乌梅等，用时酌加疏达调中之剂，可防其滋腻碍胃。

肝癌晚期常出现腹水、腹胀难忍，消水已成当务之急，淡渗之剂已不起作用，而攻劫之品如甘遂、大戟、芫花之类，虽有消水之效，但走泄真气，施于肝功将竭之际，嫌有致虚之弊。所以，大多初用有效，继续攻劫则效果不显，最后仍归于不治。此时用药务求平和。焦中华教授常以健脾养肝法治本，先补气养血、健脾化痰，兼以行气活血祛瘀。健脾之剂必用四君之属，重用参、术，取效更捷。药理研究表明，白术可增加白蛋白、纠正白/球蛋白比例，并有显著持久的利尿作用，又能促进钠的排出，符合现代医学对肝癌腹水的治疗原则。白术补中寓利，为治疗肝癌腹水之要药。行血之品可以平和之剂，如赤芍、泽兰、丹参、当归等。此乃见水不治水，见血不治血，气旺中州运，无形胜有形，即以无形之气而胜有形之水、血。软坚药物常选用生牡蛎、炙鳖甲、鸡内金、桃仁、红花等。消水之后，常见伤阴之证，如口干渴、舌质红、苔剥脱或无苔、脉细涩，急宜养护肝肾之阴，但养阴之药不宜过于滋腻，以龟甲、鳖甲、石斛、生地黄、何首乌、当归、麦冬、太子参、枸杞子之类为佳，亦可选用白芍、山楂以酸甘化阴、柔肝止痛，兼散瘀滞。肝癌虽有明显的瘀象，但不宜多用活血化瘀之品，以免引起出血。莪术乃治积之要药，《本草通玄》谓其“专走肝家，破积聚恶血，疏痰食作痛”，其气香性温，能调气通窍，大破气中之血；若积块日久，痛有定处，可配三棱，以破血中之气，则一切凝结停滞有形之坚积，无所不克，此即“坚者削之”。常人多谓其力峻猛，久服多损正气。焦中华教授认为，莪术药性平和，所含芳香挥发油能直接兴奋胃肠道，有很好的健胃作用；若与参、术、芪诸药并用，大能开胃进食，调血和血，同时能化瘀消痞，止痛作用颇佳。对于肝区痛甚且无明显出血倾向者，亦可配伍炮穿山甲、鸡血藤、延胡索以增强活血行气止痛效果。但应注意中病即止，以免出血之弊。

三、结语

因肿瘤乃深痾痼疾，非旦夕可取其效，故不可急于求成，要坚定不移从整体出发，辨证施治，方可获效。

第四节　论莪术在肿瘤治疗中的应用

焦中华教授从医四十余载，治疗肿瘤经验丰富，用药独到，常喜用莪术。《本草正》谓莪术“性刚气峻，非有坚顽之积，不宜用”。但焦中华教授用其治积，不仅用于癥积结块之有形坚积，亦常用于痰食积滞不化、脘腹胀满疼痛之症，认为莪术温而不燥，辛开苦泄，善于温通行滞，破血消积止痛，建功甚速，其行气之力，更甚于其活血之功，乃治积之要药，在肿瘤的不同阶段均可随症配伍用之。

肿瘤初期，正气尚未大虚，癌肿虽生，尚未成坚顽之势，病机以气滞、痰结、毒聚为主，兼有血瘀。此时用莪术多借其行气之力以调和气机，兼能活血通经，使痰消气畅，血行无碍，常佐以理气化痰散结之品，如柴胡、八月札、旋覆花、陈皮、半夏、浙贝母、瓜蒌、山慈姑、皂角刺等，或配合清热解毒散结药如白花蛇舌草、蒲公英、蜈蚣、重楼、土茯苓、漏芦、半枝莲、石见穿等，使肿块得消，气机通畅，气血调和。肿瘤晚期，气虚无力推动血行，或气机不畅，血行瘀滞，或郁热内生，灼津成痰，炼血成瘀，使痰瘀热毒相互搏结，日益坚固不化，临证必有血瘀征象，或兼夹气虚、气滞、痰湿或毒热。若单用莪术，其力已不足以将积消散，必佐以炮穿山甲、水蛭、土鳖虫、刘寄奴等破血消积、走窜剔透之品以增活血消积之功，或随证配伍行气化痰、解毒散结之品。若癌肿痛甚，痛不可挡，可佐用全蝎、蜈蚣、威灵仙等通络止痛、解毒散结之品以开瘀消积；若需久服，当与党参、白术、茯苓、黄芪等健脾开胃、补益元气药并用，以开胃进食，调血和血，使有形之积渐渐消散，正气方能缓缓回复。临证用药剂量为10～18 g，有凝血功能异常者或有出血倾向者禁用。兹将焦中华教授临证用莪术案例介绍如下。

一、肝癌

郑某，女，69岁，2000年5月26日初诊。患者既往曾有慢性乙型肝炎病史10余年。1年前因右上腹胀满不适，食欲不振半年，经CT检查发现肝左叶有3.3 cm×4.0 cm×5.7 cm肿块，于1999年6月行肝癌根治术，术后病理示肝细胞癌。术后行化疗4周期（MF方案），配合抗癌中成药口服。刻下症见：右上腹胀闷不适，叩之轻痛，纳差，头晕，心慌，眠可，大便干，舌质暗红，苔薄白，脉弦细。查体：面色苍白，巩膜无黄染，浅表淋巴结未触及肿大，肝区轻度叩击痛，肝脾未及，腹水征（－）。血常规：白细胞4.0×10^9/L，血红蛋白70 g/L，血小板140×10^9/L。中医诊断：肝积，虚劳。辨证属脾虚肝郁型，治宜疏肝健脾、解毒散结。药用：柴胡、陈皮、清半夏、炮穿山甲各12 g，生黄芪、菟丝子、枸杞子、田基黄、蒲公英各30 g，莪术、黄芩、砂仁、阿胶（烊化）、焦山楂、焦神曲、焦麦芽各12 g，茯苓、党参各24 g，炒白术15 g，甘草6 g。服药30剂后，头晕、心慌等症消失，肝区不痛，唯纳食不香，嘱上方加白豆蔻9 g、鸡内金12 g，继服。患者坚持服中药，血红蛋白已升至100 g/L，肿瘤无复发。

按：焦中华教授认为肝为藏血之脏，喜条达而主疏泄，七情内伤、饮食失调最易导致肝气郁结，脾运失常，气血亏虚，进而痰浊、热毒、血瘀互结于肝脏，渐积成块，最终导致癌肿的发生。本案患者术后癌瘤已除，但体质大虚，抵抗力差，若不能尽快恢复，残留癌毒还可复发为患，故治疗应以培补正气为主，选用生黄芪、炒白术、茯苓、菟丝子、枸杞子、阿胶、党参、甘草以健脾补肾，益气养血；陈皮、砂仁、焦山楂、焦神曲、焦麦芽开胃和中，醒脾消食，以助药力四达；柴胡、田基黄、黄芩和少阳而条肝气，使“土得木而达”，如是则中焦脾胃气旺，元气充沛而邪无所容；但又不可一味扶正，恐有留邪之弊，致余毒复燃而癌肿复发，必须配合行气化痰、解毒散结之品以清除余毒。方中以莪术辛散温通，专走肝经，气血并治，尤擅行气破滞，行气中之血；炮穿山甲咸凉走窜，专开脏腑、经络、官窍之血瘀痰结，并引诸药直达病所，两药合用，共为佐药，使瘀滞得散，气机调畅，营卫自和；酌配蒲公英、半夏清热解毒，化痰散结。纵观全方，消补兼施，寒热并用，共奏扶正祛邪之功。

二、胃癌

田某，女，76 岁，2002 年 1 月 22 日初诊。患者既往有慢性萎缩性胃炎病史 20 余年，2000 年 9 月因胃脘疼痛加重 3 个月，经胃镜活检诊为胃癌。已行胃癌根治术，术后病理示：胃底中分化腺癌，侵达浆膜层，周围淋巴结 1/8 查见癌转移，术后予联合化疗 6 周期。近日感胃脘隐痛，入夜更甚，泛酸，口干，纳差，眠差，多汗，便溏。查见：面色晦暗，浅表淋巴结不大，腹软，未触及包块，舌质暗红，苔薄黄，脉弦细。中医诊断：胃积。辨证为脾虚胃热、胃络瘀阻，治宜益胃健脾、活血通络止痛。方药：生黄芪、太子参、蒲公英、白花蛇舌草各 30 g，茯苓、麦冬、炒山药各 24 g，陈皮、枳壳、清半夏、黄连各 12 g，炒白术 15 g，莪术 12 g，蜈蚣 2 条，甘草 6 g。服药 14 剂，胃脘痛减，纳食较前增加，偶尔恶心，眠差，二便调，舌质暗，苔薄白，脉弦细，嘱上方去柴胡，加白豆蔻 12 g。继服 30 剂，胃脘不痛，纳好，仍眠差，大便时溏，舌质暗淡，苔薄白，脉弦细，嘱上方加炒酸枣仁 30 g、生龙骨 30 g、生牡蛎 30 g，继服，后以上方化裁治疗。

按：焦中华教授常言胃为水谷之海，乃多气多血之府，饮食药饵，最易先伤于胃，致胃气亏虚，胃失和降，继而痰浊内生，毒热内蕴，血瘀内阻，久则痰浊瘀毒互结于胃腑，积聚成块，故胃癌的病机以气虚、气滞为主，又因“脾主为胃行其津液”，脾胃往往相兼为病。故治胃必先调理胃气，健运脾气，而后因证制宜，或佐以化痰散结或清热解毒、活血消积之品。本案胃病数十年不愈，邪气久羁，脾胃已虚，又因久病入络，胃络瘀滞，日久生热，故见胃脘隐痛、口干、泛酸等症，治宜以通为补，以降为和。病在络者，宜以辛为其治，莪术味苦而辛，气微香，能疏解肝郁，破气活血，通络散结，开胃消积，擅治一切血凝气滞之症，配黄连苦寒泻火，以清胃中积热，则内郁之热得降，血络瘀滞得行，胃气得以通降，邪祛而正安。又因胃喜润而恶燥，用药宜轻润和降之品，以六君子汤健脾益胃和中，先培中土，使津液来复，而通降自成；再以蒲公英、白花蛇舌草、蜈蚣等解毒消积之属以攻其毒，则寓攻于补，补中有消，实乃标本两顾之方。

第五节　论蜈蚣在肿瘤治疗中的配伍应用

焦中华教授行医 40 余载，喜用蜈蚣治疗肿瘤，且据肿瘤发病部位及性质的不同进行配伍，经验独到，疗效卓著。焦中华教授认为恶性肿瘤尽管病因多端，病情变化错综复杂，但邪毒结于病体却是本病的根本之一，“毒”往往贯穿于疾病的始终。蜈蚣是一味疗效显著的有毒之品，用治肿瘤有“以毒攻毒”之意，其性峻力猛，有很强的通经络、散结聚、消肿毒、祛风邪之功力。临证时蜈蚣用量最小 1 条，最大 5 条，常用量 2 条，纳入药中共煮或焙干研末冲服。以下是焦中华教授临床常用的几个药对。

一、蜈蚣配全蝎

凡恶性肿瘤伴有疼痛者皆可在辨证的基础上配用。恶性肿瘤所致疼痛常因邪毒入络、瘀血凝滞、脉络闭阻所致，故疼痛剧烈，停著不移，拒按，入夜尤甚。此类顽固性疼痛若采用一般草木之药祛邪宣痹很难获得疗效，而蜈蚣、全蝎虫类通络药，搜剔穿透，方能使毒去凝开，经行络畅，邪去正复。蜈蚣的功用《医学衷中参西录》中概括详尽：“蜈蚣，走窜之力最速，内而脏腑，外而经络，凡气血凝聚之处皆能开之”；全蝎《本草纲目》谓其“穿筋透骨”，两药合用，相得益彰，外通经络，内走筋骨，止痛之效最好。现代药理研究认为，蜈蚣、全蝎对癌细胞有直接的细胞毒作用，另有实验发现，全蝎、蜈蚣类虫类药能增加红细胞间的排斥力，使红细胞不容易聚积，循环的改善有利于致痛介质的降低。临证所见，癌症所致的疼痛，治疗较为棘手，有时连阿片类镇痛剂亦难奏效，然许多患者经焦中华教授治疗后疼痛渐轻，一般情况好转，镇痛药剂量渐减或停用。全蝎常用剂量 1 ~ 3 条，最大可用至 5 条，用法为同药共煮，或焙干研末冲服。

二、蜈蚣配土贝母

两药相伍用治恶性淋巴瘤，能化痰结、解毒邪以达到肿块软化或消散的目的。恶性淋巴瘤中医称之为恶核，焦中华教授认为其病机当属邪毒内伏，痰浊凝结日久结聚而致。蜈蚣解毒散结以攻毒核，土贝母有清热解毒、利痰消肿散结之功，两药配用恰与病机相符，配入复方中多效。不论现代药理研究还是临床实践所见，土贝母均表现有较强的抗癌作用。土贝母用量太小作用往往不明显，因此常用 15 ~ 30 g，最大可用至 40 g。

三、蜈蚣配僵蚕

脑瘤病机较为复杂，焦中华教授认为，头为诸阳之会，风为百病之长，风性上浮，高巅之上，唯风可到，诸邪必借风邪方可上达，本病乃痰随风动，风痰毒邪阻滞脑府，蒙闭清窍而为。因此脑瘤往往从风痰论治。蜈蚣走窜性猛能搜除潜伏在络脉中的风痰，涤痰开窍止痉；僵蚕气味俱薄，引药上行，功能散风清热、化痰软坚、解毒镇痉，相须为用则祛风涤痰止痉之力尤著，对缓解脑瘤所致的各种症状、体征，如头痛、舌强、失语、震颤、抽搐等确有良好的效果。僵蚕的常用量要大，一般在 15 ~ 24 g，水煎内服。

四、蜈蚣配莪术

焦中华教授认为慢性白血病肝脾肿大，乃是由邪毒与气血搏结日久而成，治当遵《素问 · 至真要大论》“坚者消之，留者攻之，结者散之，客者除之”原则。盖有形之积，以攻为是，采毒药蜈蚣以攻病，借虫药血中搜逐，以攻通邪结；莪术辛散，走而不守，既入气分，又入血分，长于行滞气，破瘀消积，为治疗积聚的要药，正如《医家心法》中所言莪术“凡行气破瘀血，消积散结，皆用之”。两药合用攻剔痼结之瘀滞。将此配入复方中应用多例皆验。对肝癌患者亦常配用。现代药理研究莪术有肯定的抗癌作用，莪术的用法是生用或醋制后与他药共煎，常用量 12 ~ 30 g。

五、病案举例

李某，64 岁，1997 年 4 月 5 日初诊。患者乳腺癌术后 4 年，病情一直相对稳定。1 个月前开始出现腰及后背疼痛，呈隐痛状，不影响正常生活，未行诊治。1 个月来病情日渐加重，现其痛影响睡眠及站立，痛处拒按，其痛遇热稍减，需服止痛药尚能得以缓解（现每日服美施康定 5 片），做 CT 发现 L 4 及第 7、8 后肋骨转移癌，今由家属抬来求诊。查体：老年女性，形体略瘦，痛苦面容，被动体位，L 4 及第 7、8 后肋骨处压痛明显，局部无红肿，舌暗苔白，脉弦细。综合四诊，治当温阳补肾、通络止痛、解毒散结。方药：桑寄生 30 g、川续断 15 g、生黄芪 30 g、桂枝 12 g、淫羊藿 15 g、蜈蚣 2 条、全蝎 9 g、半枝莲 30 g、土贝母 24 g、土鳖虫 15 g、元胡 15 g、茯苓 24 g、炒白术 15 g、甘草 6 g。水煎服，日 1 剂。服药 7 剂，病人疼痛减轻，嘱美施康定每周减 1 片，继服上方 20 剂后，已能下地短时间活动，睡眠有所改善，再嘱上方加当归 18 g 以养血活血，续服 2 月，疼痛基本消失，可下楼活动，止痛药已全部停用。上方配成丸剂服用 3 个月，后未再现疼痛。

第六节　论癌性发热辨治

发热是恶性肿瘤的常见症状之一，在中、晚期患者中尤为多见。一方面由于肿瘤组织本身血供不良，发生坏死或液化，或肿瘤细胞的代谢产物被吸收，刺激体温调节中枢而引起发热；另一方面，由于肿瘤患者免疫功能低下，或放、化疗后粒细胞明显减少，或肿瘤压迫致使管腔、血脉受压或梗阻，均有利于感染的发生而致发热。感染所致的发热多以高热为主，可伴寒战、畏寒或感染部位的相应症状和体征，外周血白细胞计数明显升高或显著减少，血、尿或痰培养中有致病菌菌落形成，广谱抗生素治疗多数有效；而癌性发热常以低热为主，或仅自觉身热，而体温并不升高，外周血中白细胞计数及中性粒细胞比值大多正常，抗感染治疗无效。少数患者以持续高热或不规则间歇发热为首发症状，此种情况常见于恶性淋巴瘤或肾癌，经联合化疗或手术切除肿瘤后，体温即随之降至正常。也有部分病例经抗感染治疗后，体温有所下降，但始终不能降至正常，则往往是感染与肿瘤因素兼而有之。焦中华教授根据癌性发热的临床特点，按照中医辨证论治，随症加减的原则，将其分为毒热炽盛型、湿热内蕴型、肝经郁热型、阴虚发热型及瘀毒内阻型进行治疗，现总结如下。

一、辨证论治

（一）毒热炽盛型

症见：持续高热，口渴引饮，面赤，咽干舌燥，胸闷，甚或喘憋、气促，周身乏力，纳差，大便秘结，小便黄赤，舌质红，苔黄，脉弦数或洪大而数。此乃邪毒内蕴，化热化火，火热伤气，烧灼脏腑所致。可见于恶性淋巴瘤、肾癌患者。治宜清热生津，解毒散结。基本方：生石膏、知母、柴胡、青蒿、黄芩、天花粉、玄参、甘草。伴颈部、颌下、腋下或腹股沟肿块者加生牡蛎、夏枯草、浙贝母、清半夏以清热泻火，软坚散结；伴胁下痞块者加鳖甲、莪术、䗪虫以活血消积；喘憋气促者加炙麻黄、炒地龙、桑白皮以泻肺平喘；伴腰痛、尿血者加牛膝、白茅根、茜草、生地黄、牡丹皮以补肾强腰，凉血止血。

（二）湿热内蕴型

症见：发热，或日晡潮热，热势忽高忽低，口渴不欲饮，胸脘痞闷，纳差，恶心，身目黄染，大便黏滞不爽，或大便脓血，里急后重，或尿赤、尿急、尿频、尿痛，或带下黄赤、腥臭，舌质红，苔黄腻，脉滑数。此乃脾肾虚损，水气不化，湿浊内生，郁而化热，湿热互结，熏蒸肝胆，或下注大肠、膀胱、胞宫所致。常见于肝胆系统肿瘤、大肠癌、膀胱癌或宫颈癌患者。治宜清热利湿，解毒散结。湿热蕴结肝胆者以茵陈五苓散加减，药用：茵陈蒿、地耳草、生黄芪、炒白术、茯苓、黄芩、板蓝根、赤小豆、柴胡、郁金、莪术、半枝莲等；湿热下注大肠者以四君子汤合芍药汤加减，药用：生黄芪、炒白术、茯苓、白芍药、黄连、黄柏、秦皮、白头翁、刘寄奴、椿根皮、煨木香、蒲公英、甘草等；湿热下注膀胱者以八正散加减，药用：瞿麦、扁蓄、石韦、车前子、马鞭草、益母草、栀子、黄柏、牡丹皮、白茅根、茜草、竹叶、甘草梢等；湿热下注胞宫者以完带汤加减，药用：党参、白术、茯苓、生薏苡仁、陈皮、苍术、白芍药、黄芩、黄柏、栀子、椿根皮、败酱草、甘草等。

（三）肝经郁热型

症见：低热或潮热，热势常随情绪波动而起伏，心烦，易怒，善叹息，胸胁胀痛，口苦，舌红，苔黄，脉弦或弦数。此多因情志抑郁，肝气不舒，郁久化热所致，常见于早期乳腺癌、肝癌、胃癌、食管癌等患者。治宜疏肝解郁，清热散结。方用丹栀逍遥散加减。药用：柴胡、黄芩、牡丹皮、炒白术、茯苓、当归、清半夏、浙贝母、蜈蚣、白花蛇舌草、甘草。若嗳气、呕吐明显者酌加旋覆花、代赭石以降逆和胃止呕；呕吐痰涎甚多者加陈皮、厚朴、苍术以化痰燥湿和中；大便秘结不通者加炒莱菔子、生大黄、枳实，便通即止。

（四）阴虚发热型

症见：午后潮热，盗汗，或身热夜甚，晨起热退，手足心热，腰酸腿软，心悸失眠，口干而不甚渴饮，大便干，尿黄，舌质红，苔少或无苔，脉细数。此多因邪毒内蕴，消灼阴液，虚热内生所致。治宜养阴清热，解毒散结。肺胃阴虚者以麦门冬汤加味，药用：太子参、麦门冬、五味子、玉竹、沙参、石斛、生石膏、玄参、生地黄等；肝肾阴虚者以左归丸加减，药用：生地黄、牡丹皮、知母、玄参、枸杞子、菟丝子、黄精、甘草等；临证时再随症酌加白花蛇舌草、蒲公英、半枝莲、蜈蚣、浙贝母、石见穿、莪术、清半夏等具有抗肿瘤活性的药物。

（五）瘀毒内阻型

症见：午后或夜间发热，或自觉身体某些部位发热，口咽干燥，但欲漱水不欲咽，肢体或躯干某处疼痛，痛处固定，或有肿块，面色萎黄或晦暗，舌质紫暗或有瘀点、瘀斑，脉弦或涩。此多因瘀血内停，壅遏生热，热毒内生所致。多见于晚期肿瘤并肝脏、骨转移患者。治宜清热解毒，活血化瘀止痛。方用膈下逐瘀汤或身痛逐瘀汤加减。药用：当归、赤芍药、桃仁、莪术、黄芩、枳壳、香附、白芍药、延胡索、牛膝、地龙等。发热较甚者加青蒿、牡丹皮、地骨皮以清热凉血；肢体痛甚者加全蝎、蜈蚣、桂枝以通络止痛。

二、病案举例

男,51 岁,2001 年 11 月 21 日初诊。患者 5 个月前因咳嗽、咯痰、胸痛半月,在我院经胸部 CT 检查发现右肺下叶肺癌并纵隔淋巴结转移,纤支镜活检病理:右肺中分化腺癌。未行手术,予 NP 方案(诺维本 40 mg,d1、8;顺铂 50 mg,d1 –3;21 天为 1 周期)化疗 3 个周期,复查 CT 病灶无明显变化。近 1 月患者每于午后体温渐升,入夜更甚,最高达 38.2℃,晨起热退,伴咳嗽,痰黏难咯,时有憋气,痰中带血,予抗生素治疗后,症状不减。就诊时症如前述,伴纳差,乏力,口干,手足心热,大便数日未行。患者平素吸烟 30 余年,平均每日 1 ~1.5包。查体:神志清,精神可,右锁骨上可触及一个 1 cm ×1.5 cm 大小的淋巴结,质硬无压痛,气管居中,左肺呼吸音粗,右肺下叶呼吸音减低,肝脾肋下未触及。舌质红,苔少,脉细数。血常规:白细胞 $5.7 \times 10^9/L$,血红蛋白 118 g/L,血小板 $380 \times 10^9/L$,中性粒细胞比值 0.63。西医诊断:右肺腺癌并纵隔淋巴结转移化疗后右锁骨上淋巴结转移。中医诊断:肺积。辨证属肺阴亏耗、虚热内生、痰毒蕴肺。治宜养阴清热,佐以解毒化痰散结。方药:生地黄 24 g、牡丹皮 30 g、青蒿 30 g、生石膏 30 g、知母 12 g、全瓜蒌 30 g、浙贝母 24 g、清半夏 12 g、蜈蚣 2 条、麦冬 18 g、生黄芪 30 g、炒白术 15 g、茯苓 24 g、蒲公英 30 g、白花蛇舌草 30 g、陈皮 12 g、三七粉 3 g(冲)、鸡内金 12 g。水煎服,日一剂。

三、小结

中医学认为正气不足是导致恶性肿瘤发生的根本原因,而痰、毒、血瘀内结于脏腑、经络、筋骨是肿瘤形成的重要条件。盖肿瘤因虚而得病,因虚而致实,因实而更虚,故癌性发热患者常见虚中有实,实中有虚,虚实夹杂之证,治疗宜审证求因,辨证施治,扶正与祛邪兼顾,方可取得好的疗效。

此外,因肿瘤发生部位的不同,发热时所伴随的症状亦各不相同,故还应注意辨证与辨病相结合,随症加减用药,并注重引经药物的使用,往往可以取得好的疗效。如肝癌可选用柴胡、黄芩、青蒿以疏解肝热;肺癌可选用生石膏、知母、鱼腥草以清泻肺热;大肠癌可选用黄柏、黄连、败酱草以清热燥湿解毒等等。临证亦常见以解热剂控制高热的患者,虽可一时热退,然往往热势复起,且热退之时常伴有大汗出,使津伤更甚,虚火更旺,以致虚实兼杂,病势缠绵难愈,此时用药更应注意顾护津液,多选用甘寒质润之品以养阴清热,生津护胃,不投或少投苦寒清泄之剂,以免苦寒败胃,正气更虚。

第七节　论肿瘤相关性贫血

肿瘤相关性贫血是指肿瘤直接破坏引起或肿瘤对机体侵害和消耗而间接引起的以及在抗肿瘤治疗过程中因药物导致的贫血，中医属“血劳”、“血虚”范畴。目前，西医治疗肿瘤相关性贫血的手段主要有输血和应用重组人红细胞生成素，但价格及疗效不令人满意。中医药治疗贫血具有较好的疗效，尤其在改善患者生活质量及预后、降低医疗费用等方面具有重要的作用。全国名老中医焦中华教授从医40余载，善治肿瘤血液病，积累了丰富的临床经验。焦教授长期潜心研究及临床反复验证针对肿瘤相关性贫血自拟益血方，临床中以此为基础方加减化裁多获良效。

一、从根源上认识病因病机

肿瘤相关性贫血，其病机多为气血亏虚，其发病主要与脾、肾相关。中医学认为脾胃为后天之本，气血生化之源，具有统摄血液的作用。脾胃虚弱者，血液生化乏源，使之气血两虚，加之脾虚固摄无权，气随血脱失血症多见。虚则运化失司，精微来源不足，而成营养缺乏，血液生成减少。本病患者以面色萎黄，倦怠乏力，心悸气短，失眠多梦，头晕目眩，食欲不振，舌淡，脉细无力等为主要临床表现，焦中华教授指出这正是因脾运失健而致气血生化不足而致，古有“血者，水谷之精也，生化于脾”、“治血者，必治脾为主”之论。另外，肿瘤相关性贫血亦与肾密切相关，因为肾主骨生髓，为人体的元阴元阳，肾气不足，肾不能蒸化肾阴，化生肾精，肾精亏虚，不能生髓，而髓不能化生气血，致气血两亏，形成贫血。并且肾中精气既可化生元气，促进脾胃化生水谷精微，进而奉心化赤为血，又能与血互化，即精血同源也。可见在五脏中脾、肾对于血的生成起着非常重要的作用。焦中华教授从根源上认识肿瘤相关性贫血的病因病机，在治疗时强调从补脏腑角度出发，首健脾胃，益气生血，兼以补肾。

二、从整体上潜方用药

焦中华教授治疗疾病潜方用药注重从整体出发，标本兼治。针对肿瘤相关性贫血焦中华教授自拟益血方，方由《济生方》“归脾汤”化裁而来，具有补益气血、健脾益肾之效，主治气血亏虚型之血证、虚劳等。方由10味药组成：生黄芪、炒白术、茯苓、清半夏、当归、菟丝子、枸杞子、鸡血藤、阿胶、甘草。方以生黄芪为君药，补中益气，脾胃为后天之本，气血生化之源，且气能生血、行血、摄血，正如《景岳全书》所言："损者多由于气，气伤则血无以存"。当归补血活血、阿胶补血止血、鸡血藤补血行血共为臣药以补血摄血。枸杞子、菟丝子补益肝肾、填精补髓，后天脾胃之运化，有赖肾气的温煦，肾生髓，肾气旺，脾胃健，则骨髓充；炒白术、茯苓益气健脾；清半夏解毒散结，五药同用为佐以辅助君臣。甘草为使，甘缓和中、调和诸药。诸药合用，共奏补益气血、健脾益肾之效。

三、从细节上加减化裁

焦中华教授治疗肿瘤相关性贫血虽以益血方为基础方，但临床上各患者表现不一，当从细节上加减化裁，或更用它法，标本兼治。

脏腑调治：不同部位肿瘤相关性贫血，在治疗贫血的同时，亦应注重调理脏腑以治本。肺癌者加全瓜蒌、炙麻黄、浙贝母、地龙；胃癌者常加炒山药、薏苡仁、八月札、鸡内金；肠癌者常加白芍、椿根皮、肉豆蔻、诃子；肝癌者常加柴胡、田基黄、茵陈、金钱草；乳腺癌者常加漏芦、蒲公英、白芷、山慈姑。淋巴瘤者常加蒲公英、白花蛇舌草、冬凌草。

辨证调治：气血两亏者多以益血方为主；心脾两虚者常加炒山药、生地黄、炒枣仁、牡蛎；脾肾阳虚者常加肉桂、补骨脂、干姜；阴虚者常加炒山药、何首乌、鳖甲。兼证调治：瘀血者常加牡丹皮、川牛膝、桃仁、红花、莪术；出血者常加仙鹤草、藕节、小蓟、卷柏、三七粉、茜草；腹痛者常加延胡索、白芍、郁金；发热者常加连翘、板蓝根、绞股蓝等。临床治疗时，患者应注意避风寒，畅情志、限肥甘、少辛辣、勿劳累、适运动。在病情明显好转时，应嘱咐病人坚持治疗，以巩固疗效。

四、病案举例

王某，男，57 岁，于 2009 年 7 月 22 日因"胃癌术后 1 年，化疗 4 周期后"来诊，刻下症见：面色萎黄，乏力，胃脘部胀满不适，偶头晕、心慌，无发热、无出血倾向，纳差，眠可，偶有大便颜色发黑，舌质淡，苔薄白，脉细。血常规示：白细胞 4.3×10^9/L、血红蛋白 68 g/L、血小板 126×10^9/L。大便潜血检查阳性。综合脉症，四诊合参，本病当属中医学胃积、血劳范畴，证属气血两亏型，治宜补益气血健脾益肾，拟益血方加减，药用：生黄芪 30 g、炒白术 15 g、茯苓 18 g、清半夏 9 g、当归 15 g、鸡血藤 30 g、白花蛇舌草 30 g、仙鹤草 30 g、藕节 30 g、炒三仙各 12 g、鸡内金 15 g、枸杞子 24 g、菟丝子 30 g、八月札 15 g、甘草 6 g。水煎服，日一剂，连服7剂。

二诊(7月29日)：服药平妥，乏力减轻，食欲好转，时胃脘不适，偶头晕心慌，无发热，无出血，眠可，仍偶有大便颜色发黑，舌质淡，苔薄白，脉细。血常规示：白细胞 $4.5\times10^9/L$、血红蛋白73 g/L、血小板 $130\times10^9/L$。大便潜血检查阳性。方证相符，药已中病，病情好转，上方加厚朴12 g，水煎服日一剂，连服14剂。

三诊(8月12日)：服药平妥，体力明显增加，食欲尚可，偶胃脘不适，程度减轻，头晕心慌次数减少，无发热，无出血，眠可，二便尚调，舌质淡红，苔薄白，脉细。血常规示：白细胞 $4.5\times10^9/L$、血红蛋白81 g/L、血小板 $131\times10^9/L$。大便潜血检查阴性。上方继服14剂。

至2009年11月4日先后迭诊7次，共进药90余剂，服药佳，稍感乏力，偶有胃脘不适感，无胀痛，无头晕心慌，无发热、无出血，纳眠可，二便调，舌质淡红，苔薄白，脉细。血常规示：白细胞 $4.3\times10^9/L$、血红蛋白115 g/L、血小板 $137\times10^9/L$。方药：生黄芪30 g、炒白术15 g、茯苓18 g、清半夏9 g、当归15 g、鸡血藤30 g、白花蛇舌草30 g、补骨脂12 g、鸡内金15 g、枸杞子24 g、菟丝子30 g、蒲公英30 g、八月札15 g、甘草6 g。上方制成丸剂，温水送服。嘱3个月复查一次，2010年2月随访，患者精神怡和，无明显不适，体重增加，饮食、二便正常。

第八节　论肿瘤相关性腹泻辨治

一、病因病机

恶性肿瘤属中医积证范畴，而腹泻是恶性肿瘤常见的并发症之一，属中医泄泻范畴，主要表现为大便次数增多、粪质稀薄甚至泻出如水样。泄与泻在病情上有一定区别，粪出少而病情较缓者多为泄；病势急迫粪大出而势直无阻，若倾泻之状者为泻。一年四季均可发生，但以夏秋两季较为多见。焦中华教授认为肿瘤相关性腹泻的发生并无明显的季节性，多与肿瘤本身以及肿瘤的治疗等有关。肿瘤患者多有正气的亏虚，正气亏虚毒邪乘虚而入，蕴结体内，久致气滞血瘀而发为积证。腹泻患者以脾气虚为主，脾失健运，大小肠传化失常，升降失调，清浊不分，而成泄泻。

焦中华教授认为导致肿瘤相关性腹泻的病因主要有以下几点:①感受外邪,肿瘤患者正气亏虚,易感外邪,感受寒湿暑热之邪均可引起泄泻,其中以湿邪最为常见。湿邪易困脾土,寒邪和暑热之邪即可侵袭皮毛肺卫,由外入里,使脾胃升降失司,亦能直接损伤脾胃,致其运化失司,清浊不分而发腹泻。②饮食不节:恶性肿瘤所导致的腹泻以消化系统肿瘤最为常见,此类患者多伴有脾胃或胃肠功能的紊乱,稍有饮食不适,即可使脾胃受损进一步加重或引起饮食停滞不化,食滞内停,脾运失职,升降失司,清浊不分,发生泄泻;③情志失调:肿瘤患者常可出现精神紧张,情志不遂,易致肝气郁结,木郁不达,横逆犯脾,脾失健运,气机升降失常,遂致本病。④病后体虚:肿瘤患者术后易致元气受损,正气亏虚,或消化系统肿瘤术后可直接损伤脾胃功能,日久脾病及肾,脾失温煦,运化失职,水谷不化,积谷为滞,湿滞内生,遂成泄泻。且脾胃亏虚日久易致泄泻反复发作,久治不愈,而表现为顽固性腹泻。焦中华教授认为肿瘤患者以顽固性腹泻最为多见。可见脾虚湿盛贯穿于疾病发生的全过程。

二、临证辨治

肿瘤相关性腹泻发病以"内湿"为主因,治疗以"运脾化湿"为核心,而肿瘤患者以虚为著,故治疗还应注意正气的扶助。焦中华教授认为在治疗肿瘤相关性腹泻的过程中除注重腹泻症状的控制外还应加强原发病的治疗。其治疗大法可归结为益气扶正、化积消癥、健脾温肾止泻。常以化积方加减,此方主要功用为益气扶正、化积消癥,如有饮食积滞导致腹泻者可合保和丸加减,如积食较重,脘腹胀满,可因势利导,根据通因通用的原则,用枳实导滞丸,用大黄、枳实推荡积滞,使邪去则正安;感受寒湿之邪,致寒湿内盛者,可合藿香正气散加减,此方即可解表散寒,又能理气化湿、健脾除满;若湿邪偏重,腹满肠鸣,小便不利,可改用胃苓汤健脾行气祛湿;如为湿热所致者,可选用芩连葛根汤以解表清里;病久不愈易致脾胃虚弱或因肿瘤本身而致脾胃虚弱,常表现为大便时溏时泻,迁延反复,稍进油腻食物可使大便次数增多,常合参苓白术散加减,若脾阳虚衰,阴寒内盛,可用理中丸以温中散寒;若久泻不止,中气下陷者可用补中益气汤以升阳举陷、健脾益气。脾病日久不愈,病变可由脾及肾,致肾阳虚衰,表现为肠鸣即泻,完谷不化,形寒肢冷,腰膝酸软,多于黎明前发作,治疗以四神丸为代表方,方选补骨脂温补肾阳,肉豆蔻、吴茱萸温中散寒,五味子收敛止泻;如患者年老体衰,久泻不止,脱肛,为中气下陷,可加黄芪、党参、白术益气升阳;若泻下滑脱不禁，可改用真人养脏汤以涩肠止泻，如脾虚肾寒不著，反见心烦嘈杂，大便夹有黏冻，表现为寒热错杂证候，可改用乌梅丸。同时指出，暴泻不可骤用补涩，以免关门留寇；久泻不可分利太过，以防劫其阴液。

三、案例列举

亓某，男，69岁，因“左肺癌骨转移4月余”来诊，患者于2010年10月，因左腰部疼痛不适至当地医院就诊，行腹部B超示：左肾囊肿。准备手术治疗，术前行胸部X线检查示：左肺阴影，并进一步行CT检查诊为肺癌（具体不详。）1月13日至山东省肿瘤医院行ECT示：骨转移。并予GP方案及键泽加顺铂联合化疗3周期。化疗反应轻患者可耐受。现患者咳嗽、咳痰以夜间为甚，左下肢可及一肿块，轻度疼痛，胃脘部轻度疼痛，纳差，眠可，二便调。舌淡红苔白，脉滑。诊治过程中反复多次出现腹泻，大便质稀，次数多，不成形，焦中华教授认为肺与大肠相表里，肺病日久内传于肠，致大肠传导功能失司，同时病久正气亏虚，气虚不摄，气虚不能行津，津液运化失常，同时脾气散精上归于肺，通过肺的宣发肃降将水谷精微输布运行全身，今肺脏有疾，宣发肃降失常，水谷精微失于输布，可引起脾的运化功能失司，而致泄泻，可出现大便次数多，质稀不成形，化积方的基础上故加炒山药、山萸肉以健脾益气、收敛固涩，以白芍缓急止痛；经治疗症状有所缓减，但稍有饮食不适即可反复，故在原方基础上加杜仲、川牛膝、椿根皮，焦中华教授认为病久不愈可由脾及肾，又因肝肾同源，故加杜仲、牛膝以补益肝肾，以春根皮涩肠止泻；患者原有症状改善明显，大便次数较前明显减少，但逐渐渐出现口干，焦中华教授认为腹泻日久，耗气伤津，致口干，故加麦冬、五味子以养阴生津，五味子还具有收敛固涩的作用，继以炒山药、山萸肉、乌贼骨以健脾益气、收敛固涩。

第九节　原发性血小板减少性紫癜辨治精要

一、热盛迫血是ITP发病的重要病机

ITP以皮肤黏膜出血或内脏出血为主要表现，焦中华教授认为，本病属中医“血症”范畴。其出血的主要原因在于热盛迫血妄行，即所谓“血无火不升”，“出血总缘于热”。病之初多为实火，由于外邪侵袭，蕴毒于内，ITP急性型即属此类。急性型多见于小儿。小儿为纯阳之体，感受外邪每易从阳化热，邪毒与气血相搏，灼伤血络，血液渗出于络脉之外，留著于肌肤之间，则发为紫癜。若邪毒壅盛，脉络损伤严重，则成大片或多处发斑。若邪毒蕴结于内，常因血随火升，上出清窍而为吐衄，移热下焦，灼伤阴络而见便血、尿血。因此，邪毒内蕴、热盛迫血是重要的发病原因。病久火热毒邪伤阴，或由于饮食、情志、劳倦等多种因素导致脏腑内伤，胃阴、肾阴亏虚，而致阴虚火旺，热盛迫血而发为血证。

至于慢性ITP病机中的气虚不摄，焦中华教授认为，这是病之本证。脾虚不能统血，血失统摄，血液不循常道而溢于脉外，故而出现紫癜。起病缓慢，病程长，反复发作为其特点。临床上ITP慢性型病机单一，气虚不摄的少见，多兼有阴虚内热，这是因为这类患者多是经过长期、大量激素治疗后来诊的。焦中华教授认为，激素为纯阳之品，其长期大量的应用，必耗伤阴津，出现阴虚火旺的症候，这也是临床上ITP慢性型患者阴虚火旺型多见的主要原因。

另外，血热妄行或气虚失摄造成血离经脉，积存于体内而形成瘀血。既影响血的生成，又能引起再出血，即所谓“瘀血不去，新血不生”或“瘀血不去，新血不宁”。瘀血既是出血的病理产物，同时瘀血阻络又使血不循经而加重出血，血瘀日久，又可“瘀积生热”，热盛动血，往复循环。慢性ITP症情复杂，旷日难复，其原因即在此。

二、急则治其标

ITP急性型，由于邪毒蕴结于内，邪盛正衰，热迫血络，血受热灼，热血相搏，迫血妄行，临床发病急骤，出血倾向严重，病情凶险，恶化迅速。焦中华教授认为，此时主要矛盾是热，急则治其标，急当清热解毒、凉血止血。常用方药：水牛角粉3 g（冲）、羚羊角粉1 g（冲服）、生地黄30 g、竹叶9 g、玄参18 g、牡丹皮18 g、紫草18 g、金银花30 g、连翘18 g、黄连9 g、生石膏30 g、大黄炭6 g、甘草6 g。

焦中华教授认为，火盛动血，每与心、肝、胃关系至密，方中用水牛角以清心火，羚羊角粉以熄肝火，大黄以折胃火，使热泄而血络遂安。配用金银花、连翘、黄连、竹叶清热解毒，生地黄、玄参、牡丹皮、紫草滋阴清热，凉血止血，化瘀消斑。生石膏清气解热，甘寒生津。若皮肤紫斑严重者，还可加三七粉、仙鹤草、小蓟以活血，凉血止血。邪陷心包而见神昏谵语者，可加服安宫牛黄丸醒神开窍。

三、缓则标本兼治

ITP慢性型起病缓慢，病程长，皮肤紫癜时轻时重，往往既有火热、瘀血，又兼有气虚、阴虚。焦中华教授认为，属本虚标实证，因此主张标本兼治。

(一)紧扣病机，巧妙用药

焦中华教授认为，ITP 慢性型以阴虚火旺者居多，治疗时强调抓住阴虚火旺、迫血妄行这一主要病机，以滋阴清热、凉血止血为治疗的主要原则。对久治不愈反复发作者，同时存在着脾虚气不摄血的病机，治疗时佐以益气摄血，据此自拟方：生地黄 30 g、牡丹皮 30 g、仙鹤草 30 g、白茅根 30 g、茜草 15 g、藕节 30 g、女贞子 30 g、墨旱莲 30 g、生黄芪 30 g、炒白术 15 g、茯苓 24 g、金银花 30 g、陈皮 12 g、甘草 6 g、三七粉 2 g(冲)。小儿酌减。

方中生地黄滋阴清热、凉血止血为主药，其味甘而性寒，能直入血分，其不仅能凉血止血，而且质润多液，善于滋养阴血。其常用量为 12 ~ 30 g，若出血量多，可逐渐加大用量，甚至可达 90 g，临证配伍得当，不会滋腻碍胃。牡丹皮善透阴分之伏火，善清血热而又活血，在重用生地黄的同时，配牡丹皮，既可加强凉血清热的作用，又能活血散血，以防火热伤阴，营血瘀滞。白茅根甘寒多液，清热而不燥，凉血止血而不留瘀；藕节有收敛止血之功，兼能清热散瘀，涩中有散，止血而不留瘀；女贞子、墨旱莲气味俱阴，入走肝肾，善补肝肾之阴，以益精生髓；茜草凉血而和阴，行血瘀而通经。仙鹤草一药，不仅为凉血止血之良药，也是一味补虚之佳品，有强壮作用。金银花功可清热解毒；三七粉既止血，又化瘀，有止血不留瘀的特长；生黄芪、炒白术、茯苓、陈皮等健脾益气摄血。诸药合用，宁血而不耗血，凉血而不留瘀，滋阴而不恋邪，标本兼顾，故疗效卓著。

(二)辨病位，加减变通

焦中华教授常根据出血部位的不同，而适当配伍引经药和止血药，使药能直达病所，以速取效。如鼻衄者配以川牛膝以引血下行；齿衄者加石斛、生石膏以滋肾阴、清胃火；吐血、齿衄者，多兼大便秘结，可配服生大黄粉冲服，急下存阴，釜底抽薪；尿血者可加入大蓟、小蓟、车前草以清膀胱之邪热；便血者可加生地黄榆以收敛止血；崩漏下血者可加马齿苋、益母草，清热解毒、化瘀止血；若出血日久致血虚者，可加阿胶以养血止血。

(三)炒炭未必存性，止血还需生药

中医用药的传统习惯认为，用止血药烧炭存性，最为适宜。故有“生用化瘀，制炭止血”之说。《十药神书》十灰散就是将十味止血药烧成炭灰，制成散剂的代表方。而焦中华教授治疗 ITP 选用止血药主张生用，很少选用炒炭类药物。焦中华教授从长期临床探索中，深感除某些以温涩为主的止血药，如炮姜、艾叶等，不妨用炭外，一般止血药，用生的比用炭的止血效果好。《妇人良方》四生丸，止血作用很强，足以证明先贤也有主张用生药来止血的。焦中华教授认为，生地榆、生茜草、生藕节、生蒲黄等止血药，均有显著的止血作用，而地榆炭、茜草炭、藕节炭、蒲黄炭，则止血作用明显下降。

（四）血证必有瘀阻，止血勿留瘀

典型的瘀血症状，是出血有血块，且血色紫暗。但焦中华教授认为，无论有无典型瘀血症状，只要出血，就存在如何正确地、不失时机地处理好瘀血的问题。这是因为瘀血是出血后的病理产物，出血与瘀血互为因果，只要出血，就有留瘀。唐容川在《血证论》中论述："经隧之中，既有瘀血居住，则新血不能安行无恙，终必妄走而吐溢矣。故以祛瘀为治血要法"。另一方面由于阴虚火旺，灼伤脉络，脉络受损，损伤在恢复过程中，必然会造成损伤脉络内的营血运行瘀滞。这样，离经的和在经的瘀血都是血症的必然产物，瘀血不去，则新血断无生理。焦中华教授临证时从两个方面去防治瘀血。一是止血时注意不要留瘀。方中一方面选用白茅根、生藕节、茜草这些凉血止血，本身就不留瘀的药物；另一方面选用既有止血又有活血祛瘀之功的中药，如赤芍、牡丹皮、三七粉等。二是采用广义的行血法则，即疏通气血，令其调达，使瘀血消散，则出血可止。例如因毒热壅盛而致瘀血者，则用清热解毒；脾虚血滞而致瘀血者，则健脾益气；阴虚血涸而致瘀血者，则用滋阴清热，这些在方中都有一定体现。因此，不能单纯止血，而是止血寓于化瘀之中，方克有济。

（五）注重顾护脾胃

ITP 慢性型由于反复出血，气随血去，病久必致气虚，气虚不能摄血，脾虚不能统血，往往使紫癜反复出现。焦中华教授在治疗 ITP 时，总不忘补脾胃之气。方中生黄芪为补气要药，配合炒白术、茯苓、陈皮、甘草健脾益气。这样一方面使患者纳食佳，气血旺，能行血统血；另一方面防止本方寒凉之品伤胃，适应长期服药条件。

（六）辨证与辨病相结合

焦中华教授在长期治疗 ITP 的过程中体会到，经辨证治疗，出血症状往往容易改善，但血小板上升较困难，这就要结合辨病，选用有升高血小板作用的药物，如茜草、仙鹤草、栀子、白茅根、生地黄、牡丹皮、阿胶、三七、何首乌、大黄、当归、白芍、丹参、黄芪、连翘、紫草等，该类药物在减轻出血消除紫癜方面有肯定的疗效，且有升高血小板的作用。临证时应结合辨证，选用药性与辨证统一的药物，如阴虚内热则重用生地黄、牡丹皮；气血双亏，脾不摄血则选用黄芪、白芍、何首乌、当归等；火热迫血妄行者，则用水牛角、连翘、紫草等；血虚血瘀者，则用山茱萸、丹参、当归、熟地黄等，可收到较好的效果。

四、病案举例

刘某，男，4 岁，因“特发性血小板减少性紫癜 3 月余”来诊。曾服用激素治疗，已停药 1 月，刻下症见：双下肢皮肤有散在瘀斑，无鼻衄、齿衄，无发热，乏力，纳差，眠可，二便调。舌红，苔薄黄，脉细。血常规：血小板 $48.0\times10^9/L$，白细胞 $6.5\times10^9/L$，血红蛋白 124 g/L。诊断为特发性血小板减少性紫癜。辨证属脾肾亏虚，治宜补肾健脾、益气摄血。拟方：生黄芪 15 g、炒白术 15 g、菟丝子 15 g、枸杞子 15 g、茯苓 12 g、清半夏 12 g、当归 12 g、卷柏 12 g、鸡血藤 12 g、藕节 30 g、阿胶 6 g(烊化)、补骨脂 12 g、旱莲草 15 g、大小蓟各 12 g、甘草 6 g。水煎服，日一剂，连服 15 剂。二诊：患者皮肤无紫斑，无明显出血倾向，感冒症状，流清鼻涕，偶有咳嗽，无发热，血常规：白细胞 $11.15\times10^9/L$，血红蛋白：130 g/L，血小板 $160\times10^9/L$，瞩上方继服 30 剂。三诊：患者后背出现散在紫斑，无明显其他出血倾向，现仍流清鼻涕，无咳嗽，无发热，纳眠可，大便略稀，日行三四次，小便可。舌红，苔白，脉细。上方加干姜 6 g 以温中散寒，继服 30 剂。四诊：患者后背部紫斑消失，全身未出现新的出血点，无出血倾向，无咳嗽，无鼻流清涕，纳眠可，小便调，大便质稀，日行二三次。处方：上方加炒山药 15 g，以健脾益胃、滋肾益精，继服 30 剂以善其后。

第十节　再生障碍性贫血辨治精要

一、在补肾的基础上强调健脾

中医认为，肾主骨生髓，精髓同类，精血同源，精与血相互滋生，相互转化。再障是骨髓劳损，生血障碍，因而焦中华教授认为其属于中医的“髓劳”范畴。肾为先天之本，精血之脏，肾精亏损，则骨髓不充，髓虚则精血不能复生，所以肾虚是再障的基本矛盾，以补肾为主治疗再障已被公认。但单用补肾法往往效果不好，因脾肾有先后天依赖关系。多年来，焦中华教授观察到再障在临床中有一个演变过程，即心脾-脾肾-肾阳-肾阴。初始阶段往往只表现为面色萎黄、倦怠乏力、心悸、纳呆、脉虚弱等脾气虚的症状。久病穷于肾，疾病缓慢发展，由脾及肾，阳损及阴，最终出现精亏阴虚的症状。这时病人虽以阴虚内热症状为主，但舌象多表现为舌体胖大、边有齿印、苔白或腻，显然这与阴虚火旺的舌体瘦小、少苔或无苔明显不同，这说明脾虚不运的病理机制即使在阴虚火旺时也确实存在着。许多阴虚火旺患者，用甘寒养阴方药治疗，热未退便出现水谷不化、冷泄便溏，其原因也就在于此。因此，脾虚不仅只存在于再障的发病初期，而是存在于再障的全过程，所以健脾的治疗法则就应该贯穿再障治疗的始终。临床上不论何种类型的再障，焦中华教授均用黄芪、白术、茯苓健脾益气，用砂仁、陈皮、炒三仙调理脾胃气机促运化，又能防止滋腻药呆滞脾胃。

二、气血阴阳兼顾，补阳善用附子

再障属中医的内伤虚损，而人之气血阴阳脏腑之虚皆根源于肾阴肾阳之虚。临证时焦中华教授将慢性再障分为（肾）阴虚、（肾）阳虚及（肾）阴阳两虚三型辨证论治。补阴方：生黄芪、西洋参、女贞子、旱莲草、生地黄、天冬、知母、黄柏、白术、补骨脂、仙鹤草等。补阳方：人参、生黄芪、当归、补骨脂、淫羊藿、肉苁蓉、仙鹤草、鸡血藤、白术、茯苓、附子、肉桂等。阴阳两虚型则根据阴虚阳虚之轻重，按上方加减治疗。治疗时还加用康力龙或丙酸睾丸酮，收到较好疗效。

焦中华教授常说，用药如用兵，根据"阴阳互根"的理论，要正确地使用补肾阴、补肾阳的药物，并掌握好两者的比例。阴虚型以滋阴为主稍佐助阳，使阴得阳升而生化无穷；阳虚型以助阳为主稍佐滋阴，使阳得阴助而泉源不竭。焦中华教授多年来观察到，阴虚（如出血发热）是有阶段性的，而精亏阳虚在整个病程中占主导地位，因此特别注重补阳药物的应用。动物试验证明，上述的补阴方、补阳方均能升高造血抑制小鼠的白细胞、中性粒细胞、血小板、网织红细胞、骨髓有核细胞，提高机体的免疫功能，而以补阳方更佳。补阳方还有较强的改善骨髓造血微环境的作用。因而治疗再障的过程中，适时补阳是加速生血的关键。临床时若以低热、手足心热、盗汗、出血为主时，应重用滋阴清热、凉血止血，不加助阳药，以免动血耗血，并重用生地黄、知母、黄柏等，多可收效；待出血停止后，则逐渐减少清热凉血药，并及时加入补阳药。若只是有低热、盗汗而没有出血症状者，那么一开始就应于滋阴中佐以助阳。肾阳是以肾阴精为基础化生，助阳必须于阴中求阳。一般有两种方式：一是选用温而不燥或血肉有情之品，如山茱萸、补骨脂、巴戟天、鹿茸、紫河车等，这些药本身具有阴中求阳的属性。二是辛温性燥和滋阴味厚两者相合，如附子、肉桂与熟地黄、生地黄、旱莲草等，共奏甘温助阳之效。焦中华教授特别善用附子。附子虽有毒性，如煎药合理，药量恰当、配伍合理，就可避其毒性而发挥温肾生精、资生气血之效。临床上凡辨证属肾阳虚型或阴阳两虚型只要无明显出血倾向者即可应用。焦中华教授用量常从 12 g 开始，最大用到 120 g，在临床中从未发生中毒情况。

典型病例：马某某，男，36 岁。1993 年 5 月 31 日以“再障”入院。患者 5 岁时出现乏力面黄，鼻衄、齿衄、肌衄，经血象、骨髓象确诊为再障。开始几年用康力龙等中一西药物效果好，病情曾一度改善。近 3 年来，因劳累使病情恶化，血红蛋白最低降到 20 g/L，需半月输血 400 ml。入院症见：头晕，乏力，心悸，低热，齿衄、肌衄，舌淡、苔黄厚，脉细弱。血液检查：血红蛋白 40 g/L，白细胞 1.0×10^9/L，血小板 17×10^9/L。骨髓检查示：增生低下，红系、粒增生均低下，非造血细胞占 56%，未见巨核细胞。入院诊断：再生障碍性贫血。辨证为（肾）阴阳两虚型，治以阴阳双补、益气养血。药用：生黄芪 30 g、党参 30 g、淫羊藿 24 g、仙鹤草 24 g、补骨脂 24 g、阿胶 12 g、当归 12 g、白术 12 g、茯苓 12 g、女贞子 15 g、旱莲草 15 g、炒三仙各 12 g、丹参 24 g。水煎服日 1 剂。用药 3 个月后出血症状消失，但血象改善不明显，仍需输血维持生命。9 月 9 日焦中华教授嘱在上方基础上加入附子 12 g、肉桂 6 g。其后逐渐加大附子剂量，血红蛋白逐渐升高，最后附子剂量加到 120 g，共服药 8 个月，病人症状消失。查血红蛋白 101 g/L，白细胞 3.2×10^9/L，血小板 33×10^9/L，网织红细胞 0.8%，病情明显好转出院。

本例患者病史长，病情重，治疗很棘手，应用附子后起到了意想不到的效果。值得提出的是，处方中附子必须注明另包先煎。煎前用冷水浸泡 2 小时，并先煎 30 ~ 60 分钟，尝无麻味后，再加余药同煎，分 2 次温服。

三、扶正勿忘祛邪

再障的病因，一方面由于正气虚损，不能抵御外邪，邪毒乘虚客入，进一步耗损正气，影响血液化生；另一方面由于邪毒内陷，灼伤营血交阻髓道，或者下及肝肾，伤精耗髓，以致生血乏源，如病毒性肝炎后再障，邪毒内陷是主要病因。另外，再障正气虚损，脉道不充，或气虚行血无力，血运不畅，形成瘀血，瘀血交阻，妨碍新血生成。所以，再障多呈现正虚邪实状态，邪实多表现为热毒炽盛和瘀血内滞两种。焦中华教授临证施治时强调扶正勿忘祛邪,祛邪是再障治疗过程中必不可少的治法。治疗时当明其所因,审其标本缓急。早期感染、发热、出血邪实为主时,应以祛邪为主,扶正为辅。中、末期多呈正虚邪实状态,则以扶正为主,祛邪为辅。焦中华教授常用的祛邪法有以下两种:①清热解毒、凉血止血:对急性再障或慢性再障复感外邪,以感染发热出血为重者,焦中华教授拟方:生地黄、板蓝根、水牛角粉、贯众、小蓟、蒲公英、生石膏、知母、牡丹皮、仙鹤草、太子参、甘草。②活血化瘀、祛瘀生新:对久治不愈或面色灰暗有瘀血表现者,加用活血化瘀药,如丹参、当归尾、川芎、赤芍、丹参、三七粉等。

综上所述,再障为脾肾阴阳气血皆亏,又多兼夹杂证,治疗中要处理好健脾和补肾、补阴和补阳、扶正和祛邪三方面的关系。既不能单从脾胃气血调治,也不能只从肾阴肾阳用药。而应当气血阴阳兼顾,扶正祛邪并施,先后天并补。补先天以促后天运化之机,补后天以滋生先天之精,借此达到骨髓造血功能恢复的目的。

第十一节　再生障碍性贫血发热辨治

再生障碍性贫血简称再障,是由于生物、化学、物理等因素导致造血组织功能减退或衰竭而引起全血细胞减少,临床主要表现为贫血、出血、感染,是血液系统常见的疾病。在中医学中,慢性再障属于“虚劳”、“血虚”、“血证”范畴,急性再障属于“急劳”、“热劳”、“血证”等范畴。临床上无论急性再障还是慢性再障,都有不同程度的发热症状,发热时病人往往贫血和出血进行性加重,尤其是发热极易形成热毒而引起败血症,常常是再障病人死亡的主要原因。焦中华教授认为再生障碍性贫血发热分为外感发热和内伤发热两大类。

一、外感发热

焦中华教授认为再障外感发热属于中医学的“温病”范畴,辨证分为三型,治以祛邪扶正,且应尽早治疗,以免延误治疗的时机。

1. 邪在卫分型　症见发热,恶寒,头痛身痛,咽喉肿痛,口干,头晕,乏力加重,纳食减少,舌苔薄黄,舌质淡红,脉细。治以辛凉解表,解肌退热。药用:金银花、连翘、玄参、柴胡、葛根、荆芥、防风、黄芪、白术、板蓝根、甘草。

2. 邪入气分型　症见高热,但热不寒,头痛重,身痛剧,口干,口苦,口渴,乏力,心悸加重,大便偏干,小便少,舌苔薄黄,舌质红,脉数。治以清气泄热,佐以滋阴凉血,药用:人参、石膏、知母、山药、金银花、连翘、青蒿、牡丹皮、生地黄、玄参、竹叶、甘草。

3. 气血两燔型　症见高热,头痛身痛,四肢或遍身瘀斑,内脏若有出血,出血急剧,量多,色鲜红,大便燥结或色黑,小便黄,舌质黄燥,舌质偏红,脉洪大或虚大。治以清热解毒,凉血止血,药用:水牛角粉、石膏、知母、大黄、牡丹皮、赤芍、生地黄、紫草、蚤休、茜草、甘草、三七粉。高热不退,伴神昏者配用安宫牛黄丸,每次0.5~1丸,药物剂量因人而异,主张个体化治疗。

二、内伤发热

焦中华教授对再障的内伤发热的原因归于阴虚、血虚、气虚、阳虚、血瘀,一般为低热,体温在38℃以下。多用益气养阴法、补气养血清热法、温补脾肾法、活血化瘀等法。

1. 阴虚发热型　症见午后低热,神倦,头晕,乏力,盗汗,虚烦,手足心热,夜眠不佳,齿龈流血,四肢有少量出血斑点,大便偏干,小便少,舌苔少,舌质偏红,脉细数。治以养阴清热,药用:太子参、当归、生地黄、知母、黄柏、玄参、麦冬、青蒿、黄芪、白术、甘草。

2. 血虚发热型　症见午后发热,头晕,心悸,身倦,乏力,恶心纳呆,面色不华,爪甲色淡,舌苔薄白,舌质淡,脉细弱。治以补养气血、佐清虚热,药用:人参、黄芪、白术、扁豆、山药、砂仁、升麻、青蒿、石斛、女贞子、阿胶、生地黄、熟地黄、白芍、当归、甘草。

3. 气虚发热型　症见发热,头晕,乏力,心悸,气短,胃纳不佳,大便无力,舌苔薄白,舌质淡,脉细弱。治以补气养血、佐清虚热,药用:人参、黄芪、当归、白术、扁豆、山药、升麻、柴胡、青蒿、甘草。

4. 阳虚发热型　症见发热,脊背发凉,手足欠温,头晕,乏力,心悸,舌苔薄白,舌质淡,脉沉细。治以温补脾肾,药用:附子、肉桂、人参、黄芪、当归、白术、砂仁、补骨脂、生地黄、女贞子、白芍、甘草。

5. 血瘀发热型　症见发热,口渴不欲饮,若有疼痛则固定不移,舌苔少,舌质紫,黯或瘀斑,脉细涩而数。治以活血化瘀、补养气血,药用:桃仁、红花、丹参、生地黄、熟地黄、赤芍、白芍、当归、牡丹皮、黄芪、甘草。

三、病案举例

案一:焦某,男,23 岁,工人,门诊病人。再障病史 3 年,在聊城人民医院做骨髓穿刺示:再生障碍性贫血。曾服康力龙、环孢素治疗,疗效一般,现服中药汤剂治疗。此次就诊因发热 10 小时,体温 38.5℃,恶寒,头痛身痛,咽喉肿痛,口干,头晕,头疼,乏力加重,不欲饮食,舌苔薄黄,舌质淡红,脉细数。血常规示:白细胞 3.5×10^9/L、中性粒细胞 1.8×10^9/L、红细胞 3.0×10^{12}/L、血红蛋白 80 g/L、血小板 72×10^9/L,辨证为邪在气分证,治以辛凉解表,解肌退热,方药:金银花 30 g、连翘 18 g、玄参 15 g、柴胡 12 g、葛根 18 g、荆芥 9 g、防风 9 g、黄芪 12 g、白术 15 g、板蓝根 30 g、甘草 9 g。服药 3 剂后,体温 37.3℃,口干,乏力,不欲饮食,舌苔薄黄,舌质淡红,脉细,血常规示:白细胞 3.0×10^9/L、中性粒细胞 1.6×10^9/L、红细胞 2.8×10^{12}/L、血红蛋白 75 g/L、血小板 65×10^9/L,改方药为:金银花 30 g、连翘 18 g、玄参 18 g、柴胡 9 g、葛根 18 g、荆芥 9 g、防风 9 g、黄芪 30 g、白术 15 g、炒三仙各 12 g、甘草 9 g。继服 3 剂后,症见乏力,口干,体温 37.0℃,舌淡红,苔薄黄,脉细。辨证为热病后期,耗气伤阴致气阴两虚,改方药为:太子参 30 g、黄芪 30 g、白术 12 g、当归 12 g、生地黄 15 g、知母 12 g、黄柏 9 g、玄参 18 g、麦冬 15 g、青蒿 18 g、甘草 9 g。继服 5 剂,体温 36.5℃,无发热,但仍乏力,盗汗,手心自觉发热,改用左归丸加减治疗原发病——再障。

案二:刘某,女,47 岁,退休。再障病史 27 年,在外院行骨髓细胞检查:示再生障碍性贫血。曾服康力龙、环孢素治疗,疗效可,现服中药汤剂治疗。此次住院因阴道出血 20 余天,发热 2 天,最高体温 38.3℃在家自服清开灵颗粒,疗效一般,遂住院治疗。入院症见:阴道流血,色鲜红,午后发热 37.2 ~38.3℃,头晕,心悸,身倦,乏力,恶心纳呆,面色不华,爪甲色淡,舌苔薄白,舌质淡,脉细弱。血常规示:白细胞 2.8×10^9/L、中性粒细胞 1.5×10^9/L、红细胞 2.4×10^{12}/L、血红蛋白 60 g/L、血小板 20×10^9/L,辨证为气血两虚型发热,治以补养气血、佐清虚热,药用:人参 9 g、黄芪 60 g、白术 15 g、炒扁豆 30 g、炒山药 24 g、砂仁 12 g、升麻 6 g、青蒿 12 g、石斛 15 g、女贞子 24 g、阿胶 10 g(烊化)、生地黄 15 g、熟地黄 15 g、白芍 15 g、当归 12 g、三七粉 3 g(冲服),甘草 6 g。服药 6 剂,患者自觉乏力减轻,阴道流血较前减少,体温 37.2 ~37.6℃,头晕,心悸,身倦,面色不华,爪甲色淡,舌苔薄白,舌质淡,脉细弱。血常规示:白细胞 2.8×10^9/L、中

性粒细胞 $1.6\times10^9/L$、红细胞 $2.5\times10^{12}/L$、血红蛋白 61 g/L、血小板 $22\times10^9/L$，改方药为：人参 12 g、黄芪 60 g、白术 15 g、炒扁豆 30 g、炒山药 30 g、砂仁 15 g、升麻 9 g、青蒿 15 g、女贞子 24 g、阿胶 20 g(烊化)、熟地黄 24 g、白芍 15 g、当归 15 g、三七粉 6 g(冲服)、炒三仙各 12 g、甘草 6 g。继服 5 剂后，患者阴道不再流血，体温 36.2～36.6℃，仍头晕，心悸，但症状较前减轻，舌苔薄白，舌质淡，脉细弱，改方药为：人参 12 g、黄芪 60 g、白术 24 g、炒扁豆 45 g、炒山药 45 g、砂仁 15 g、升麻 9 g、青蒿 15 g、女贞子 24 g、阿胶 20 g(烊化)，熟地黄 30 g、白芍 15 g、当归 18 g、三七粉 3 g(冲服)、炒三仙各 15 g、陈皮 12 g、甘草 6 g。继服 6 剂后症见：阴道不再流血，不发热，仍乏力，舌苔薄白，舌质淡，脉细弱。以金匮肾气丸加减治疗原发病—再障。

焦中华教授指出疾病的发生发展是错综复杂的，或单证表现，或多证同现，或虚实夹杂。中医治病不仅要识病，关键还要辨证，正确的辨证是治疗的关键。中医认为再生障碍性贫血多由六淫、七情、饮食、劳倦等因素伤及气血、脏腑所致，尤以脾肾二脏损伤最为密切。其临床症状错综复杂，血亏难调，阴虚难复，病情缠绵难愈，故我们在治疗再障发热时均考虑到再障的特殊性，慎用发汗药物，因“气血同源”、“夺血者无汗”，多用辛凉解表药、清气泄热药、滋阴凉血药、健脾益气药等。

第六章　成才之路、学术源流、读书与养生

第一节　成才之路

焦中华教授从医已有40余年,精勤不倦、学贯中西,在中西医结合防治肿瘤及血液病方面成绩斐然。

一、投身医学,孜孜探索

焦中华教授1937年出生于河北临西县,在其年少时代,亲历了无数家乡百姓因严重缺医少药忍受疾病痛苦折磨而束手无策甚则壮死夭折的悲惨场景,内心即萌发了投身杏林济世救人的想法。经过不断努力学习,他于1957年被协和医科大学八年制班录取,至1965年先后在北京大学、协和医科大学学习,求学期间,不仅勤奋好学,认真研读医学专业知识,还时常跟随老师坐诊,将所学理论运用于实践,系统而夯实的专业知识为后来临床从医奠定了坚实的基础。毕业后留在中国中医研究院肿瘤医院从事肿瘤临床工作八年,后于1973年调至山东中医学院附属医院血液肿瘤科工作,1975年焦中华教授参加了山东省第三期"西学中班",也从此走上了西学中之路,1986年4月参加了中国医科院"血研所"举办的第二期"全国血液学知识更新班",同年11月又参加了在北京举办的"全国中西医结合防治肿瘤研究进展讲习班"。通过不断的临床实践和学习,使其中西医结合临床诊疗技能得到不断升华,并逐步形成了具有独特临床辨治特点和鲜明学术思想的理论体系。焦中华教授现已七十多岁,仍坚持临床工作,以行医为乐,以解救广大群众疾苦为己任;并时常翻阅现代医学杂志,与先进知识不脱轨,不断进步,以学立身、以学执业。以其成就奠定了在业界的学术地位,曾先后担任中国中医学会肿瘤学会常委,中国中西医结合肿瘤专业委员会委员,国家新药审批委员会委员,山东抗癌协会常务理事,山东省政协

六、七、八、九届委员，享受国务院特殊津贴，全国第二、三、四届老中医药专家学术经验继承工作指导教师，并于2007年被国家中医药管理局授予全国老中医药专家学术经验继承工作优秀指导老师称号，2008年获得中国中西医结合学会肿瘤专业委员会授予的中国中西医结合肿瘤防治特殊贡献奖。并被评为有突出贡献的名老中医药专家。

二、广收博采，融汇中西

焦中华教授不但精通中医，且擅长西医。以8年协和医科大学现代医学的系统学习，具有极强的西医功底，同时又熟读中医四大经典，以及《脾胃论》、《诸病源候论》、《医林改错》等中医古籍，古为今用，师古不泥，强调中西医并重，认为这两种医学体系各有所长，当互为借鉴，扬长避短。临床当病证结合认识疾病，提倡现代科学检测方法为我所用。在临床诊治方面，刻意求精，每遇奇症，不为西医病名所惑，扬中医之长。对复杂疑难重症，运用中医辨证与西医辨病相结合，析病论治，力求实效。焦中华教授在中西医结合肿瘤及血液病防治工作中潜心研究多年，融汇中西理论体系之精华，具有较高的理论造诣，积累了丰富的临床经验。对于肿瘤及常见血液病病因病机、治法及方药，有着自己独到的见解。关于肿瘤的病因病机，强调内虚外毒，内外合邪，虚、毒、瘀、结为基本病理演变过程，因虚致病，又因病致虚，正虚邪盛，正不抑邪为其恶性演变规律。焦中华教授认为肿瘤是一全身性疾病，无论何种手术，虽达到了有效的减瘤去邪目的，但却未能从根本上解除患者脏腑、阴阳、气血功能的失调，正虚血瘀，余毒未清为其病机特点，虚滞、痰瘀、毒损脉络为术后转移患者的基本病理变化过程，在多年的临证治疗中倡导“抗癌防变”学术思想，坚持“未病先防”、“既病防变”的治疗理念；强调局部与整体、辨证与辨病、扶正与祛邪相结合，并根据肿瘤演变过程中正邪消长制定相应治则，补益攻伐相间而进，以遏制疾病的病理演变；首次提出“治瘤首健脾胃兼及补肾”的学术观点，通过健脾补肾，达到消坚化积，化生精血，控制肿瘤转移的目的。其学术思想发展并创新了中西医结合诊治肿瘤、血液系统疾病的方法和思路，为中西医结合治疗肿瘤及血液系统疾病的研究做出了重要贡献。

三、临床科研，硕果累累

焦中华教授多年来坚持以中西医结合方法不断探索，不仅积累了大量经验，而且取得了显著的临床疗效。根据其多年临床经验研制的复方中成药扶正消瘤合剂、扶正消瘤片、协定方化积方用于治疗肺癌、肝癌、胃癌、乳腺癌、大肠癌食管癌等常见恶性肿瘤，以及协定方益血方、止血方用于血液病获得了显著的疗效。

他主持多项科研课题，参加全国及全省多项科研协作项目，如“莪术的抗癌研究”、“农吉力的抗癌研究”等，先后获得卫生部及卫生厅科技进步奖。他所主持的“中医及中西医结合治疗再生障碍性贫血的临床与实验研究”疗效达到国内领先水平，获1993年山东省科技进步三等奖。卫生厅攻关课题“消瘤平移合剂抗肿瘤术后转移的临床与实验研究”2000年顺利通过鉴定，达国内领先水平，2001年获山东省高等学校优秀科研成果奖自然科学类二等奖，省科技进步三等奖。“中药漏芦逆转肿瘤多药耐药及诱导凋亡的研究”2004年在山东省中医药管理局鉴定为国内领先。“平移合剂抗肿瘤术后转移及血管生成的深入研究”2008年经山东省科技成果鉴定该课题研究水平达到国际先进，2009年获山东省保健科技协会科学技术奖一等奖，2010年获山东省科学技术奖三等奖。所主持的山东省教育厅科研项目“活血化瘀抗肿瘤的基础与临床研究”2008年通过鉴定达到国际先进水平，2009年获山东中医药科学技术奖二等奖。先后发表论文20余篇，著有《实用中医血液病学》，为我国第一部中医血液病学专著，参加了《中医内科学》等多部著作的编著。在焦中华教授的带动下，经过多年来的临床及学术积淀，山东中医药大学附属医院肿瘤科逐渐建设成为了一支结构合理、技术力量雄厚、具有鲜明中医特色、以中西医结合为主要诊疗手段、具有明确研究方向和发展目标的省属重点学科，国家中医药管理局重点学科。

四、精勤不倦，辛勤耕耘

焦中华教授非常欣赏经典名句“书经三复有余味”；“书不熟，则理不明；理不明，则识不精，则难为医也”。焦中华教授喜读经典古籍，常言“熟读，背熟经典”是学习中医一项必不可少的基本功，深信只有熟读，才能活用的道理。像四大经典、《脾胃论》《医学衷中参西录》等经典著作中的许多段落、名句，在运用时，信手拈来，朗朗上口，并将之很好的活用于临床。他崇尚“勤学苦练、熟能生巧”的朴素观念，从医四十余载，几乎每天都在临床上工作，精钻业术，思维开拓，敢于质疑，结合实际大胆创新。焦中华教授主张，临床医生不能脱离实践，否则便是无源之水，无本之木。同时焦中华教授也注重不断接受新的治疗理念及医学前沿知识，通过不断深入学习，使其早年所学理论知识得到进一步升华，对中西医结合防治肿瘤血液病有了更深入的认知。焦中华教授治学态度严谨，以重视实践、求真务实为行医宗旨。在研究生、博士生带教过程中，注重言传身教，要求自己的学生不仅具有精湛的医疗技术，较高的科研能力，更要有高尚的医德医风，以病人为中心，以精湛医术为立业之本。焦中华教授在为医院、社会培养高层次人才的工作中辛勤耕耘，先后培养名师带徒 5 人，毕业硕士研究生 11 人、博士生 5 人、博士后 2 人，外国留学生 2 人。这些学生均已走上工作岗位，多成为各大医院的骨干，可谓桃李满天下。

五、名师带教，薪火相传

依托国家中医药管理局科技司“十一五”科技支撑计划“名老中医学术思想、经验传承研究”科研项目，经过多年辛苦的建设，山东中医药大学附属医院肿瘤科目前已经建设成为国家中医药管理局重点学科，在学科带头人齐元富教授主持带领下，建立了焦中华教授名老中医工作室，开始全面发掘、整理、传承其学术思想和临床经验，进而促进中医药文化传承、学术发展并打造现代中医名医，培养高素质中医药人才，使薪火相传促科研，名师带教强临床，真正能做到焦中华教授要求自己的学生那样“以病人为中心，以精湛医术为立业之本，”淡泊以明志，宁静以致远，用“勤奋、实践、追求”为“大医精诚”做出最好的诠释。

第二节　学术源流

焦中华教授喜读古籍尤推崇李杲之《脾胃论》，其学术思想系出补土派，遣方用药重视补益后天之本重健脾胃，在治疗肿瘤疾病中提出“治瘤首健脾胃”观点，以此指导治疗，收获良效。以下就焦中华教授对补土派的独到见解及其在临证中的体会做一总结。

一、学崇金之医家

焦中华教授喜读经典，最推崇补土学派的创始人李杲所著《脾胃论》。在中医学学术史上，金元时期是中国医学发展的转承期，即在继承前代医学的基础上，通过创新，向高一层次转型发展。引起转型跃升的历史条件和学术资源很多，诸如哲学观念、学术作风、疾病流行、实践积累、运气理论普及、学术群落的繁衍等等，这些因素综合作用的结果，产生了以刘完素（河间）、张从正（子和)、李杲(东垣)、朱震亨(丹溪)为代表的金元四大家。他们都是笃重实践的上工,又是理论巨擘,他们技术全面又各有专长。刘完素治病多用寒凉,举火热之大旗,被称为主火派;张从正以攻邪为先,被称为攻邪派;李杲重视脾胃,被称为补土派;朱震亨强调滋阴降火的重要性,被称为滋阴派。四大家在当世时就已负盛名,其中之一的李杲创脾胃论的卓越成就彰明于后世,他继承张仲景、乃师张元素和历代名家的学术精华,在实践中光大医德传统。他探索或阐述脾胃在生命过程中的重要性,从医学原理到养生防治,并自成体系。他在中医学发展史上具有里程碑的意义,他的理论至今仍有效的指导临床。东垣的学术以开物成务的气概使中医这块瑰宝熠熠生辉,他的学术影响也远远跨越了他生活的金元时代,他不仅为当时人们的健康保健做出过贡献,现代人也还在享受他医术的惠泽。

李杲(公元1180~1251年),字明之,金代真定人(今河北正定县),真定在唐朝称镇州,故《元史》称他为"镇人"。真定乃先秦之东垣国,因近居该地,故晚号东垣老人。生于金代世宗大定二十年庚子年(公元1180年),卒于元宪宗元年辛亥(公元1251年),享年72岁。李杲自幼敏达,受儒家思想教育,以广交名士、廉洁和忠孝而闻名,是个以学自适的悠闲儒生。李杲20岁时其母王氏患病,李杲夜不解衣,以厚礼重金延请里中数医诊治,但是各执己见,议论纷纷,或以为热,或以为寒,处方各异,以致百药备尝,仍无起色,竟不知所患何病而殁。李杲痛悼亡母,尤恨庸医误人,悔己之不知医而失亲,深感医非细事,不可轻易学得。纵有《神农本草》、《灵枢》、《素问》等经典可本,传习者代不乏人,但若习经不精,见证不明,其误人必多。自此始有志于医,曾发愿曰:"若遇良医,当力学以志吾过。"是时易水老人张元素,以医术名于燕赵间,李杲即就学之,捐千金之资求拜元素为师。习医期间,苦读深究,朝思夕虑。《本草》、《难》、《素》诸经及各家方书,莫不备览,心开神悟,融会贯通,数年而尽得其传,识药之性,知病之源。李氏在张元素脏腑议病的启示下,对《内经》、《难经》等古典医籍的研讨极为深刻,并通过长期的临床实践积累了丰富经验,"东垣在当时,有国医之目,已达安奥"。李杲所处的金元时期战乱频繁。他发现当时病人所患疾病,多由饮食失节、情致志刺激和劳役过度引起,他医因循守旧,沿用古方以治内伤各证,重伤元气,误治致死者不计其数,加之李杲本人患脾胃久衰,深受其害,他提出了"内伤脾胃,百病由生"的论点,并逐步形成了一种具有独创性的系统理论——脾胃论学说，为充实和发展中医做出了卓越贡献。

（一）脾虚气伤百病由生

李杲对中医典籍《内经》、《难经》、《伤寒论》等，都有深刻研究。在继承前人学说的基础上通过实践，对内伤病的病因、病机、治疗原则、制方遣药都有创新。李杲生活的年代恰逢外族入侵，连年战争，遍地饥荒，老百姓精神创伤，徭役枷身，凡此种种，皆可引起内伤疾病。这些病，用河间方“寒凉直折”难以收功，用子和法“汗、吐、下”殊难获效。疾病的现实，给当时的医学家们提出了新的研究课题，李杲通过占有的大量临床资料的分析、整理，认为当时人们之所以得病，是由于饮食不节，劳役过度，精神创伤等导致脾虚元气虚衰的结果，由于脾损胃伤，人体“元气，”随之不足，百病由生。《脾胃论·脾胃虚则九窍不通论》：“真气又名元气，乃先身生之精气也，非胃气不能滋之。”《脾胃论·脾胃虚实传变论》“……元气之充足，皆由脾胃之气无所伤，而后能滋养元气，若脾气之本弱，饮食自倍，则脾胃之气既伤，而元气亦不能充，而诸病之所由生也。”“至于……天地之邪气，感则害人，五脏六腑及形气俱虚，乃受外邪，不因虚邪，贼邪不能独伤人，诸病从脾胃而生明矣。”可见元气赖胃气濡养，元气足，脾胃健，百病弗生；反之，若脾虚元气损伤，招致外邪，疾病顿起，这是李杲内伤学说的主要内容。自李杲历代医家奉其理，执其方，调治五脏虚证，多收显效，这类病例，散见各家医案，兹不赘述。今天，通过中西医结合的途径，用《脾胃论》的方与法，治疗人体各系统。诸如消化、循环、呼吸、神经、泌尿、生殖、运动等属功能低下之慢性疾患，依然有效。临床实践反过来印证李杲的“脾虚气伤，百病由生”的病因学说是十分正确的，它来源于临床实践，反过来，又指导临床实践。

（二）脾胃居中升降枢纽

对脾胃的认识，李杲可谓集他以前医学家之大成，尤对脾胃升降的论述，一针见血，唤醒后学。他认为自然界一年之气的升降，春夏去，秋冬来，秋冬去，春夏来，周而复始，如环无端。其所以如此，全赖居正中属土之长夏为枢纽，从这里引申到人体精气的升降，又何尝不是居正中的脾土而产生的枢纽作用呢？所以《脾胃论》“天地阴阳生杀之理在升降浮沉之间论”论述：“胃为水谷之海，饮食入胃，而精气先输脾归肺，上行春夏之令，以滋养周身，乃清气为天者也，升已而下输膀胱，行秋冬之令，为传化糟粕，转味而出，乃浊阴为地者也。”脾胃在人体精气运动中呈枢纽作用，脾气升发，把水谷精气上输心肺，流布全身，营养四肢百骸，五脏六腑，胃气下降，把秽浊糟粕从下排出。因此，只有脾胃元气充足，脾升胃降，人体精气升降运动才趋之正常，主张遂其升清降浊之性以调理脾胃，而升清降浊这两个方面，李杲主要偏重在升清，脾阳不升可以引起多种疾病，自制补中益气汤、升阳散火汤、升阳除湿汤、升阳益胃汤、升阳补气汤等等方剂，旨在健脾升发阳气，体现了李杲升发脾阳的学术思想。

（三）气火失调升降异常

气火失调，升降异常，是内伤病的病理机转。“气”指元气，“火”指阴火，李杲经常提及的“阴火”指的是“相火”，《脾胃论》“饮食劳倦所伤始为热中论”论述：“若饮食失节寒温不适，则脾胃乃伤，喜怒忧恐劳役过度而损耗元气。既脾胃虚衰，元气不足，而心火独盛，心火者，阴火也，起于下焦，其系系于心，心不主令，相火代之，相火，下焦包络之火，元气之贼也……”饮食劳倦、寒温不适，损伤脾胃；喜怒忧恐，精神创伤，耗损元气，这时心火亢盛形成阴火，代替心火的相火，李杲斥之为元气之贼，阴火指的就是相火。内伤病病理机转一为气火失调。在疾病发生过程中，元气与阴火这对矛盾互相对立，相互制约。李杲《脾胃论》“饮食劳倦所伤始为热中论”指出：“火与元气不两立，一胜则一负。”元气充足，阴火在位敛潜藏，人体无病；元气不足，阴火离位妄动，人体生病。气火失调引起的疾病，临症多见一派脾虚之征，又兼有虚火之象，李杲谓之“火乘土位”，考其立法处方，多在升阳益胃健脾方中酌加少量清热之品。今天，这些用药法则仍有效地指导着临床实践，参等白术散加佛手、黄连治疗有脾虚见证兼胃脱灼热而痛、泛酸欲呕者，效果较好；连理汤治疗脾胃虚寒致慢性泄泻大便兼有精液者，疗效甚佳。内伤病病机转变其次是脾胃升降失常。脾胃居中，升降枢纽，脾升胃降，无病使然；升清降浊，人体无恙。候脾胃气虚，当升者不升，该降者不降，就会发生包括五官九窍之疾在内的多种病证。临床上遂其脾升胃降之性，成为调治脾胃病的关键。

（四）脾胃之病可累他脏

脾胃一病，上可波及心肺，下可累及肝肾，种种见证，不一而足。在这里，脾胃病是病之本，他脏病是病之标，简述于下。

脾胃病及肺：症见怠惰嗜卧，四肢不收，体重节痛，饮食乏味，食后腹胀，而又恶寒、见面色皖白者，中土虚，肺失濡养，李杲谓为“肺之脾胃虚”，制“升阳益胃汤”，冀升阳益胃，培土生金。

脾胃病及心：五志生火耗伤脾胃元气，见饮食衰少，心烦，怔忡，失眠艰寐者，熔补脾胃、养心血、安神志，降阴火于一炉治，补中益气汤合殊砂安神丸，俾脾胃厚、阴火降、神自安。

脾胃病及肝：饮食不节，憨吃哑胀，食停伤胃，遏抑肝气，木郁不达，主用涌吐法，方如瓜蒂散，胸胀腹闷，哇而顿快，木郁得达，肝郁始舒。

脾胃病及肾：李杲用“肾之脾胃虚”予以阐述。脾胃元气不足，肾中阴火乘虚上乘，见“烦热，口渴”的“热中”证，若不究病因，“火”字横胸，悠用苦寒泻下，则变证蜂起，苦寒败胃更伤元气，阴邪上凌逼虚阳于外，见所谓“上热如火，下寒如冰”之症候，急宜温肾阳，补火生土；祛寒邪，挽回阳气，方用沉香温胃丸。

二、补土派之脾胃观

在继承前人养胃气思想基础上，总结脾胃内伤疾病的病因病机，辨别内伤与外感不同及补气泻火升阳治疗原则与方药，形成脾胃内伤学说。把《内经》“人以水谷为本”、“有胃气则生，无胃气则死”作为理论依据，强调脾胃功能在维持人体生命中的重要性。脾胃病上波心肺，下累肝肾，治疗时，应注意调理脾胃发挥其“万物之一母”的作用祛除其他脏腑的疾病，这就是后一世称李杲为“补土派”的来由。

（一）生理功能

认为脾胃为元气之本，是升降之枢，升发居主导地位。“元气之充足，皆由脾胃之气无所伤，而后能滋养元气。”反之，“脾胃之气既伤，而元气也不能充，而诸病之所由生也。”“盖胃为水谷之海，饮食入胃，而精气先输脾归肺，上行春夏之令，以滋养周身，乃清气为天者也；升已而下输膀胱，行秋冬之令，为传化糟粕，转味而出，乃浊阴为地者也。”“脾主五脏之气；肾主五脏之精，皆上奉于天，二者具主生化之奉升浮，是知春生夏长皆从胃中出也。”假使脾胃受到损伤，则影响精气的升降，“或下泄而久不能升，是有秋冬而无春夏，乃生长之用，陷于殒杀之气，而百病皆起；或久升而不降，亦病焉。”

（二）病因病机

认为饮食不节、劳役过度、精神刺激是导致脾胃内伤病的主要病因，而精神因素在发病中起先导作用。主要病机是气火失调，升降失常。因而提出内伤脾胃,百病由生之说。

（三）用药特点

治疗脾胃内伤,主张益气泻火,升清降浊。提倡因证设方,灵活权变,反对拘泥古方,自制新方以应时病,创立补脾胃泻阴火升阳汤、补中益气汤、调中益气汤、润肠丸等。临证注重升发脾胃阳气,善用升麻、柴胡等升提之品。组方药味多但用量小,粗末煎汤频服,以适合病情。故鲁斋许评价“东垣之医,医之王道也”。由于李杲注重升脾而忽略降胃,详于理脾而略于治胃,注重内伤阳气而略于补脾胃之阴血,详于温补而略于清滋,从而为明清医家留下了发展脾胃学说的空间。在他这一学术思想的指导下,别开治疗学上的生面:肺病日久,进甘药充养脾胃,冀胃土日旺,柔金自宁;肾病水肿,用健脾消水肿法,寓培土制水之意;肾病虚损用治中法,期肾气得胃气的滋养,虚损渐复,心病用健脾益气法‘缘其“血化中焦”,滋化血生血养神;肝病延久,亦可补脾益胃,仪血充足,木自荣,即“厥阴不治,求之阳明”之谓;若五脏皆有见症,治疗时,顾此失彼,攻补殊难下手,这时一可看于脾胃,“三焦受病,议从中治”就是这个意思。

李杲一脉相承地师承张元素从脏腑议病的学术思想,处方用药惜遵元素家法,杲得其学更有发挥,尤其是对人体的脾胃,从生理功能、致病原因,病理机转、治疗方药等一系列问题做了创新的阐述,立内伤学说,重视内因脾胃,力斥相火为元气之贼,倡升发脾阳,对中医脾胃内伤学做出了宝贵的贡献。

三、浅析补土派之学说

（一）内伤脾胃说

脾胃同处中焦,以膜相连,一为脏一为腑,脾属阴,胃属阳,互为表里,具有受纳饮食和运化精微的功能,为气血生化之源。这与《内经》对脾胃生理的认识是相同的。《灵枢·玉版》曰:“胃者水谷气血之海也。海之所以行云气者,天下也,胃之所以出气血者,经随者,五脏六腑之大络也。”这说明水谷经脾胃运化产生了“气”。又《灵枢·决气篇》曰:“中焦受气取汁,变化而赤是谓血。”可见脾胃是维持人体生理活动的重要器官。故可说:“内伤脾胃,百病由生。”在《中医基础理论》气的生成一节里,也特别强调在气的生成过程中,脾胃的运化功能尤其重要。《中医基础理论》指出“因人在出生以后,必须依赖饮食物的营养以维持生命活动,而机体从饮食物中摄取营养物质,又完全依赖脾胃的受纳和运化功能,才能对饮食物进行消化、吸收,把其中营养物质化为水谷精气。”由此可知“气”是生命的动力和源泉，元气是健康之本，所以一个人生病是由于元气虚衰所致的，而脾胃是元气之本，故脾胃伤，元气衰、百病生。这不能不说“百病生于气”对“内伤脾胃，百病由生”有指导意义。另外，人秉天地间正常之气而生成。人的生命是由于天地间正常的变化而产生的，如果天地间没有正常变化，人的生命就不会存在。《素问·宝命全形论》曰：“人生如地，悬命如天，天地合气，命之曰人。”指出了自然界是人类生命的源泉，人类受着天地间正常变化规律的支配，并顺应着四时变化的规律而完成其生命活动过程。自然界的一切事物都是时刻以升降浮沉的形式在运动。这就是“天地阴阳生杀之理”。春夏之气主升浮，秋冬之气主沉降，长夏属土，土旺于四时，在四时中皆有土气，所以土在升降浮沉和万物的生长收藏过程中居非常重要的地位。李杲以为“盖胃为水谷之海，饮食入胃，而精气先输脾归肺，上行春夏之令，以滋养周身，乃清气为天者也，升已而下输膀胱，行秋冬之令，为传化糟粕转味而出，乃浊阴为地者也”。我们可知脾胃居于中央不仅将水谷化生的精气灌注到其他脏器，滋养周身，同时还排泄废物，推动脏腑精气的上下流行，循环化生为精气升降之枢纽。由此可知人之生杀赖于气之升降浮沉的正常，而气之升降浮沉在于脾胃升清降浊的正常。所以“百病生于气”是“内伤脾胃，百病由生”的指导思想。

从上面的分析讨论看来，“气”说对“补土派”的形成及脾胃论在临床上的运用是起着指导作用的。焦中华教授认为“百病生于气”是从哲学医学的角度整体地、概括地说病因，而“内伤脾胃，百病由生”是从解剖医学的角度具体地、感性的说病因。因为哲学对中医学有深远的指导意义，又有《内经》的“百病生于气”早于《脾胃论》的“内伤脾胃，百病由生”，李杲又深得《内经》之旨，所以焦中华教授认为“百病生于气”指导着“内伤脾胃，百病由生。”

（二）脾升胃降说

升降浮沉是自然界事物的基本运动形式，在四时中皆有土气，土在升降浮沉和万物生长收藏中起到重要的作用，推及到人身脾胃属土，在脏腑精气的升降运动中有着重要作用，此即李杲的“脾胃升降”说，此说在临床中指导着补土派的施法组方用药。

《脾胃论》中阐发的“脾胃升降”说，是根据天人相应的观点，以十二消息卦中天地阴阳消长之理创立的。焦中华教授认为自然界的一切事物都处于不停地运动之中，而升降浮沉是其运动的主要表现形式，即“天以阳生阴长，地以阳杀阴藏”。在一年之中，以春季为岁首，春夏地气升浮而生长，万物由萌发到茂盛；至秋冬，则天气沉降而杀藏。一年之气的升与降，以长夏土气居中央，是浮沉变化的枢纽。进而以自然界阴阳消长生杀之理，推及到人身。认为人身精气的升降运动，依靠脾胃居中以为枢纽，并从自然界的生长化收藏与肝心脾肺肾的关系密切，正如《脾胃论·卷中》所言：人体元气的足“须以升麻、柴胡苦平，味之薄者，阴中之阳，引脾胃中清气行于阳道及诸经，生发阴阳之气，以滋春之升也；又引黄芪、人参、甘草甘温之气味上行，充实腠理，使阳气得卫外而为固也”。而由此构成的补中益气汤具有明显的升发脾胃元气之功。凡此等等皆体现了补土派组方用药本于四时阴阳升降之理，以升发春升之气的“天人相应”观。

以“阴阳四时升降”之理施法用药。古人认为阴和阳，天和地，形和气的升降运动，是自然界万物发生的根源，春夏阳气升发向外，有助于郁邪通过发汗经表外出，达到祛邪病愈的目的。秋令主收气降，可借秋季人体沉降之气，有助于发挥下法祛病的目的。对此补土派以“必本四时升降之理，汗下吐利之宜”论，阐发了施之汗、吐、下利之法，要依四时升降之理。认为春宜吐法，像万物之发生一样，使阳气之郁易达也；夏宜汗；像万物之浮而使汗易外透；秋宜下；像万物之收成；推陈出新；而使阳气易收。可见，其治病施法时时注意“本于阴阳四时升降”之理，即所谓“顺时气而养天和也”。

焦中华教授还强调时令变化与五脏相应。肝旺于春，脾旺于长夏，肺旺于秋，肾旺于冬。五脏中某一脏有不足，若在该脏当旺之时令，补该脏或补与该脏相关的脏，如肺虚，若在秋令肺金当旺之时，补肺或补脾土以生肺金，则可收事半功倍之效。

总之，补土派“脾胃升降”之说，是沿着“象”的逻辑，顺四时五行的方向，以天地阴阳生长收藏之理对人体的生理功能、病理机制及施法组方用药等的推演，这种推演恰是“天人合一”哲学的应用与体现。

（三）阴火学说

补土派在理论上的又一创新是“阴火”。阴火学说为病理学说，是由李杲内伤脾胃论衍生而来。关于阴火，李杲未列专论，也并未作为一种学说单独阐述，其内容散在于《内外伤辨惑论》与《脾胃论》之中，经补土派后人对其总结归纳而为阴火学说。对于阴火概念，由于李杲未作定义，以致众说纷纭。元代王履在《医经溯洄集》所云："名为阴火者，其东垣始与。"对于阴火，李杲屡有论述，在其论述中，不仅阴火所涉及脏腑不同，而且病理表现亦多种多样，从李杲重视外感与内伤之辨，以及按阴火论治的病证看，阴火乃是与外感相对的发热或显见热象的火热证，属于内伤范畴。阴火的提出是以《内经》为依据的。《脾胃论》中引《素问·调经论》"病生于阴者，得之饮食居处，阴阳喜怒"，说明了内伤饮食劳倦之内伤之证，与"病生于阳者，得之风雨寒暑"相对应，而为阴证。

焦中华教授指出"阴火"的临床特点正如《脾胃论》云："脾证始得，气高而喘，身热而烦，其脉洪大而头痛，或渴不止，其皮肤不任风寒而生寒热。盖阴火上冲则气高，渴而烦热，为头痛，为渴，而脉洪。"这些症状看起来与阳明热证相仿，但仔细分析，却大相径庭。阳明热证起于外感，身热口渴，汗出脉洪，必蒸蒸发热，必口渴而饮，必汗出恶热，必脉洪有力。而阴火之证起于内伤劳逸，身热而烦，口渴不多饮，汗出恶风，脉洪无力。特别是"皮肤不任风寒而生寒热"，为阴火证所独有。另外，阴火与阴虚火旺亦不相同。阴火的主要矛盾在于阳气不足，而阴虚火旺的主要症结在于阴虚。又阴虚火旺责于肾，火伤元气责于脾，其临床症状一望而知。阴火又不同于"浮火"。"浮火"为阴虚不能涵养相火，相火上浮于面，面红如妆，脉大按如丝，下元虚冷，两足逆寒，表现为上假热下真寒的征象。对于阴火所呈现的发热，其特点为发热之后，很容易出现疲乏倦怠、食欲不振等虚证，"脾胃一伤，五乱互作，其始病遍身壮热，头痛目眩，肢体沉重，四肢不收，怠惰嗜卧，为热所伤，元气不能运用，故四肢困怠如此。"其形体表现的不足非常明显。还有一个药应问题，即阴火证用寒凉药，一服必有腹泻腹痛。与真热证用药截然不同。

焦中华教授认为阴火学说的最有价值之处是据气化理论提出阴火的治疗思路。按气化学说，只有谷气上升，脾气升发，元气才能充沛，阴火才能收敛潜藏。这类治法和方剂临床用于治疗辨证属于阴火的自身免疫疾病、肿瘤等，确有明显的疗效。

总之，补土派的学术是宝贵的科学遗产和文化遗产，强调了脾胃后天之本的重要性，在指导后人临床中起到不哭二十的作用，在中国医学史上，它将永放光芒。

四、"治瘤首健脾胃"观点创立

焦中华教授从医40余年，善治肿瘤血液病，长期临证中悟补土派学术思想，体会"内伤脾胃，百病乃生"的论点，指出脾胃为气血生化之源，阴阳升降之枢纽，强调脾胃升降失常是肿瘤发病的核心，同时强调治疗肿瘤过程中顾护胃气的重要性，提出"治瘤首健脾胃"观点，指出肿瘤的治疗以健脾胃为主，脾胃健，正气复邪自消。此观点以益气健脾、升阳举陷、甘温除热为主要方法，临床上取得了较好疗效。其所创制的化积方为临床治疗肿瘤所常用。其"治瘤首健脾胃"不仅对初中期肿瘤的治疗具有很好的指导意义，对晚期肿瘤患者改善生活质量，延长生存时间也具有十分重要的治疗价值。

焦中华教授在脏腑辨证学说的启示下，以《内经》"人以胃气为本"、"得谷者昌，失谷者亡"、"五脏六腑皆禀气于胃"理论为依据，结合自己的临床实践，强调"治瘤首健脾胃"，遣方用药处处可见健脾益气法。肿瘤患者受痼疾消耗，大多数都具有脾气虚的表现：神疲怠惰，嗜卧，面色萎黄，食少纳呆，大便溏薄，苔白，脉弱等。健脾益气在治疗中贯穿始终，六君子汤又当其首选，焦中华教授以六君子汤加减化裁化积方，患者服药后，脾胃健旺，抗病能力增强，提高了生活质量。特别是放、化疗过程中的患者，多出现骨髓抑制，临床常可见患者疲乏，少气懒言，血常规检查白细胞总数减少至正常值以下，此时重用健脾益气药物，患者脾虚症状得到改善，有助于白细胞迅速恢复至正常范围，这与健脾益气药物促进骨髓增生有关。

脾胃位于中焦，是人体升降运动的枢纽，升则上输于心肺，降则下归于肝肾，如此脾胃健运，以维持"清阳出上窍，浊阴出下窍，清阳发腠理，浊阴走五脏，清阳实四肢，浊阴归六腑"的正常生理功能。若是脾胃气虚，升降失常，每可致上下转输的枢机不利，九窍不通利。正如《素问·通评虚实论》所谓："九窍小利，肠胃之所生也。"焦中华教授亦认为："脾胃即为阴火所乘，谷气闭塞而下流，即清气不利，九窍为之不利。"肿瘤患者，在其放、化疗过程中呕吐、泄泻为其常见的肠胃系统不良反应症状。如有一消化道肿瘤患者化疗第三天，泄泻水样便不止，双静脉通道输液多日，病情依旧。细审患者症状除有"怠惰嗜卧，四肢不收"的脾虚症状外，还兼有阳气不伸的"恶寒，面色恶而不和"等症状。治以补脾肾升清阳，方用升阳益胃之品，患者服后效果甚佳。至于治疗呕吐更以健脾益气、和胃降逆的六君子汤加减，常可获得较好的疗效。

肿瘤患者几经手术及化疗，免疫功能低下，体质日衰，不少患者多伴有发热。焦中华教授诊一病人，发热一月，前医尽用清热解毒之剂，病情有增无减，患者怠惰乏力，望其色皖白无华；闻其声，呼吸气短，语声低怯；切其脉象，六脉弦大、重按无力；问其寒热，蒸蒸燥热，得凉则止；焦中华教授分析指出：此正如李杲所言“内伤不足之病，与误认作外感有余之病而泻之，则虚其虚也。”为不重蹈“虚虚实实”之辙，究其病因为：脾气虚弱，阴火上冲。以甘温除热法，方用补中益气汤加减，方中黄芪、党参、甘草、白术甘温补气，认为“火与元气不两立”以此治气虚身热内伤之火；天麻、柴胡以使“阳气上升、阴火下降”；再配以当归补血，陈皮理气为佐药。如此则升阳益气，补中固卫，劳倦得消，寒热自除。临床上所遇肿瘤并发热者，十之五六均为此证，辨证准确，遣方精当，则得心应手。

现代医学研究表明，肿瘤发病机制尽管成因繁多，但患者的免疫功能下降是其发病的重要内在因素之一。内伤病的形成，是人体内部“元气”不足使然，而“元气”之所以不足，又是脾胃受到损伤所致。说明脾胃是元气之本，元气是健康之本，脾胃伤则元气衰，元气衰则疾病由生。尽管“元气”与现代医学的“免疫功能”不能完全画等号，但其源自先天，受益于后天，为人体防御疾病的屏障作用却是相同的。现代医学对采用以健脾为主的中药复方临床研究表明：不仅能部分控制肿瘤的进展，延长患者生命，提高生活质量，而且对术后患者具有防止复发和转移的作用。其作用机制一般认为与健脾扶正类中药具有增强机体免疫功能、化疗增敏等有关，但近年来亦有不少报道认为此类中药具有直接抑瘤、诱导肿瘤细胞凋亡等作用。健脾扶正类中药的扶正抗瘤作用已被现代医学证实。但在治疗肿瘤中，中医的辨证论治仍为其精髓，在其注重健脾的同时，或为生金，或为滋水，或为消瘀、破积。总之，焦中华教授“治瘤首健脾胃”观点的提出在临床治疗中具有指导意义，值得推崇。

五、补土学术思想之临证发挥

焦中华教授学识渊博，博采众长，致力于中医药及中西医结合治疗肿瘤40余年，焦中华教授学术思想主要源于补土派，他汲取了历代医家之精华，结合个人体会，在以脾胃论治肿瘤方面有诸多创新，形成了自己独到的学术思想，临床疗效卓著。

（一）重健脾胃

脾胃功能失调导致肿瘤的发生主要在于先天禀赋不足，或后天失调，饮食不当损伤脾胃，使其功能失职。一是不能运化水湿，水湿积聚，使气血运行失常，气血日久成积。二则脾气虚，无力行血，血瘀成积。三是水谷精微缺乏，致使机体正常的生理功能及抗病能力降低，易感外邪而生肿瘤。《医方考》指出："脾胃者，土也。土为万物之母，诸脏腑百骸受气于脾胃而后能强。若脾胃一亏，则众体皆无以受气，日见羸弱矣。若治重症者，宜以脾胃为主。"临床上不仅机体的营养及病变过程中所损耗的物质有赖于脾胃的生化补充，而且治疗的药物也需要"中焦受气取汁"以发挥疗效。肿瘤患者由于全身脏腑功能的减退或化疗等原因，脾胃运化功能也往往欠佳。特别是在化疗的过程中，如果不重视顾护脾胃，不仅所治之病难以获效，反而容易引起脾胃之疾，出现呕吐、脘腹胀满、嗳气纳呆等，有些患者不得不中断治疗。

焦中华教授崇尚"用药每以轻灵变通，药量较轻，以不伤正气为度，因势引导，每以发挥机体抗病力为要点，和缓治之，轻灵变通。否则眩异标新，用违其度，欲求近效，反速危亡，不和不缓故也"的学术思想。焦中华教授宗其旨，治肿瘤患者泄泻，不以黄连苦寒伤胃及姜附温燥之品，而以和中化湿之品陈皮、木香、苍术、厚朴、茯苓、砂仁、佩兰之属，量小轻清，生津补阴和缓为治，再以生活调理为辅，饮食清淡，收取全功。焦中华教授以辨证确切为首务，精心施护，悉心辨治，临证能以轻药达到治疗目的者，决不重用峻药，轻药重投，避免峻药伤正，避免病者畏惧心理。这种和缓为治，着重调脾胃，体现焦中华教授"不欲药过病所"的医学思想，和缓体现了调养护理，药无偏颇，治无峻剂，心无所虑的康复保健思想。肿瘤患者常可以脾胃纳运状况表现病情深浅进退。处方用药，不违法度，药轻味淡，重投不猛，脾胃方可吸收转运生效。若脾胃消化饮食不佳，何以接纳药物发挥其效能，纵有神医良药，亦不足以治疾奏效。临证治疗肿瘤顾护脾胃之气，一方面可间接治疗肿瘤，另一方面，脾胃之气充足，气血生化有源，使药物容易发挥疗效，患者康复自然加快。临床在久服益气助阳方药的肿瘤处方中加入陈皮、苏子等使脾胃升降合度；在温热方剂中加入天冬、黄精、山茱萸等滋养脾胃阴津，以防温燥之性太过损伤脾胃之气；在祛湿、活血方药中加入山药、白术以健脾益气；在补益为主方剂中加入豆蔻、香附、木香等畅通脾胃之气，使其补而不滞，无碍脾胃运化；在清热攻邪方药中加入炒三仙、鸡内金、谷麦芽等健脾纳运，使攻邪而不伤正。

（二）益养胃阴

脾胃是人体的后天之本，元气是人体生命的动力和源泉，脾胃功能的强弱是决定元气盛衰的关键。脾胃伤则元气衰，元气衰则疾病由生。而元气不足、清阳下陷、阴火上乘也是肿瘤患者的主要病机。因此益气养阴为肿瘤患者治胃大法。焦中华教授指出胃为水谷之海，后天生化之源，后天阴血、津液之根基，气旺津生，以养阴濡胃舒展胃气，生机自盛。如治肿瘤术后内热口干、不思饮食之证，宜沙参、麦冬、石斛、麦芽、白芍、冬瓜子之类，食疗宜清淡味轻之品，忌蛮补之食，若滋腻厚味"恐虚不受补"，总以醒脾益气，润养阴液为要，助生化之机，使阴津受滋，胃气鼓舞，中土健运，化源不竭。临床常用沙参麦冬汤，据症情变化损益，既以甘寒柔润之味养胃和阴，更兼平甘濡养之剂舒展胃气，使益气养阴和胃并举，健运脾胃，使气血生化，泉源不竭。

所以治疗肿瘤时应十分重视胃阴的作用，以甘平或甘凉滋润为主的补养胃阴之法。对脾阳不亏，胃有燥火者，或阴虚之体，复感温邪，或化疗后邪伤肺胃津液，或肿瘤久病不复，郁怒忧伤，以致虚痞不食，烦渴不寐，便不通爽等，采用降胃之法。即甘平或甘凉、甘寒滋润为主的补养胃阴之法。用沙参、麦门冬、山药、扁豆、甘草之属。正如《医醇賸义》指出："所谓胃宜降则和者，非用辛开苦降，亦非苦寒下夺以损胃气，不过甘平或甘凉补润，以养胃阴，则津液来复，使之通降而已矣。此义即《内经》所谓六腑者，传化物而不藏，以通为用之理也。"

（三）升清降浊

脾胃是人体的后天之本，元气是人体生命的动力和源泉，脾胃功能的强弱是决定元气盛衰的关键。脾胃伤则元气衰，元气衰则疾病由生。而元气不足、清阳下陷、阴火上乘也是肿瘤患者的主要病机。《医学启源》曰："安谷则昌，绝谷者亡，水去则荣散，谷消卫亡，荣散卫亡，神无所依。仲景云：水入于经，其血乃成，谷入于胃，脉道乃行。故血不可不养，胃不可不温，血温胃和，荣卫乃行，常有天命。"《脾胃论》亦曰："人以胃气为本，盖人受水谷之气以生，所谓清气、荣气、运气、卫气、春升之气，皆胃气之别称也。"脾为人体升降的枢纽，脾主升，水谷精微之气上输心肺，流布全身。胃主降，糟粕秽浊从下而出。一升一降，使人体气机生生不息。清浊之气皆从脾胃出，若脾胃升降功能失常，则百病由生。

由于脾胃关系密切，肿瘤患者清阳不升与浊阴不降常互为因果。清阳不升，常导致浊阴不降。而浊阴不降，亦会妨碍清阳不升，故焦中华教授主张升清降浊同施，将升发阳气和降火、利水、消积、通下的药物同时应用。如对化疗后脾胃虚弱，不思饮食，肠鸣腹痛可用升阳除湿汤，用升麻、柴胡、羌活、防风、苍术升发脾阳，用猪苓、泽泻利水渗湿，陈皮、半夏行气化湿，炒三仙消导和中，脾胃同治，升清降浊同时并举。总之治疗肿瘤疾患，主张循序渐进，缓以图功，反对用药过当，损伤脾胃。

（四）通补平衡

肿瘤患者须根据其脾胃的生理特性纠偏补差，平衡阴阳。所谓通补之法，主要是调和气血，平衡阴阳，达到"以平为期"之目的。只要使人体恢复平衡，这就是"补"。如张子和之"汗吐下三法"虽为攻邪，实为在补。即所谓"先论攻其邪，邪去而元气自复也"。所以不唯独用补药就是补。而对肿瘤患者更要根据脾胃自身的生理特性，"补其不足，损其有余"，然后达到平衡，使其运化正常，非必补，才能助其运。但又不能呆补、蛮补、乱补。因此要顾及补中有通，这样才能补而不滞，润而不腻，既升且运，以顺其脾胃升降之特性，以使患者恢复平衡而达到"补"的目的。

肿瘤患者初患多实，久则多虚，中期虚实夹杂的情况较为多见。其临床具体表现在：初期病人气血痰胶结之痛实证。久病体虚、痰浊困阻脾胃的虚实夹杂证。或久病及脾及放化疗之后，运化失司、水湿不化、气机不畅，又加情志、饮食调理不慎而导致气滞、痰湿、食滞等正不胜邪，邪实内存的临床表现。经治之时，尽管有脾胃虚弱的表现，但在气滞明显时，若一味补之，往往会滞气生满，而导致滞痛、胀满等症加重。若化疗后脾虚难运，食积不化时，一味补气健脾，又会影响消导，反致痞胀而痛。而脾虚挟湿或痰浊中阻时，虽致病之源是脾虚不运，但临证如不细查详审，急于求功，用甘淡滋腻之品，则反助胀闷痞胀，以至厌食、恶心。或出现中焦脾虚之象，虚实寒热错杂之症，治疗时不能只见其虚，忽视其实，或顾本忘标时，如误用补法，会导致甘腻滋湿热，邪不易撤。或化气生火，助长其热，此所谓"气有余便是火"也。

（五）清化湿热

肿瘤患者脾胃湿热证常有脘闷、腹胀、不饥、便溏、口干不欲饮、苔腻、脉缓等，舌苔腻是脾胃湿热最重要的临床依据。脾胃湿热证的临床表现以中焦脾胃的阴阳偏盛作为基础，阳旺之躯，胃热偏盛，邪易热化。阴盛之体，脾湿偏盛，邪易湿化。因而基本证型表现有热重于湿、湿重于热或湿热并重之不同，病机转归有燥热伤阴与湿寒伤阳之别。治肿瘤患者脾胃湿热，祛湿清热是其大法。焦中华教授注重分解湿热之邪，恢复中焦脾胃气机之升降功能，或清热化湿，或淡渗通利，或芳香化湿，或苦温燥湿，或多法联合应用，注重通利三焦之气，给湿邪以出路，湿去邪无所依则孤湿易清，徒清热则易伤阳气，且易湿热复聚。焦中华教授强调开上、运中、渗泄三法同用。对脾胃湿热证脾湿偏重者，用厚朴、陈皮、炒三仙、大腹皮、茯苓、猪苓、泽泻等以辛开湿郁，宣理气机。对于湿热阻中偏于胃而热重者，治主清胃热，佐以化脾湿，用石膏、知母、厚朴、半夏。湿热痰浊互结中焦，予半夏、黄连等苦辛通降，因势利导，达邪下行。暑湿阻中，弥漫三焦，用滑石、生石膏、竹茹等清热利湿，宣通三焦。

多数肿瘤患者脾胃湿热证，湿热虽在中焦，但湿具有蒙上流下之性，往往以中焦为主而三焦症状并见，常见身热不扬、身重肢倦、胸闷脘痞、呕恶腹胀、两便不利等三焦症状，治疗当兼顾三焦。或脾胃湿热证兼见湿热夹滞，里结肠腑，治疗当佐以轻下之法。或脾胃湿热证兼见湿热郁阻卫表，治疗当佐以宣表化湿。中焦湿热病证较为复杂，变证及兼证较多，在治疗脾胃湿热证时一定要抓住湿热祐滞难解这一关键进行辨证治疗，方能取得实效。

（六）妙用甘味

经曰：“夫五味入口，各归所喜……甘先如脾。”甘味之药，对于脾胃具有特殊的亲和作用。一入脾经，即有补脾养胃之效。肿瘤患者常有脾胃不足之证，根据“虚则补之”之则，焦中华教授以甘味之药调补，而以随证化裁见长。

如对于食后纳呆，脘腹胀满，大便溏薄，少气懒言，四肢倦怠，消瘦，面色萎黄不华，长期低热之脾胃气虚者用甘温益气之法，常用药如人参、白术、山药、党参、黄芪、甘草等。以甘温之气味，补脾胃之不足。而脾为生化之源，五脏之本，故益气亦可生血。益气扶正，即可祛邪。又如对脾阳虚之证可治以辛甘化阳。症见纳减腹胀，脘腹冷痛而喜温喜按，口淡不渴，四肢不温，大便稀溏，或肢体浮肿，小便不利，舌质淡，苔白滑，脉沉细或迟弱。常用黄芪、甘草、大枣、干姜、桂枝、附子等。再如肿瘤患者化疗后常见不思饮食，口干舌燥，口渴心烦，大便干结，口舌溃烂，呕逆，胃中嘈杂或灼热，皮肤干燥，肌肉消瘦或萎弱无力，舌质红，苔少，脉细数或弦数，此为脾胃阴虚之证。治宜甘寒滋润。常用药如天花粉、葛根、五味子、黄精、山药、麦冬、沙参、玉竹、莲肉、扁豆、甘草等。对于肿瘤患者放疗后之阴虚胃痛,治以酸甘化阴。酸甘合化阴气,可阴阳并补,调理脾胃,缓急止痛。常用药有白芍药、乌梅、甘草、大枣等。

脾主升,胃主降,脾得阳始运,胃得阴始和。甘味补中,故焦中华教授以甘温之剂运其气,辛甘之剂助其阳,甘寒之剂滋其液,酸甘之剂化其阴。同时焦中华教授指出滋阴切防滞腻,即使是胃阴虚证用阴药也只宜清补、平补,忌用滋腻之剂。

(七)其他

焦中华教授指出肿瘤的病因病机多认为是由于阴阳失调、七情郁结、脏腑受损等原因,导致气滞血瘀,久则成为癥瘕、积聚。《诸病源候论·积聚病诸候》就说:"诸脏受邪,初未能成积聚,留滞不去,乃成积聚。"对于肿块明显者,焦中华教授喜用理气化痰湿,活血消瘀肿之药剂,通过理气,疏畅气机,使气机阻滞获得畅通;气行则血行,行气药与活血药有机地结合,更加有助于血行畅通,瘀血消散,而使癌肿消退。临床上,焦中华教授喜用陈皮、八月札、木香等理气行滞之药,配合丹参、当归、皂刺等活血消瘀之药;如需加大散结力量,可予三棱、莪术、土鳖虫、全蝎、蜈蚣等破气行血药物;痰湿较重,则酌加化痰散结之土贝母、全瓜蒌、浙贝母、夏枯草、连翘等。瘀毒较重者,予以白花蛇舌草、猫爪草等解毒散结。

焦中华教授认为适时应用某些经验性的用药对肿瘤的治疗效果起到一个推波助澜的作用。在辨证施治的基础上结合辨病,可明显提高疗效。肿瘤是一类病因复杂,可以在人体全身各系统各部位发病的严重疾病,症状变化多端,表现不一。根据其病情演变和临床表现,认为其发病总以正虚和邪实。治疗上须从整体观念出发,采用或先攻后补,或先补后攻,或攻补兼施的方法,不求急功,缓而图之。用药切忌太过峻猛,以免进一步损伤正气,造成不良后果。脾胃居中焦,与其他脏腑关系密切,脾胃有病很容易影响到其他脏腑,《慎斋遗书》曰:"脾胃一伤,四脏皆无生气。"因此,在肿瘤治疗过程中,要充分考虑脾胃虚弱、清阳不升、湿浊内盛、浊阴上扰这一基本病机,只有辨证准确,才能收到一举两得、事半功倍之效。

第三节　读书心要

焦中华教授喜读经典古籍，常言“熟读，背熟经典”是学习中医一项必不可少的基本功，深信只有熟读，才能活用的道理。像四大经典等中医古籍中的许多段落、名句，焦中华教授运用时，信手拈来，朗朗上口，并将之很好的活用于临床，总结其读书心要如下。

一、治学方法重在精通

焦中华教授欣赏“书经三复有余味”；“书不熟，则理不明；理不明，则识不精，则难为医也。”其实，这也是焦中华教授几十年来读书的体会。焦中华教授读书，在博览的基础上，有所侧重。对在临床上有指导意义的书籍或章节力求精通。焦中华教授认为所谓精通，一是精，二是通，不精则无以通。精，即专一、深入、极致，也就是掌握书中之精髓，把握其要义；通，即通达，彻底明了，没有障碍，也就是在临床辨证施治过程中，见症能识，立法有据，不至为复杂的症状所惑。要达到精通，首先必要精读。一读知皮毛，二复明筋肉，三复通脏腑。书必经三复方可明其理，辨其道，通其精。对古典医籍必须反复研读，反复揣摩，像消化饮食物一样，才能将书中之精华，消化吸收，兼收并蓄，在临床中才能游刃有余。

二、中西结合融会贯通

焦中华教授强调读书要中西医并重，认为这两种医学体系都是面对病人，当互为借鉴，扬长避短。不能一味钻研中医，不学习西医知识，与现代治疗脱节，主张临床当病证结合认识疾病，提倡现代科学检测方法为我所用。在临床诊治方面，刻意求精，每遇奇症，不为西医病名所惑，扬中医之长。对复杂疑难重症，运用中医辨证与西医辨病相结合，析病论治，力求实效。这就要求我们广览群书，融汇中西。

三、师古不泥重在创新

焦中华教授一向认为医学是益精至微的一门学问，中医学更是一门以实践为基础的医学，要想学好中医，做好中医，只有博览群书，取百家之长，融为一体，方可古为今用，才能做到观病识病出神入化，医方医理博大精深，成为富于经验的临床家。而且应融百家之长，不拘成见。他推崇为医者当勤求古训，博采众长,但不应拘泥于古人之一药一方,一生刻意遵循宗古方宜活而不离其轨、师古意当变而不泥其方之原则。主张在师从古人辨证论治的基础上,要精钻业术,思维开拓,敢于质疑,结合实际大胆创新。以重视实践、求真务实为行医宗旨,在实践中继承中医,在实践中发展中医。

四、广览群书强调心悟

焦中华教授读书强调不能一味泛读,重在用心体会,并结合实际临床有所悟。其在肿瘤治疗中深受李杲《脾胃论》的影响,长期临证中悟补土派学术思想,体会"内伤脾胃,百病乃生"的论点,强调脾胃升降失常是肿瘤发病的核心,同时强调治疗肿瘤中胃气的重要性,提出"治瘤首健脾胃"观点,指出肿瘤的治疗当以健脾胃为主,脾胃健,正气复邪自消。此观点以益气健脾、升阳举陷、甘温除热为主要方法,临床上取得了较好疗效。

第四节　养生经验

焦中华教授现已七十多岁,但思维敏捷、步履轻盈,身体十分健康,仍坚持临床工作,这与其注重养生紧密相关。焦中华教授养生思想源于《内经》"法于阴阳,和于术数,饮食有节,起居有常,不妄作劳,故能形与神俱",经过几十年的身心体会对中医养生有了更深的认识,并积累了丰富的经验。焦中华教授认为养生关键是抓住一个"和"字,掌握"适度的原则",并提出"起居有常、运动适量、饮食有节、情志舒畅"口号,阐明养生的方法。焦中华教授不仅生活中注重个人养生,临床工作中同样提倡养生保健,以达到防病、治病的目的。现将其养生经验介绍如下。

一、首养精神

中医讲究精、气、神,尤以神为先。焦中华教授认为养生首在养精神,应注重调摄情志,强调恬淡虚无、精神内守、病安从来。人当有喜好,但不奢求,只有保持情志开朗、豁达大度,才能有益养生防病益寿。故善养生者,应清心少欲,心神安定,切勿情绪大起大落。精神和谐可调和真气使之平衡而不生病,如何达到平衡焦中华教授主张养神、养志、养性三者并行共养以调和。

其一养神:以五脏养生观来看,首推养心。因为心主神明,故平时遇事尽量保持心平气和,不过喜也不过忧,与人交往不计较得失,衣食住行不过于追求,知足常乐,以保持心神的宁静平和状态,以免劳伤心神,引发疾病。焦中华教授重视午休养心,因为心最为活跃的时候在午时,且阴阳交合的时候亦在午时。而晚上临睡前按摩心肾相关穴位,亦可达到心肾相交改善睡眠以养神的目的。此外还要注意调肝,因为肝主疏泄,可以影响情志。而养肝第一要务就是保持情绪稳定、做到心平气和,勿生气,可习字绘画、种花养草等陶冶情操。

其二养情志:实际上就是七情要保持和谐状态,并认为情志与人的脏腑功能密切相关,就像《内经》所言"喜伤心,怒伤肝,思伤脾,忧伤肺,恐伤肾"。所以一再指出"喜怒不节,寒暑过度,生乃不固",反复强调"和喜怒"是养生之道。树立健康人生观,高尚的道德观,是保持健康心理的基石。

其三养性:所谓养性主要是指道德修养,如理想、情操、精神生活。做人应勿欺心、勿妄想和贪欲,待人以诚,调摄精神活动,以达到人体与周围环境和谐,形神一致才能达到养生的目的。情感活动应受人的理智及高尚道德情操的支配,去掉私欲杂念以保持乐观情绪,精神内守,形神统一才是防病健身、延年益寿的首要条件,是养生的核心内容,提倡"身心并练、内外兼修",通过精气神之内练,达到练精化气,练气化神,炼神还虚的功效,达到益寿延年的目的。

二、重养脾胃

脾胃居于中州,为后天之本,气血生化之源,气机升降出入之枢,故《内经》曰:"有胃气则生,无胃气则死"。脾胃功能正常,消化吸收良好,营养充足,人体才能精力旺盛,保持健康。这也是焦中华教授崇尚"脾胃论"的原因所在。焦中华教授主张"饮食有节",就是饮食要有"度"。纵观当今社会,饮食自倍者多,不少人终日以酒为浆,嗜食肥甘,贪凉饮冷。针对当前人们的饮食特点,焦中华教授认为保护脾胃应从节制饮食做起,包括以下几点:一是适量进食,一日三餐是人们获取营养及维持生命活动所必须,但凡事以适度为原则,过与不及均有害健康。过量进食,则加重脾胃负担,容易造成肠胃疾病,正所谓"饮食自倍,肠胃乃伤",故无论何种食物,均应做到食勿过饱。相反,过分节食,热量摄入不足,则可致营养失衡,免疫力下降而诱发多种疾病。二是规律进食,养成良好的饮食习惯,尽量定时进餐,切勿饥饱无度。尤忌不进早餐的不良习惯。三是饮食结构合理,古有"肥者令人内热,甘者令人中满"之说。过食肥甘厚味有碍健康,而研究表明,长期素食者,因蛋白质得不到充分供给,可导致记忆力下降,精神萎靡,反应迟钝,甚至诱发胃癌。故食物荤素、粗细合理搭配,品种多样化十分重要，关键是应掌握适度的原则。就目前人们的饮食习惯？食物结构而言，主要应减少油腻、煎炸、辛辣、生冷、醇酒等饮食物的摄入，以免酿湿生热，壅塞气机，损伤脾胃。此外，饮食养生还包括药膳养生法。所谓药膳保健，是指在中医辨证论治理论的指导下，选用适当药物单用，或组方配药，或与食疗相结合，组方配膳，用以调养身体，达到补虚治病，促进康复，延缓衰老，益寿延年的目的。其基本原则以预防为先，审因施补，三因制宜，食药并举等。药饵保健，重在脾肾调养，旨在固护先天和后天，补虚泻实，调理气血阴阳，保持人体五脏功能的动态平衡，增强体质，预防疾病。《内经》提出："五谷为养，五果为助，五畜为益，五菜为充，气味和合而服之，以补益精气。"主张建立合理的膳食结构，这个整体观思想，含有深刻的科学道理。大量科学研究表明膳食营养与慢性病的发生有密切关系，膳食结构合理性的本质就是营养成分平衡，只有平衡协调才能达到防病进而治病。

三、不忘运动

生命在于运动，但焦中华教授指出静养亦需注重，运动量应视自身体质量力而行，适度掌握，做到动静结合、张弛有度、劳逸结合、持之以恒，切忌张弛超度、动静失衡。焦中华教授主张"动中求以静"，提倡轻松愉快的运动，如太极拳、散步等，反对"暴力之动"，以强身为目的，兼修身养性，与现代追求的"更高、更快、更强"的竞技体育大有不同。应从正反两个方面看待：一方面适度的体育锻炼有利于人体的强身防病，但《内经》言："生病起于过用"，过度锻炼则适得其反，不仅无益反而有害，尤其中老年人，因五脏六腑、四肢百骸、肌肉筋骨的功能均有不同程度的衰退，故不宜过度运动，应循序渐进，适度为佳；一方面可用长时的散步和跑步的方法来锻炼身体，通过人体运动来提高、促进有机体的新陈代谢，使体内各器官系统充满活力，增强体质，促进健康。从某种意义上讲，动静结合的运动形式更符合健身养生的要求。

四、整体调和

整体观念是中医的两大特点之一，焦中华教授认为养生也不例外，不能单一的注重精神养生、饮食养生、运动养生的一种，而要整体把握综合调理，既要养神又要养身，且要顺应自然规律。焦中华教授指出整体调摄不外一个"和"字，只有整体和谐才能达到形与神俱、阴平阳秘。这就要求人们生活行动当适度有所节制，掌握一定的分寸。即人的生活当有规律，作息不能日夜颠倒；要劳逸结合,不能过度劳累,也不可过于安逸闲适;要善于控制自己的情绪,不随意狂欢,不动辄暴怒,不得意忘形,否则就可能导致“大喜伤心”、“大怒伤肝”等;并且要根据自己的生活规律安排好自己的生活,不压抑,不放纵,不怠惰。要十分注重形神兼养、动静结合、整体合修,主张清心少欲以养神,适当运动以养形。总之,其目的是通过运动将心情调节到最佳状态,“形神双修”才能健体强身、延年益寿,而达到养生的最高境界?此外,焦中华教授强调人与自然息息相通,是一个统一的有机整体,因此,外界气候变化失常变生风、寒、暑、湿等六淫之邪,必然影响人体的生理功能活动,进而产生各种各样的疾病,危及健康。故《内经》指出“虚邪贼风,避之有时”。然而要及时有效地回避“虚邪贼风”,则要求人体必须顺应四时、昼夜阴阳的变化规律,时时顾护阳气。只有顺应四时、昼夜阴阳变化规律,确保阳气平和,才能有效地拒邪于体外,进而避免各种外感疾病的发生。即人生活在自然之中,自然之六气在正常情况下是万物生长的基础条件。而六气的异常变化,则成为导致人体疾病的六淫,成为致病因素。此外,尚有“疫疠之气”等各种外界致病因素的困扰,而避免外界致病因素的侵袭也是中医养生学的一个重要原则。

综上可以看出,焦中华教授的养生思想不外“和于阴阳,法于数术,饮食有节,起居有常,不妄作劳”之更深入认识与体会,强调关键于“和”。而首养精神是其养生观的核心,重养脾胃是其养生观的重点,不忘运动是其倡导养生的主要手段,整体调和是其养生观之目的。焦中华教授养生经验以此为原则,在自身及周围人群中的得到了较好反响,其养生观必将指导人们进一步探索健康长寿的奥秘。